自己が心にやってくる

意識ある脳の構築

アントニオ・R・ダマシオ
山形浩生 訳

早川書房

自己が心にやってくる

——意識ある脳の構築

SELF COMES TO MIND

Constructing the Conscious Brain

by

Antonio Damasio

Translated by
Hiroo Yamagata
First published 2013 in Japan by
Hayakawa Publishing, Inc.
This book is published in Japan by
arrangement with
InkWell Management, LLC
through Tuttle-Mori Agency, Inc., Tokyo.

ハンナに

私の魂は隠れたオーケストラのようだ。自分の中でどの楽器が激しく演奏しているのかわからない。それが弦楽器かハープか、シンバルかドラムか。私は自分自身を交響曲としてしか認識できないのだ。

——フェルナンド・ペソア『不安の書』

自分で作れないものは理解できない。

——リチャード・ファインマン

目次

第Ⅰ部　出直し

第1章　目を覚ます

目を覚ますと飛行機は降下中だった。眠っていたので、着陸や天気のアナウンスも聞き逃した。自分のことも周囲のことも認識していなかった。無意識だった。

ヒトの生物学のうち、意識なるこの財ほど、一見してつまらないものはない。この現象がある持ち主（自分の存在の主人公）を備えた心を持ち、自分の内部と周辺の世界を検分する自己があり、行動を起こす用意がありそうな行為者がいる。

意識は単に目を覚ましているということではない。わずか二段落前で目を覚ましたとき、私は無為にあたりを見回し、その目覚めた心がだれにも属さないかのように見聞きしたものを受容したわけではない。それどころかほとんど即座に、ほとんど何のためらいもなく、努力もなく、これが飛行機の中にすわっている自分であり、機中の自分なる存在がロサンゼルスに戻ってきたところで、今日一日やるべきことがいろいろあって、着陸しようとしている滑走路について興味を抱き、着陸時のエンジン出力調整にも注意を払っているのだ、ということを自覚していた。むろん目を覚ましていることはこの状態にとって不可欠ではあったが、目を覚ましていることがその主要な特徴だとは言い難い。では何が主な特徴だったか？　心に浮かぶ無数の内容が、鮮明さや秩序の度合いに差はあれ、すべてその心の持ち主である私と結びついていた、ということだ。それを結びつけていたのは、自己と呼ばれる前進する饗宴の中にそうした内容を束ねている、目に見えない糸だ。そしてそれと同じくらい重要なのは、その結びつきが感じられたということだ。結びついた自分という体験には感覚性があった。

　目を覚ますというのは、一時的に留守にしていた心が戻ってくるということだが、その中には私がいて、その所属物（心）と所有者（私）が明確になっている。目を覚ますことで私は再び出現し、精神領域を探求する。その精神領域というのは全天に投影された魔法の映画、一部ドキュメンタリーで一部フィクションなのだが、別名を人間の意識ある心という。

　みんな意識には自由にアクセスできる。意識は心の中で楽々とたっぷり泡立っているので、夜になるごとにわれわれは何のためらいも懸念もなくそのスイッチを切り、そして目覚まし時計が鳴るたびに、毎朝その意識が戻ってくるに任せる。それが一年に、昼寝は抜いたとしても、少なくとも三六五回は実行されている。だが、われわれの存在において、意識ほど驚異的で根本的で、謎めいて見えるものはほとんどない。意識――つまり客観性を持った心――がなければ、自分が存在していることもわからないし、まして自分がだれで何を考えているかもわからない。客観性は、当初はヒトよりずっと単純な生物の中でごく慎ましい形で始まったのかもしれないが、もし生じていなければ記憶や理由付けはこんな野放図な形で拡大したとは考えにくいし、いまわれわれが持っている言語や、複雑な人間版の意識へと続く進化の道も用意されなかったはずだ。創造性は開花しなかっただろう。歌もなく、絵画もなく、文学もない。愛は決して愛にならず、単なるセックスだったろう。友情は単なる協力上の便宜でしかなかったはずだ。痛みは決して苦しみにはならず――考えてみればこれは悪くないかも――あいまいな利点でしかなかっただろう。むろん快楽も至福にはならなかったはずだ。客観性が過激な登場を果たさなければ、知るということもなくそれに気がつく者もなく、結局は生き物がそれぞれの時代で何をしたかという歴史もなく、文化というものが皆無だったはずだ。

まだ私は意識というものの作業上の定義を示していないが、意識を持たないというのがどういうことかについては、疑問の余地なく描いていると願いたい。意識がなければ、個人としての視点は停止する。自分の存在を知ることもない。他の何かが存在することもわからない。進化の過程で意識が発達せず、人間のような意識に拡大しなければ、お馴染みの人間という存在は、その弱みも強みも含め、決して発達しなかっただろう。ちょっとした曲がり角を曲がらなかったら、われわれを真に人間たらしめる生物学的な選択肢が失われていたかもしれない、と思うとゾッとする。でもそうだったら、何かが欠けているなどということにわれわれが思い至ることもなかったはずだ。

われわれが意識を自明のものと思ってしまうのは、それがいつでもそこにあり、使うのが簡単で、日常的に実にエレガントな形で消えたり再登場したりするからだ。それでも、科学者だろうと非科学者だろうと、意識について考えてみるとみんな悩んでしまう。それは何でできているんだろう？　私が思うに、それは心にひねりを加えたものだ。意識する心がなければ意識は持てないはずだからだ。でも心は何でできているんだろう？　心は空気からくるのか、肉体からくるのか？　賢い人々は、心が脳からくるとか、心が脳そのものだとか言うけれど、それでは答として不十分だ。脳はどうやって心を実行するのか？

意識があろうとなかろうと、だれも他人の心を見ることができないという事実は、ことさら不思議だ。他人の身体や行動、発言や著述は観察できるし、何を考えているかについても、筋の通った推定はできる。でもその心は観察できないし、自分の心は自分にしか、内面からしか観察できず、それもいささか狭い窓からのぞけるだけだ。意識ある心はもとより、心の性質は目に見える生命体の性質とはあまりに激しく異なっているので、考え深い連中は、片方のプロセス（意識ある心の働き）がもう一つのプロセス（肉体組織という集合体として生きている、物理的な細胞）とどう入り混じっているのか、不思議に思ってしまう。

でも意識を持つ心が不思議だからといって——そして表面的にはその通りだ——その謎が解決不能だということにはならない。脳を持つ生命組織が意識ある心を発達させる方法が決してわからないということにはならない[1]。

目的と理由

本書は二つの質問の考察に専念する。まず、脳はどうやって心を構築するのか？ 第二に、脳はどうやってその心に意識を与えるのか？ 質問の考察とその回答とは別物だということは十分に知っているし、意識ある心という問題においては、決定的な答があると思うほうが馬鹿げている。さらに、意識研究はあまりに広がりすぎており、それに対する貢献すべてを十分に考慮に入れることはもはや不可能なのもよくわかっている。それに加えて、用語や視点の問題もあるし、現在の意識研究は地雷原を歩くようなものとなっている。それでも危険さえ承知のうえなら、各種の問題を考察して、不完全で暫定的とはいえ目下の証拠を活用し、検証可能な推測を構築して将来について夢見ても問題がないはずだ。本書の目的は、そうした推測を考察して仮説の枠組みを論じることだ。焦点となるのは、意識ある心が出現するためには人の脳がどういう構造になっている必要があり、どういう仕組みでなければならないか、ということだ。

本には執筆理由があるべきだ。本書は一から出直すために書いた。私は三〇年以上も人間の心と脳を研究してきたし、意識についての科学論文や本はこれまでも書いてきた。[2] でも私は、自分の問題記述が不満になってきたし、関連する新旧の研究成果を考察する中で意見が変わってきた。変更点は特に二つある。感情の起源と性質、および自己の構築の背後にあるメカニズムだ。本書は、いまの見方を論じようとするものだ。そして本書の相当部分は、まだわかっていないが、わかりたいと思う事柄を述べたものでもある。

この第1章の残りでは問題を設定し、それを考察するために選んだ枠組みを説明し、その後の章で出現する主要なアイデアをざっと見ていただく。読者の中には、第1章での長々とした説明で読むのが遅くなると思う人もいるだろう。でもそれを見ておくと、残りの部分がもっとわかりやすくなることはお約束しよう。

人間の脳が意識ある心をどのように構築するかという問題に踏み込む前に、まず重要な遺産二つに敬意を表するべきだ。その一つは、二〇世紀半ばにさかのぼる、意識の神経的な基盤を見つけようとするこれまでの試みだ。北アメリカとイタリアで行われた一連の先駆的な研究により、少数の研究者群は驚異的な確度をもって、いまや意識の発生と疑いなく関係している脳の部分――脳幹――を指摘し、それが意識における決定的な貢献要素だと同定した。驚くことではないが、今日わかっていることからすれば、これらの先駆者――ワイルダー・ペンフィールド、ハーバート・ジャスパー、ジュセッペ・モルッツィ、ホレース・マゴウン――が提示した説明は不完全だったし、一部は正しいとは言い難いものだった。でも直感的に正しい標的を見極め、実に正確にそれを狙い定めたこの科学者たちには、ひたすら敬服するしかない。今日、われわれの数名が貢献したいと思う事業のすばらしい皮切りとなったのがこれらの研究だったのだ(3)。

もう一つこの遺産の一部となるのは、局所的脳障害により意識に変化が生じた、神経病患者についての最近の研究だ。その皮切りがフレッド・プラムとジェローム・ポズナーの業績となる(4)。長年かけてこれらの研究は、意識研究の先駆者たちの業績を補う形で、人間の心に意識をもたらすにあたり、どの構造が関係していてどこが関係していないかについて、強力な事実のコレクションを作り出した。われわれはそれを土台として論を構築できる。

もう一つ敬意を表するべき遺産は、心と意識についての考察を行う長い伝統だ。その歴史は、哲学そのものの歴史と同じくらい長く多様で、豊かなものだ。この伝統の豊富な成果の中で、私は自分の思考の起点としてウィリアム・ジェームズの著作が気に入るようになった。ただしだからといって、意識についての彼の立場、特に感情についての立場に完全に同意するということではない(5)。

本書の題名とその最初の数ページを見れば、意識ある心へのアプローチにおいて、自己というのが重視されることは疑問の余地がないだろう。基本的な心のプロセスに自己のプロセスが追加されると、意識ある心が生じるというのが私の考えだ。心の中に自己が生じなければ、心はまともな意味での意識を持たない。これは夢のない睡眠、麻酔、脳障害などで自己プロセスが途中で止まってしまった人々の直面する苦境だ。

だが意識にとってかくも不可欠だと私が考える自己のプロセスを定義しようとすると、これがむずかしい。だからこそ、この前段でウィリアム・ジェームズがとても役に立つのだ。ジェームズは自己の重要性について雄弁に書いたが、彼もまた、自己の存在があまりにさりげないため、意識の中で心の中身ばかりに目が向いてしまう、と何度も指摘している。先に進む前に、この捉えどころのなさに直面し、その帰結について腹を決める必要がある。自己があるなら、それは意識あるときに常に存在しているのだろうか、それともちがうのか？

答ははっきりしている。確かに自己はあるが、それはプロセスであってモノではなく、そのプロセスはわれわれが意識のあるはずの状態では常に存在している。自己プロセスは二つの視点から捉えられる。一つは動的な客体を観察している観察者の視点だ——その動的な客体は、心の何らかの働きや、何らかの行動の傾向、何らかの人生史で構成されている。もう一つの視点は、知る存在としての自己、体験に焦点を与えて後にその体験を考察させてくれるプロセスだ。この二つの視点を組み合わせることで、本書で一貫して使われる二重概念が生み出される。これから見るように、この二つの概念は、自己の進化的な発達における二つの段階に対応していて、知る者としての自己は客体としての自己が起源となっている。日常生活でそれぞれの概念は意識ある心のある活動水準に対応しており、客体としての自己は知る者としての自己よりも範囲が狭い。

どちらの視点から見ても、このプロセスの範囲や強度は様々で、その現れ方も状況によって異なる。自己はほんのちょっとした気づき、生命体の存在についての「漠然とした感じの感じ」としても働く[6]し、その心の持ち主にとっての個人の感覚とアイデンティティを示す明示的な気づきとしても機能する。その状況を私なりにまとめると、それをはっきり認識しているときもあればそうでないときもあるが、常にそれは感じられる、というところだ。

ジェームズは客体としての自己、つまり物質としての私は、その人が自分のものと呼ぶモノの総和だと考えた――「肉体や精神の力だけでなく、その衣服や妻子、先祖や友人、評判や仕事、土地や馬、ヨットや銀行口座まで」[7]。政治的に正しくない部分に目をつぶれば、私もこれに同意する。だがジェームズの別の発想には、これ以上に賛同する。その発想とは、そうした主権領域――肉体、心、過去と現在、その他すべて――が存在してそれがその心的な所有者に属していると心に認識させるのは、こうしたアイテムがすべて知覚されると情動や感情を生み出し、そしてその感情が自己のものであるコンテンツとそうでないものとの分離を実施するというものだ[8]。私に言わせれば、そうした感情はマーカーとして機能する。自己に属するコンテンツが心の流れの中に生じると、それはあるマーカーの登場を促し、それが心の流れをイメージとしてまとめ、それをそのきっかけとなったイメージに重ねる。この感情は自己と非自己との区別を実現する。それは一言で、「知っているという感情」なのだ。これから見るように、意識ある心の構築はいくつかの段階で、そうした感情の生成に依存している。そして物質的な私というものの作業上の定義としては以下の通り：統合された心的プロセスの動的な集合体として表現される、生きた肉体の表象を核とした統合神経プロセスの動的な集合体。

　主体としての自己、知る者としての自己、「私」としての自己は、もっととらえどころのない存在であり、精神的にも生物学的にも「自分」よりずっと集合性が低く、もっと分散していて、しばしば意識の流れに溶け込んでおり、ときに嫌になるほど微細で、あってなきがごとしの場合もある。知る者としての自己は、ただの自分よりもっと捉えにくいのはまちがいない。でもだからといって、その意識にとっての重要性が減るわけではない。主体であり知る者としての自己は、まぎれもなく現実の存在だというだけでなく、生物進化における転回点だ。「主体としての自己にして知る者」は、客体としての自己のてっぺんに、言わば積み上がっていると考えられる。神経プロセスの新しい層が、さらに別の心的処理の層を生み出したというわけだ。客体としての自己と知る者としての自己には二項対立はない。そこにはむしろ、連続性と段階的移行がある。知る者としての自己は客体としての自己に根ざしているのだ。

　意識というのは心の中のイメージだけの話ではすまない。それは最低でも、心のコンテンツの組織についての話であり、そのコンテンツは、それを生み出して動機づける組織を核とするコンテンツである。でも意識は、読者もそれを好きなときに体験できるという意味では、生きた活動する組織の影響下で組織された心だけにとどまるものではない。それはまた、そうした生きた活動する組織の存在を知ることができる心でもある。確かに、体験されたことをイメージとしてマッピングする神経パターンを脳が創り出せるという事実は、意識を持つというプロセスの重要な一部だ。だがそれは、私の中にイメージが存在してそれが自分のもので、そしてそれを現在の業界用語で言えば行動に移せる（actionable）というのを自動的かつ明示的に知っているというのとはちがう。精神的な流れの中に組織化されたイメージが流れて存在するというだけで心が生まれるが、何かそれを補うプロセスが追加されない限り、その心は無意識のままだ。この無意識の心に欠けているのは自己だ。意識を持つために脳に必要なのは新しい性質——主観性——を獲得することで、主観性の持つ決定的な性質は、私たちが主観的に体験するイメージに浸透するある感覚だ。哲学の観点から主観性の重要性を扱った現代の著作としては、ジョン・サール『意識の謎』[9]を読もう。

この発想を続けると、意識を作るための決定的な一歩は、イメージを作って心の基本を作り出す部分ではない。決定的な一歩は、そのイメージを自分のものとすること、それを正当な持ち主、つまりそのイメージを内部で発生させている、単一で完全な境界を持つ生命体の所有物とすることだ。進化の観点と人の人生史の観点からすると、知る者は段階的にやってきた。原自己とその原初的な感情、行動に駆動される中核的な自己、そして最後に社会的精神的な次元を組み込んだ自伝的な自己。だがこれはガッチリしたモノではなく動的なプロセスで、その水準は日ごとに変動する（単純、複雑、その間のどこか）ものだし、状況の要請に応じてすぐに調整される。心が意識を持つためには、脳の中で知る者（その呼び名はなんであってもいい――自己、経験者、主人公など）が生成されねばならない。脳が心に知る者を導入できれば、主観性が生じる。

読者の中には、このように自己を擁護する必要があるのかと思う方もいるだろう。だから、そうした擁護がまったく正当なのだと言っておこう。まさにこの瞬間にも、神経科学の分野で意識を説明しようとする人々の間で、自己に対する態度はまったくちがっている。その態度は、自己を研究テーマにおける不可欠なトピックとして扱う人から、まだこの主題を扱うには時期尚早だと考える人までいろいろだ。[10]どちらの態度に関連した研究も、いまだに有用なアイデアを生み出し続けていることを考えれば、今のところはどちらのアプローチがもっと満足行くものになるかを決める必要はない。だがそこから生じる説明はそれぞれちがっていることは認めざるを得ない。

一方、この二つの態度はウィリアム・ジェームズとデヴィッド・ヒュームとを隔てた解釈の差の延長でもある。その差はこうした議論では一般に見すごされているものだ。ジェームズは、自分の自己概念のためには、そこにしっかりした生物学的な基盤が確実にあるようにしたかった。自分の「自己」が形而上学的な知るエージェンシーであってほしくはなかったのだった。でもこの願望も、その知る機能が自己だと認識する妨げにはならなかった。その機能が活気あふれるものではなく、非常にひっそりしたものであってもだ。これに対しデヴィッド・ヒュームは自己をボコボコにたたいて、それがなくてもすむようにしてしまった。以下の一節がヒュームの見方を示している：「私は知覚なしにはいつの時点であれ『自分自身』を捉えることはできないし、その知覚以外のなにものをも観察できない」。そしてさらにはこう述べている。「あえて言うなら、人類の他の人々についてですら、彼らがちがった知覚の束あるいは集合体でしかなく、それが直前のものを認知できないほど急速に入れ替わり続けて絶え間ない流動と運動の中にあるのだ、とさえ主張しよう」。

ヒュームによる自己の否定について語ったジェームズは、印象深い反駁で自己の存在主張を述べるに到り、その内部の「統一性と多様性」の奇妙な混合物を強調して、自己の材料に通底する「同一性の核」に注意を向けた。[11]

ここで論じられている基盤は、その後哲学者や神経科学者たちによって改変拡張され、自己のちがう側面も含むようになっている。[12]だが意識を持つ心の構築における自己の重要性は減っていない。客体としての自己——物質的な私自身——と知るものとしての自己をまず説明できなければ、意識を持つ心の神経的な基盤を完全に説明することさえできないだろうと私は思う。

心の哲学についての現代の研究は、この概念的な遺産を拡張し、その一方で生物学一般、進化生物学、神経科学の驚異的な発展は神経的な遺産を活用して、脳を探究するための多様な技法を生み出し、天文学的な量の事実を積み上げた。本書で提示する証拠、推測、仮説はこうした発展すべてに基づいている。

目撃者としての自己

過去何百万年にもわたり、活発な心を持つ生物は無数にいたが、その存在を認識できたのは、心の目撃者となれる自己を発達させた生物だけであり、心の存在が広く知られるようになったのは、心が言語を発達させてそれを語れるようになってからのことだった。目撃者としての自己は、われわれが心的と呼ぶ事象が各個人の中に存在していることを明らかにする、何か追加のものなのだ。その何か追加のものがどう作られているのかを理解する必要がある。

目撃者や主人公といった概念は、単なる文学的な比喩のつもりではない。自己が心の中で果たす各種の役割を明らかにするのに役立てばと願うものだ。一つには、比喩は心的なプロセスを理解しようとするときに直面する状況をわかりやすくしてくれる。自己という主人公が目撃していない心も、心であるにはちがいない。だが心を知るための唯一の自然手段が自己である以上、私たちは自己の存在、能力、限界に完全に依存している。そしてこの系統的な依存があるため、自己とは独立に心的プロセスの性質を想像するのはきわめてむずかしい。進化から見れば、単純な心的プロセスが自己のプロセスより先にあったのは明らかではあるが。自己が心を見られるようにしてくれるが、その視線は曇っている。自己のうち、自分の存在や世界について解釈を形成させてくれる側面は、文化的なレベルではまちがいなくまだ発達の途上にあるし、おそらくほぼまちがいなく、生物学レベルでもそれは続いているはずだ。たとえば、自己が到達できる上限は、各種の社会的文化的な相互作用や、まさに心と脳の仕組みに関する科学知識の蓄積によって、まだ変わり続けている。丸一世紀にわたり映画を見続けてきたことで、まちがいなく人間の自己は影響を受けたし、またいまや電子メディアで即座に放送されるグローバル化社会のスペクタクルも影響している。デジタル革命の影響となると、やっとそれが認識されはじめたばかりだ。つまり一言で言えば、心についての唯一の直接的な眺めは、まさにその心の一部に依存していて、それがつまりは自己プロセスなのだが、何が起こっているかについてその自己が総合的で信頼できる記述は行えないと考えるべき理由がかなりあるのだ。

一見すると、知識への入り口として知識を認知しておきながら、その信頼性を疑うというのはパラドックスめいてみえるかもしれないし、かなり恩知らずにも思えるだろう。それでも、そういう状態なのだから仕方ない。自己が私たちの苦痛や喜びに向けて開く直接の窓を除けば、そこからの情報は疑問視しなければならないし、特にその情報が、その自己自体の性質に関するものである場合にはなおさらだ。だがよい報せは、自己は一方で理性と科学的な観察を可能にしてくれたし、そして理性と科学はこんどは、補助なしの自己がもたらす誤解を招く直感をだんだん補正してきた、ということだ。

誤解を招きやすい直感の克服

意識がなければ文化や文明も生じなかったとは言えるし、したがって意識は生物進化において特筆すべき発達だということになる。だがまさに意識の性質そのものが、その生物学を明らかにしようとする人々にとっては深刻な問題をもたらす。今日のわれわれの立場、つまり心があり自己を持った立場から意識を見るのは、心の歴史と意識研究の、無理もないながら深刻な歪曲だという批判ができるのだ。上から見ると、心は特別な立場を獲得し、それが所属する生命体の残りの部分とは連続性がなくなってしまう。上から見ると、心は非常に複雑なだけでなく（複雑なのは確かに事実だ）、その心を獲得する生命体の、生物学的な組織や機能とは種類のちがうものになってしまう。実際には、われわれは自分の存在を観察するときには二種類の目を採用する。心は、内向きの目で見る。そして生物学的組織は外向きの目で見る（さらに視覚を拡張するのに顕微鏡を使う）。こういう状況では、心が非物質的な性質を持つように思え、その現象が別のカテゴリーに属するように思えるのも驚くことではない。

心を非物質的な現象だと考え、それを創り出し維持する生物学とは不連続なものとして見ることで、心は物理法則の外側に置かれることになる。他の脳現象は通常はそんな差別にはあわない。この奇妙さが最も衝撃的に現れるのは、意識を持つ心をそれまで記述されていない物質の性質と結びつけようとする試み、つまりたとえば、意識を量子的な現象として描こうとするような試みだ。この発想の口実は、どうやらこういうことらしい：意識を持つ心は謎めいている。そして量子物理学はいまだに謎めいているので、ひょっとしたらこの二つの謎は結びついているかもしれないというわけだ。[13]

生物学と物理学に関する知識が不完全である以上、こうした別種の説明をあまり安易に捨て去るべきではない。なんといっても、神経生物学は驚くほどの成功を見せたが、人間の脳に関する理解はかなり不完全なものなのだ。それでも、そこまで話を広げなくても、いま理解されている神経生物学の制約の中で心と意識を説明する可能性はまだ残っている。神経生物学の技術的、理論的なリソースを使い果たすまでは、その可能性を放棄してはならないし、いまのところそれが使い果たされそうな見込みはなさそうだ。

直感的には、変転し落ち着かない心という代物は物理的な部分を持たないように思える。私はこの直感がまちがっていると思うし、それが出てくるのは補助なしの自己が持つ制約のせいだと信じる。コペルニクス以前の、太陽が地球に与える影響についての考え方や、それを言うなら心が心臓に宿るといった、かつては自明と思われた強力な直感と同じく、そんなものを信用すべきだという理由は見あたらない。物事は見た目通りとは限らない。白光は虹の色を合成したものだが、裸眼ではそれはわからないのだ[14]。

統合された観点

意識を持つ心について神経生物学でこれまで実現されてきた進歩のほとんどは、三つの視点を組み合わせたものに基づいている：（1）個人の意識ある心に対する直接的な目撃者の視点。これは個人的で、私的で、一人一人ごとに独自のものだ。（2）行動的な視点。これはやはり意識ある心を持っていると信じられそうな他人の、問わず語りの行動を観察するというものだ。そして（3）脳の視点、つまり意識を持つ心の状態があるとかないとか想定される個人における、脳機能のある側面を観察するものだ。この三つの視点からの証拠は、知的に並べた場合ですら、三種類の現象の間をなめらかに往き来するには十分ではない。その三種類の現象とは、内省的な一人称の観察、外的な行動、脳での事象だ。特に一人称の内省からの証拠と、脳の事象からの証拠との間には大規模なギャップがあるようだ。そのギャップはどうすれば橋渡しできるだろう？

第四の視点が必要だ。それは意識ある心の歴史を見て語るやり方について、劇的な変化を必要とするものだ。これまでの著作で私は、生命の統制を自己と意識の支持と正当化に変えるという発想を提案したが、その発想はこの新しい視点への道を示唆している。進化の過去における自己や意識の先例を探すのだ。[15] したがって、第四の視点は進化生物学と神経生物学の事実を根拠としている。それはまず初期の生命体を検討し、それからだんだん進化史をたどって今の生命体に進むよう要請する。神経系の段階的な変化に注目し、それを行動、心、自己の段階的な出現と結びつけねばならない。また内部作業仮説も必要とする。つまり心的活動は、ある種の脳事象と等価だという仮説だ。もちろん、心的活動はそれに先立つ脳事象に引き起こされるが、何のかの言ったところで、結局精神事象は脳回路の何らかの状態に対応しているのだ。つまり、ある神経パターンは同時に心的イメージでもある。他の神経パターンが十分に豊かな自己プロセス主観を生成したら、そのイメージは知られることができる。だが自己が生成されなければ、そのイメージは存在はしていても、その生命体の内部だろうと外部だろうと、だれもその存在を知ることはない。主観性は心的状態の存在には必要ではない。それが私的に知られるために必要なだけだ。

　要するに、第四の視点は手持ちの事実の助けをかりて、過去から、そして内面からの見方を構築するよう要請している。それは文字通り、意識ある心を備えた状態で捉えた脳の想像上の姿を文字通り構築しろということだ。確かにこれは、憶測的で仮説的な姿だ。この想像世界を部分的に支持する事実はあるが、この「心‐自己‐肉体‐脳問題」の性質からして、当分の間は完全な説明よりは理論的な近似で我慢しなくてはならない。

　心的な事象とある種の脳事象との仮説的な等価性を、複雑なものを単純なものに粗雑に還元しようとする試みだと思いたくもなるかもしれない。だがこれはまちがった印象だ。というのも、神経生物的な現象はそもそもきわめて複雑なもので、とても単純などではないからだ。ここでの説明上の還元は、複雑なものを単純なものへというのではなく、きわめて複雑なものを、少し複雑さの低いものに還元したにすぎない。本書は単純な生命体の生物学を扱ったものではないが、私が第2章で言及する事実は、細胞の生活というのは驚異的に複雑な宇宙の中で生じ、それはまさに多くの点で、この複雑な人間の宇宙に似ているのだ、ということを明らかにする。ゾウリムシなど単細胞生命体の世界と行動は見るだけで驚異的であり、一見するよりも私たちの存在にはるかに近いのだ。

また提起されている心脳等価説を、心の生成における文化の役割無視とか、心の形成における個人の努力の役割を貶めるものだとか解釈したくもなるかもしれない。これから明らかになるように、これはまったくもって私の考えからはほど遠いものだ。

第四の視点を使えば、私はいまやこれまでの主張の一部を、進化生物学からの事実を考慮して、脳を含む形で言い直せる。何百万年にもわたり、無数の生物が脳内で活発な心を生じさせていたが、厳密な意味での意識が始まったのはその脳が目撃者となれる主人公を発達させてからでしかなく、心が本当に存在すると広く知られるようになったのは、そうした脳が言語を発達させてからのことなのだ。その目撃者こそは、私たちが心的と呼ぶ暗黙の脳事象の存在を明らかにする、何か追加のものなのだ。その追加のもの、私たちが連れ回して自己とか私とか自分とか呼ぶ主人公を脳がどう生み出すかを理解することが、意識の神経生物学の重要な目標なのだ。

枠組み

本書を導く枠組みを概説する前に、いくつか基本的な事実を導入しよう。生物は、ニューロンという特別な細胞の活動から心を作る。ニューロンは体の他の細胞の特徴をほとんど持っているが、その活動は独特だ。それは周囲の変化に敏感だ。興奮しやすい（筋肉細胞と同じおもしろい特徴だ）。軸索という繊維質で長く伸びた部分と、軸索の末端部にあるシナプスと呼ばれる部分のおかげで、ニューロンは他の細胞――他のニューロンや筋肉細胞――に信号を送れるし、その送り先はかなり遠いこともある。ニューロンは中枢神経系（つまりは脳）に主に集中しているが、生命体の肉体や外界に信号を送り、そしてその双方から信号を受け取る。

人間の脳内にあるニューロンの数は数十億単位で、ニューロン同士が持つシナプス接続は数兆単位となる。ニューロンは小さな顕微鏡レベルの回路でまとまっており、その組み合わせがだんだん大きな回路を構成し、それがこんどはネットワークや系を構成する。ニューロンと脳組織については、第2章と補遺を見てほしい。

小さな回路の活動が大規模なネットワーク全体で組織されて一時的なパターンを構成すると、心が生まれる。そのパターンは脳の外側に存在するモノや事象を表象する。その外側とは、体内であったり、外の世界であったりする。でも一部のパターンは脳自身による他のパターンの処理をも表象する。マップ／地図という用語は、そうした各種の表象パターンに使われる。中には粗雑なものもあるし、きわめて洗練されたものもあり、具体的なものもあれば、抽象的なものもある。要するに、脳は周囲の世界をマッピングして、自分自身の活動もマッピングする。そうしたマップは心の中でイメージとして体験されるが、このイメージということばは、単に視覚的なものだけでなく、どんな感覚を起源とするイメージでもいい。たとえば聴覚、内臓感覚、触覚などだ。

ではその枠組み自体に目を向けよう。脳があれやこれやの現象を生み出す方法に関する仮説を説明するのに「理論」という言葉を使うのはちょっと場違いだ。かなり大きなスケールでない限り、ほとんどの理論は単なる仮説にすぎない。だが本書で提案されているのは、それ以上のものだ。というのもそれは、私が採りあげている現象の何らかの側面について、いくつかの仮説的なコンポーネントを持ち出すからだ。ここで説明しようとしているものは、単一の仮説ですませるには複雑すぎるし、単一のメカニズムで説明できるほど単純でもない。だからこの試みを表すのに、枠組みという用語に落ち着いたわけだ。

この大仰な呼び名に値するために、この先の各章で述べられるアイデアはいくつかの目標を達成しなくてはならない。脳がどのようにして心に意識を与えるかを理解したいのであり、またその説明を組み立てるにあたり、脳機能のすべてのレベルを扱うのは明らかに不可能なのだから、この枠組みはその説明が適用されるレベルを特定しなくてはならない。それは大規模システムのレベル、つまりニューロン回路が構築した巨視的な脳部位が、他の部位と相互作用して系を構成するレベルだ。そうした系は必然的に巨視的なものとなるが、その根底にある微視的な解剖学は部分的にわかっているし、またそれを構築するニューロンの全般的な活動法則もわかっている。大規模系のレベルは新旧の数々の技法を使って研究できる。たとえば現代版の外傷法（これは神経障害患者について、問題の脳障害を構造的神経造影や、実験的な認知技法や神経心理技法などで集中的に調べるもの）や、機能神経造影（磁気共鳴走査、ポジトロン断層法、脳磁図、各種の電気生理学的な技法などに基づく）、神経外科的処置の環境におけるニューロン活動の直接神経生理学記録、経頭蓋磁気刺激法などの技法だ。

この枠組みは行動、心、脳事象を結びつけなくてはならない。この第二の目標について見れば、この枠組みは行動と心、脳を密接につなげる。そして進化生物学に依存しているので、意識を歴史的な文脈に置く。それは自然選択による進化的な変化の途上にある生命体にはふさわしい位置づけだ。さらに、それぞれの脳内のニューロン回路成熟もまた、まさにその生命体の活動と学習プロセスから生じる選択圧にさらされるものと見られる。それに従って、当初はゲノムが提供したニューロン回路の持ち技も変わるのだ(16)。

この枠組みは、心づくりに関わる部位の配置を全脳的なスケールで示し、いくつかの脳部位がどのように協働して自己を生み出せるかを提案する。ニューロン回路の統合と分離を活用する脳アーキテクチャが、イメージの高次協調に役割を果たすことを示し、それが自己や心的機能の他の側面、たとえば記憶、想像、言語、創造性といったものの構築に不可欠だということを示す。

この枠組みは、意識という現象を、神経科学で研究できるコンポーネントに落とし込む必要がある。その結果として生じるのが二つの研究可能な領域、つまり心的プロセス群と自己のプロセス群だ。さらに、それは自己プロセスを副次的なタイプに分解する。この分解は、二つの利点をもたらす。人間ほど発達していなくても、自己プロセスを持っていそうな生物種における意識を想定し研究すること、そして高次の自己と、人間が活動する社会文化空間との橋渡しを創り出すことだ。

もう一つの目標：この枠組みは、系の巨視的な事象が微視的な事象からどのように構築されるか説明しなければならない。ここでこの枠組みは、心的状態というのが脳部位活動のある状態と同一視できるという仮説を立てる。この枠組みは、小さな神経回路の中で、ある範囲の強度と頻度でニューロン発火が生じ、こうした回路の一部が同時に活性化され、さらにあるネットワーク接続性の条件が満たされれば、その結果は「感情を持つ心」だ。言い換えると、ニューラルネットワークの規模と複雑さ増大の結果として、「認知」と「感情」が微視的レベルから巨視的レベルへと、階層を超えてスケールアップするのだ。この感情を持つ心へのスケールアップモデルは、運動の生理学に見られる。単一の微視的な筋肉細胞の収縮は無視できるような現象だが、多数の筋肉細胞が同時に収縮すれば、目に見える運動が生み出せる。

主要なアイデアの予告篇

i

本書で提起されるアイデアの中で、何よりも中心的なものは、肉体が意識ある心の基盤だというものだ。身体機能の最も安定した面があらわれているのは脳で、それがマップの形態をとり、したがって心に対してイメージを提供しているのはわかっている。これを根拠として、肉体の中で生み出される肉体の心的イメージの中で特殊なものが原自己を構成し、それが来たる自己の先駆けとなるという仮説が出てくる。特筆すべきこととして、決定的な肉体マップ化とイメージ構築構造は、大脳皮質のレベルより下に位置しており、上部脳幹と呼ばれる部位で起こる。これは他の多くの生物種も持っている脳の古い部分だ。

ii

もう一つ中心となるアイデアは、脳の原自己構造が単に肉体についてのものではないという、常に見落とされてきた事実に基づいている。それは文字通り、分かちがたく肉体に結びついているのだ。具体的には、それは自分の信号を常に脳に浴びせかける肉体の部分に結びついており、そしてかわりに脳に信号を浴びせ返され、そうすることで共鳴ループを創り出す。この共鳴ループは永続的で、それが破られるのは脳の病気か死のときだけだ。肉体と脳は一体化する。この仕組みの結果として、原自己構造は肉体に対して特権的で直接の関係を持つ。それらが肉体について宿すイメージは、脳の他のイメージ、たとえば視覚的、聴覚的なものとは、ちがう状況で紡ぎ出される。こうした事実に照らして、肉体は原自己がその上に構築される岩だと考えるのがいちばんよく、原自己は意識を持つ心が巡る軸となるのだ。

iii

私の仮説では、原自己の最初で最も基本的な産物は原初的な感情だ。これは人が目覚めているときには、自発的に絶え間なく起こり続ける。それは人の生きた肉体についての直接体験をもたらし、ことばもなく、飾り気もなく、単なる存在以外の何物にも結びついていない。こうした原初的な感情は各種の次元、たとえば、快楽から苦痛まで変化するスケールなどに沿った、肉体の現状を反映している。そしてそれは、大脳皮質よりは脳幹の次元から発生する。あらゆる情動の感情は、原初的な感情の複雑な音楽的変奏なのだ[17]。

ここでざっと述べた機能的な仕組みでは、苦痛と快楽は肉体的な出来事だ。この出来事はまた脳にもマッピングされており、その脳はいかなる時点でも肉体から分離されてはいない。したがって原初的な感情は、避けがたい肉体‐脳相互作用、接続を実現する回路の特性、そしておそらくはニューロンの何らかの性質のおかげで生み出される特殊なイメージなのだ。感情が感じられるのは、それが肉体をマッピングしているからだというだけでは不十分だ。私の仮説では、われわれが感情と呼ぶ種類のイメージを生成する脳幹機構は、肉体と独特な関係を持っているだけでなく、肉体からの信号を豊かに混合させ、単なる肉体の奴隷じみたマップにとどまらず、特別で目新しい感情の性質を持つ複雑な状態を創り出すのだ。感情ではないイメージもまた感じられるのは、通常はそれらに感情が伴うからだ。

今述べたことは、肉体と脳を区別する明確な境界という発想には問題があるということを示す。また、通常の心的状態が必ず何らかの形の感情を伴っているのはなぜで、それがどう実現されているかという頭の痛い問題について、実りの多そうなアプローチを示唆しているのだ。

iv

脳が意識ある心を構築しはじめるのは、大脳皮質のレベルではなく、脳幹のレベルでのことだ。原初的な感情は脳が最初に生み出すイメージだというだけでなく、感覚力の直接の表現なのだ。それは自己のもっと複雑な水準のための、原自己の基盤となる。こうした発想は、広く認められている見方には反するものだが、ジャーク・パンクセップ（注10で言及）は似たような立場を擁護しているし、ロドルフォ・リナスもそうだ。だがわれわれが知っているような意識ある心は、脳幹で生じる意識ある心とはかけ離れた代物になっている。そしてこの点についてはおそらく万人が合意しているだろう。大脳皮質は心づくりのプロセスに対し、ハムレット的に言えば、哀れなホレーショが天国でも地上でも夢見られるものをはるかにこえる大量のイメージを与えるのだ。

意識を持つ心が始まるのは自己が心にやってくるとき、つまり心の混合物に脳が自己プロセスを追加したときで、その追加は当初は慎ましいものだが、後にかなり頑強なものとなる。自己は原自己に根ざす明確なステップを追って構築される。第一ステップは原初的な感情の生成だ。それは原自己から自発的に生まれ出る、基本的な存在の感覚だ。次は中核自己だ。中核自己は行動についてのものだ――具体的には、その生命体と物体との関係についてのものだ。中核自己は原自己が関わり、その原自己を、その原初的感情も含めて変化させるような物体を表現するイメージのシーケンスとして展開する。最後に、伝記的自己がある。この自己は、過去とさらには予測される未来に関わる伝記的な知識によって定義づけられる。伝記を定義づける複数のイメージのアンサンブルが、中核自己のパルスを生み出し、その集合体が自伝的自己を構成する。

原初的な感情を持つ原自己と中核自己は、「物質的な自分」を構成する。自伝的自己は、その高次の部分はその人の社会的ペルソナのあらゆる側面をも含むもので、「社会的な自分」「精神的な自分」を構成する。こうした自己の側面は、自分自身の心の中でも観察できるし、他人の行動を見てその影響を研究することもできる。だがそれに加えて、心の中の中核自己と自伝的自己は、知る者を構成する。言い換えると、われわれの心に別種の主観性を与えてくれる。実務的な目的においては、通常の人間意識はこうした自己のレベルがすべて機能する心的プロセスに対応し、限られた数の心のコンテンツに対し、中核自己のパルスに対する瞬間的なリンクを提供するのだ。

v

慎ましい水準だろうと頑強な水準だろうと、意識は脳の部位や中枢一つだけで起こったりはしない。意識ある心は、いくつかの、しばしば数多くの脳サイトの活動がなめらかに組み合わさることで生じる。必要となる機能的なステップの実装を担当する鍵となる脳構造は、上部脳幹の特定セクター、視床と呼ばれる領域にある核群、大脳皮質の特定とはいえ広く分布した領域だ。

最終的な意識という産物は、こうした数多くの脳サイトから同時に生まれてくるのであり、ことさらどのサイトから生じるというものではない。ちょうど、交響曲の演奏はある単一の演奏家の作業や交響楽団の特定パートだけから生じるのではないのと同じことだ。意識の上演における最上部で最も奇妙なのは、その演奏が始まる前には明らかにそこには指揮者がいないのに、やがてその演奏が展開するにつれて、指揮者が生まれてくるということだ。いったん生まれたら、どう見てもあらゆる意味でその指揮者が交響楽団をいまや率いているのだが、でもその指揮者——自己——を作り出したのはその演奏であり、その逆ではないのだ。指揮者は感情と物語る脳装置によってつぎはぎ細工で作られたものだが、だからといってこの事実により指揮者の現実性が減るわけではない。指揮者はまちがいなくわれわれの心の中にいるし、それを幻影として否定し去っても何も得られるものはない。

意識ある心が依存するこの協調は、各種の手段により実現されている。慎ましい核レベルでは、それはごく短期間の間に次々に起こるイメージの自発的な塊として静かに始まる。一方では物体のイメージ、そして他方ではその物体によって変えられた原自己のイメージだ。この単純なレベルで中核自己が生じるためには、それ以外の脳構造は必要ない。この協調は自然で、時には生命体と物体が演奏する単なる音楽の二重奏にも似ているし、時には室内演奏団にも似ており、どちらも指揮者なしでかなりうまくやってのける。だが心で処理されるコンテンツがもっと多数になると、協調を実現するには他の装置が必要になる。そうなると、大脳皮質以下とその中の各種の脳部位が、重要な役割を果たすようになる。

それが織りなすものに省察の能力はもとより、さらには自分が生きた過去と予測される未来はおろか、他人の人生まで包含できる心を構築するのは、マーラー級の交響曲の演奏にも似た活動だ。だがさっき少し触れた通り、楽譜や指揮者があらわれるのは人生が展開し始めてからにすぎない、ということこそが驚異的なのだ。その協調者たちは、空想上のホムンクルス的な存在が何かの解釈を担当しているといったものではない。それなのに、その協調者たちは確かに驚異的なメディア宇宙の組み立てを支援し、その中に主人公を置くよう支援するのだ。

意識という大交響楽は、永遠に肉体に縛られている脳幹の活躍を基盤として、大脳皮質と大脳皮質下の構造の協力で作られた空よりも広いイメージをも包含し、そのすべてが調和的にぬいあわされ、絶え間ない前進を続け、それが止まるのは眠ったり麻酔をかけられたり脳障害を起こしたり死んだりするときだけなのだ。

脳内の意識を説明する単一の機構はないし、単一の装置、単一の部位や特徴や技もない。ちょうど交響曲をたった一人の演奏家やほんの数名の演奏家だけで演奏できないのと同じだ。多くのものが必要となる。そのそれぞれの貢献には意味がある。だがわれわれが説明したいと思う結果を生み出すのは、それらのアンサンブルだけなのだ。

vi

意識の明らかな成果としては、生命の効率的な管理と安全確保が挙げられる。意識が破壊された神経患者たちは、基本的な生命機能が平常に機能していても、自分だけで生活を管理できない。だが生命の管理と維持の機構は生物進化では目新しいものではなく、別に意識に頼る必要もない。こうした機構はすでに単細胞生物にも存在し、そのゲノムに符号化されている。それはまた、古代の慎ましい心や意識を持たないニューロン回路でも広く再現されており、それはいまだに人間脳の奥深くに存在している。生命の管理と安全確保は、生物学的価値の根本的な前提だというのをこれから見る。生物学的価値は、脳構造の進化に影響を与え、そしてあらゆる脳の中でそれは脳の活動のあらゆるステップに影響する。それは報酬と処罰に関わる化学分子の放出として単純に表現されたり、あるいは社会的感情や高度な理由づけで見られるように複雑に表現されたりする。生物学的な価値は当然ながら、われわれのきわめて心ある、きわめて意識のある脳の中で起こる、ほとんどあらゆることを、いわば導いて色づける。生物学的価値は、原理としての地位を占めているのだ。

手短に言うと、意識ある心は生命制御の歴史の中で生じる。生命制御は、短縮形のホメオスタシス、恒常性で知られる動的なプロセスで、バクテリア細胞や単純なアメーバといった単細胞生物で始まる。それは単純な脳で行動管理される個体へと進歩する。たとえばミミズなどだ。そしてさらに進み、脳が行動と心の両方を生み出す個体（昆虫や魚がその例だ）に向かう。私は、脳が原初的な感情を生み出すようになったと同時に――そしてこれは進化史のかなり初期かもしれない――生命体は意識の初期形態を獲得すると信じたい。そこから、組織化された自己プロセスが発達して心に追加され、それが複雑な意識ある心の発端を提供する。たとえば爬虫類《はちゅうるい》はこの区別が起きていそうだ。鳥はその候補としてもっと強力だ。そして哺乳類《ほにゅうるい》はほぼまちがいなくこの段階にいる。

自己を生み出す脳を持つほとんどの生物種は、中核自己のレベルにとどまる。人間は中核自己と自伝的自己の両方を持っている。多くの哺乳類もおそらくこの両方を持っている。たとえばオオカミ、類人猿、海洋哺乳類やゾウ、ネコ、そしてもちろん、あの家畜化されたイヌと呼ばれる驚異的な哺乳類などもそうだ。

vii

心の進歩の前進は、慎ましいレベルの自己が登場したところで終わったりはしない。哺乳類、特に霊長類の進化を通じて、心はますます複雑になり、記憶と理由づけは目に見えて増大し、自己プロセスはその範囲を拡大してきた。中核自己は残っているが、それはだんだん自伝的自己に取り巻かれるようになる。自伝的自己の神経的、心的性質は、中核自己とは大きく異なっている。人は他の部分の活動のモニタリングに、自分の心の活動の一部を使えるようになった。人間の意識ある心は、こうした複雑な自己を抱え、記憶や理由づけ、言語のさらに大きな能力に支えられて、文化の道具を宿し、社会と文化のレベルでの新しい恒常性手段への道を拓く。驚異的な跳躍で、恒常性は社会文化空間への拡張を獲得した。司法制度、経済組織や政治組織、芸術、医学、技術がこうした新しい制御装置の例だ。

最近の数世紀で実にはっきりしてきた、寛容さの増大に伴う暴力の大幅な減少は、社会文化的恒常性なしには起こらなかっただろう。また先進的な社会政治形態の特徴である、強制力から説得力への段階的な移行も、社会文化的恒常性なしには起きなかっただろう。もちろんそれが時には失敗しもしてきたわけだが。社会文化的恒常性の検討は、心理学と神経科学にも影響されるが、その現象本来の場所は文化的なものだ。アメリカ最高裁の判決、アメリカ議会での討議、金融機関の仕組みなどを研究する人々は、間接的には社会文化的恒常性の細部を研究しているのだと言ってもおかしくはない。

基本恒常性（無意識に導かれるもの）と社会文化的恒常性（思索的な意識ある心が作り導くもの）はどちらも生物学的価値のキューレータとして活動する。恒常性の基本的なものと社会文化的なものは、何十億年もの進化に隔てられてはいるが、それでも同じ目標を推進する——生命体の生存だ。ただしそれぞれの生態的なニッチはちがっている。その目標は社会文化的な恒常性の場合には、福祉の意図的な追求を含むように拡大されている。言うまでもなく、人間の脳が生命を管理するには、双方の恒常性による絶え間ない相互作用が必要となる。だが基本的な恒常性は万人のゲノムが提供する確立した遺伝物だが、社会文化的な恒常性はいささか脆い作成途上のもので、人間のドラマ、愚行、希望の大半を生み出すものだ。この二種類の恒常性同士の相互作用は、各個人のレベルに限られるものではない。複数世代にわたり、文化的な発展がゲノム変化につながるという証拠はだんだん増えているのだ。

viii

単純な生命形態から複雑、超複雑な人間のような生命体への進化の観点から意識ある心を眺めると、心を自然化し、それが生物学の表現方法における段階的な複雑性の高まりの結果だということが示せるようになる。

人間意識や、それが可能にした機能（言語、拡張した記憶、理由づけ、創造性、ありとあらゆる文化の側面）は、現代の心に満ちたとても社会的な存在における価値のキューレータのようなものだ。そして、ほとんど乳離れしておらず、絶え間なく依存した意識ある心と、価値原理のきわめて基本的できわめて無意識の統制者たちの深みとの間に、長いへその緒があると考えてよい。

意識の歴史は伝統的な形では語れない。意識が存在するようになったのは生物学的価値のためであり、もっと効果的な価値管理に貢献するためだ。だが意識が価値評価のプロセスで生物学的価値を発明したのではない。人間の心の中で、意識が次第に生物学的価値を明確化するようになり、それを管理する新しい方法や手段の発達を可能にしたのだ。

人生と意識ある心

脳が意識ある心をどうやって作るかについて、本一冊を費すというのはまともなことだろうか？心と自己の背後で脳がどう働いているかを理解することが、人間性に関する好奇心を満たす以外の実務的な意味を持つのか、と考えるのは正当なことだ。日常生活で何かちがいが生じるだろうか？大小様々な理由から、私は生じると思っている。脳科学とその説明は、多くの人が現在芸術を体験したり霊的信仰を育んだりすることで獲得する満足を万人に与えるところまではきていない。だがそれ以外の補償は確実にある。

意識ある心が生命史の中で生じた状況を理解し、それが歴史の中で具体的にどう発展したかを理解することで、その意識ある心が提供する知識や助言の品質を以前よりもっと賢明に判断できるかもしれない。その知識は信頼できるだろうか？　その助言はしっかりしたものだろうか？　助言を与えてくれる心の背後にある仕組みを理解することで利益を得られるだろうか？

意識ある心の背後にある神経的な機構を明らかにすることで、われわれの自己が常にしっかりしたものとは言えず、それがあらゆる意志決定を左右しているのではないことも明らかになる。だが意識的に熟慮する能力は神話だという印象がまちがっていることも、事実を見ることで自信を持って言えるようになる。意識ある心的プロセスと意識のない心的プロセスを明らかにすることで、その熟慮能力を強化できるようになる。自己は熟慮の道を拓き、科学の冒険の道を拓く。この二つは、補助のない自己の誤解をまねく導きすべてに対抗するための具体的なツールなのだ。

いずれは人間の責任という問題が、一般的な道徳の話にとどまらず、司法やその応用に関わる話でも、意識科学の発展を考慮するようになるだろう。今がまさにその時なのかもしれない。再帰的な熟慮と科学的ツールを活用することで、意識ある心の神経による構築についての理解は、意識ある心の集合体の究極産物である文化の発達と形成に関する検討という作業に、重要な次元を加えてくれるかもしれない。人は文化トレンドや、デジタル革命などの発展の利益や危険について論争するが、柔軟な脳がいかにして意識を作るかについてわかれば、その議論にも役立つかもしれない。たとえば、デジタル革命がもたらした、人間意識のグローバル化の進展は、現在の社会文化的恒常性のような、基本的恒常性の目的と原理原則を維持するだろうか？　それともそれは進化のへその緒から、良かれ悪しかれ切り離されたものになるのだろうか？[18]

意識ある心を自然化してそれをしっかり脳内に植えつけたからといって、人間の構築にあたっての文化の役割を減らすことにはならないし、人間の尊厳を減らしもせず、謎と不思議の終わりを告げることにもならない。文化は人間の脳多数による集合的な努力から生まれ発達するものであり、その過程で死ぬ文化さえある。それには、それ以前の文化効果により形成された脳が必要だ。現代の人間精神構築における文化の重要性は誰も疑問視していない。また人間精神を、生きた細胞や生組織の中にある驚異的な複雑性と美しさに結びつけたからといって、その尊厳が減ることもない。それどころか、人間性を生物学に結びつけるのは、人間としてのすべてについての、畏怖と敬意の尽きせぬ源なのだ。最後に、心を自然化すれば一つの謎は解決されても、それは順番を静かに待っている他の謎の幕開けとなるだけだろう。

意識ある心の構築を生物学と文化の歴史の中に位置づけることで、伝統的な人文主義と現代科学の和解への道が拓かれる。それにより、神経科学が人間の体験を探求する中で脳生理学や遺伝学の奇妙な世界へと入っていっても、人間の尊厳は維持されるばかりか、再確認されることにもなるだろう。

F・スコット・フィッツジェラルドの印象的なことばによれば「初めて意識を発明した者の罪は大きい」。その気持ちは理解できるが、その糾弾は話半ばでしかなく、意識ある心が実にあらわにしてしまう自然の不完全性を見たときの失望の瞬間にのみふさわしいものだ。話の残り半分は、失望や悲しみを喜びと祝祭に変える、あらゆる創造物や発見を可能にするものの発明に対する賞賛で満ちるはずだ。意識の発生は、生きる価値のある人生への道を拓いた。それがどう生まれるかを理解すれば、その価値はさらに強まるばかりだ(19)。

脳の働きについて知ることが、人の生き方や暮らしに少しでも関係するのだろうか？　私はそれが大いに関係すると思っている。特に、今の自分が何者かを知ることにくわえ、自分がこれからどんなものになりそうかについて多少なりとも気にかけるのであれば。

第２章　生命調整から生物学的価値へ

現実はありえない

マーク・トウェインは、フィクションと現実との大きなちがいは、フィクションにはもっともらしさが必要なことだと考えた。現実は、あり得ないと思われてもかまわないが、フィクションはそうはいかない。だから私がここで提示する心と意識の物語は、フィクションの要件にはしたがわない。それは本当にかなり直感に反するものだ。伝統的な人間のストーリーをひっくり返す。昔ながらの想定を次々に否定し、またかなりの期待も裏切ることになる。だがそれでも、この説明があり得ないものだということにはならない。

意識ある心の下に無意識のプロセスがあるという発想は、目新しいものではない。この発想が最初に述べられたのは一世紀以上も昔で、そのときは多少の驚きをもって迎えられたものだが、いまやこれはごく普通の考え方だ。だが、よく知られているとはいえ一般に留意されていないことだが、生物は心を持つはるか前から効率よい適応的な行動を示し、それはあらゆる面で心ある意識を持つ生物に見られるものと似ているのだ。当然ながら、それらの行動は心や、まして意識が引き起こしたものではない。要するに、意識的プロセスと無意識的プロセスが共存するというだけでなく、生命維持に関係ある無意識プロセスは、意識あるパートナーがなくても存在できるのだ。

意識に関する限り、進化はちがった種類の脳をもたらした。行動は生み出しても心や意識を持っていなさそうな種類の脳がある。その例はジャンボアメフラシ（*Aplysia californica*）の神経系、神経生物学者エリック・カンデルの実験室で人気を博したウミウシの神経系だ。別の種類の脳は、あらゆる現象――行動、心、意識――を生み出す。もちろんその最右翼が人間の脳だ。そして第三種の脳は、明らかに行動を生み出すし、心も生み出しそうだが、それがここで議論されている意味での意識を生み出すかははっきりしない。これは昆虫などの場合だ。

だが驚かされるのは、心と意識がなくても脳はまともな行動を生み出せるという発想だけにとどまらない。実は脳などまったくない生物ですら、単細胞生物に到るまで、一見すると知的で目的性のありそうな行動を示すのだ。そしてこれまた、あまり留意されない事実だ。

心も意識も生み出さないもっと単純な脳を理解すれば、人間の脳が意識を持つ心をどう生み出すかについて有益な洞察が得られるのはまちがいない。だがその懐古的な調査に乗り出してみると、そうしたはるか昔の脳の台頭を説明するためには、さらにもっと深い過去に遡らなくてはいけないことが明らかになる――心も脳もない単純な生命形態の世界、無意識で無心で無脳の生命形態の世界へと遡るのだ。実は、意識ある脳の背後の美や理由を見出したいなら、生命の始まりに近づく必要がある。

そしてここでまたわれわれは、脳や心や意識による生命の管理への貢献について、驚くべきであるばかりか一般的な想定を覆すような発想にたどりつくのだ。

自然意志

ここでまたもや寓話が必要となる。昔々、進化の長い歴史の中に生命が登場しました。これは三八億年も前のことで、あらゆる未来の生物のご先祖様が初めて登場したときです。その二〇億年くらい後、個別バクテリアの成功したコロニーが地球を支配しているかのように見えたはずの時期に、核を持つ単細胞生物の順番がやってきました。バクテリアも個体として生きる生命体でしたが、そのＤＮＡは核に集まってはいなかったのです。核を持つ単細胞生物は一歩進んでいました。こうした生命形態は、専門的には真核細胞として知られ、これはもっと大きな生命体の類《たぐい》である原生動物に属していました。昔の生命の夜明けには、こうした細胞が初の真に独立した生命体の最初期のものでした。そのそれぞれは、共生的なパートナーシップなしで個別に生き延びることができたのです。こうした単純な単細胞生物はいまでもこの世にいます。活発なアメーバがその好例だし、すばらしいゾウリムシもそうです[1]。

単細胞生物は体のフレーム（細胞骨格）を持ち、その中には核（細胞のＤＮＡを宿す司令中枢）と細胞質（ミトコンドリアのような細胞小器官の制御下で燃料のエネルギー変換が行われるところ）がある。身体は皮膚によって外界と区分されており、細胞にも確かに皮膚、つまり内部と外部世界との境界がある。それは細胞膜と呼ばれている。

多くの点で、単細胞生物はわれわれのような単独生物の予告篇となっている。それはわれわれの存在についての、一種のマンガじみた抽象化のようなものだ。細胞骨格は、肉体一般の足場となる枠組みで、みんなの持つ骨格にあたる。細胞質は各種器官を備えた身体全般に対応する。核は脳に相当する。こうした細胞の一部は手足に相当する繊毛も持っていて、その動きを協調させることで泳ぎ回るのだ。

真核細胞のこうした個別構成要素がまとまったのは、もっと単純な個別生物、つまり自分の独立性をあきらめて、もっと便利な新しい集合体の一部となったバクテリア同士の協力による。ある種のバクテリアはミトコンドリアを生んだ。またスピロヘータのようなものは、細胞骨格をもたらし、泳ぎたがる細胞には繊毛を与え、という具合だ(2)。驚異的なのは、われわれ自身の多細胞組織もまた、この同じ基本的戦略にしたがってまとまっているということだ。何十億もの細胞をまとめて肉体組織を構成し、各種の組織をまとめては器官を作り、各種の器官をまとめて系を形成するのだ。組織の例としては皮膚の上皮、粘膜、内分泌腺、筋肉組織、神経組織、それらをすべて固定する連結組織などがある。器官の例は言うまでもなく、心臓や内臓から脳まである。系の例としては、心臓、血液、血管で形成されるアンサンブル(循環系)、免疫系、神経系などがある。こうした協調的な仕組みの結果、われわれという生命体は何兆もの多種多様な細胞の、きわめて差別化された組み合わせとなっており、そうした細胞には脳を形成する最も特徴的なニューロンも含まれる。ニューロンと脳についてはまたすぐに触れる。

多細胞生命体（または後生動物門）の細胞と、単細胞生命体の細胞との主なちがいは、単独の細胞は自分で切り抜けなければならないが、多細胞組織を構成する細胞は、きわめて多様で複雑な社会の中で生きているということだ。単細胞組織の細胞が単独で達成しなくてはならない作業の多くは、多細胞生物では専門特化した種類の細胞に割り当てられている。その全般的な取り決めは、それぞれの個別細胞が自分自身の構造の中に宿している機能的役割の多様な割り当てに似ている。多細胞生物は、複数の協調的に組織化された単細胞組織で構成されており、その単細胞生物は当初は、もっと小さな個別生命体の組み合わせから生じたのだ。多細胞生物の経済は多くのセクターを持ち、それぞれのセクター内の細胞は協力する。もしこれがどこかで聞いた話に思えて、人間社会を連想させるというなら、まさにその通り。この類似性には驚愕させられる。

多細胞生物系の統括はきわめて分散化されているが、高度な分析と意志決定力を持つ指導的センターはある。たとえば内分泌系や脳などだ。それでも、わずかな例外をのぞき、人間を含む多細胞生物の細胞すべては、単細胞生物と同じもので構成されている――細胞膜、細胞骨格、細胞質、核（短い一二〇日の生涯を持ち、ヘモグロビン輸送にだけ貢献する赤血球細胞は例外だ。赤血球には核に相当するものはない）。さらにこうした細胞すべては大きな組織と似たようなライフサイクルを持つ――誕生、発達、衰退、死だ。単一の人間生命体の人生は、無数の同時進行的で見事に協調する細胞の生で構成されているのだ。

単細胞は昔も今も単純ではあるが、その微視的核の内側にある遺伝子が命じる限り生き延びようとする、不断の決意に見えるものを持っていた。その生命の統治は、核内の遺伝子が生存の意志を止めて細胞に死を許すまで、存続し、耐え、生き延びるという頑固なこだわりを含んでいる。「欲望」「意志」といった概念が単一の孤独な細胞に適用できるという発想が難しいのは承知している。意識ある人間の心と関連づけるような態度や志向が、そんな基本的な水準で存在するはずがあるだろうか？　だがそうした細胞の行動の特徴を何と呼ぼうと勝手だが、そうしたものは実際に存在している。(3)

意識的な知識を持たず、人間の脳には存在するややこしい熟慮装置へのアクセスもないのに、単細胞はなかなか強気だ。それはあらかじめ割り当てられた遺伝的お小遣い以上の暮らしをしたがる。奇妙に思えるかもしれないが、欲求と、それを実装するのに必要なあらゆるものは、生命の条件に関する明確な知識と熟考に先立っている。細胞には明らかに、知識も思考力もないからだ。核と細胞質は相互作用して、細胞を生かし続けるための複雑な計算を実施する。それは生活条件が提起するその場その場の問題に対処し、細胞をその状況に対して生き延びられるような形で適応させる。環境条件次第で、それは細胞内部の分子の位置と分布を再配置して、微小管など副次的な構造物の形を変え、しかもそれを驚くほどの精度で行う。危機的な状況にも反応し、優しい扱いにも反応する。明らかに、こうした適応的な調整を行う細胞のコンポーネントは、細胞の遺伝物質により配備されて指示を受けているのだ。

われわれはしばしば、自分の大きな脳や複雑な意識こそは、高度な生命管理の背後にある態度、志向、戦略の起源だと思ってしまいがちだ。無理もなかろう。ピラミッドのてっぺんから現在の状況でこうしたプロセスの歴史を理解する場合、そのほうが筋が通って倹約的な見方だ。だが現実には、意識ある心は基本的な生命管理ノウハウを、いわば知り得るものにしたというだけなのだ。これから見るように、意識ある心が進化に与えた貢献として決定的なものは、ずっと高い水準でやってくる。それは熟慮に基づくオフラインの意志決定と文化創造に関連しているのだ。生命維持のそうした高次水準の重要性を矮小化するつもりは決してない。実際、本書の主要なアイデアの一つは、人間の意識ある心というものが、まさにわれわれに選択肢を与えてくれることで、進化を新しい方向に導いたということなのだ。それにより、社会文化的な生命制御は、たとえば社会的昆虫などが見事に示す複雑な社会組織を超えた、かなり柔軟なものが実現できている。私はむしろ、生命管理の暗黙の知識を、そうした知識の意識的な体験すべてに先立つものとすることで、伝統的な意識の説明の順番を逆転させているのだ。また、暗黙の知識がかなり高度であり、とても原始的とはいえないとも主張する。それはきわめて複雑であり、驚くほど知性的だ。

　私は意識を過小評価しているのではないが、無意識の生命管理の地位を向上させ、それが意識ある心の態度や志向の青写真となっているのはまちがいないだろう。

　人体のあらゆる細胞は、いま書いたような一種の無意識的態度を持っている。きわめて人間的な、生き延びようとする意識的欲望、生き残ろうとする意志などは、体内のあらゆる細胞の原始的な意志の集合体として始まり、集合的な声が肯定の歌として解放されたのではなかろうか？

　意志の大規模な集合体が単一の声を通じて表現されるという発想は、単なる詩的空想ではない。それは意識ある脳の中の自己という形で、単一の声が本当に存在する人間という生命体の現実に結びついている。だが、単細胞やその集合体の無脳、無心の意志を、どうやって脳から発生する意識ある心の自己に移転しようか？　それには、この物語に過激で状況を一変させるようなアクターを導入する必要がある。神経細胞またはニューロンだ。

ニューロンは、理解すればするほど独特な細胞で、肉体の他のどんな細胞ともちがい、グリア細胞など脳の他の細胞とさえ異なっている。ニューロンを実にちがった特殊なものにしているのは何だろうか？　だってニューロンだって細胞体を持ち、核や細胞質や細胞膜を持っているのでは？　他の体細胞と同じく内部の分子を再配置するのでは？　環境にも適応するのでは？　はいその通り、このすべては正しい。ニューロンは徹頭徹尾体細胞だ。そして同時にそれは特別なのだ。

なぜニューロンが特別かを説明するには、機能的なちがいと戦略的なちがいを考えるべきだ。機能面での本質的なちがいは、ニューロンが電気化学信号を生み出して他の細胞の状態を変えられるということだ。別に電気信号はニューロンの専売特許ではない。たとえばゾウリムシのような単細胞生物も電気信号を出して、自分の行動制御に使っている。だがニューロンはその信号を使って他の細胞、つまり他のニューロンや内分泌細胞（これは化学分子を分泌する）、筋肉繊維細胞を制御できる。他の細胞の状態を変えることこそ、行動を生み出し制御する活動の源泉だ。そしてそれはまたいずれ心の構築にも貢献する。ニューロンにこうした芸当ができるのは、それが軸索と呼ばれる管状の部分に沿って電流を生んで伝達するからだ。ときにはこの送信は目に見えるほどの距離にわたって行われることもある。たとえば、運動中枢から脳幹まで軸索に沿って何センチも信号が伝わるときや、脊椎から手足の先端まで信号が伝わるときなどだ。電流がニューロンの先端、シナプスに到達すると、それは化学分子、伝達物質の放出を引き起こし、それが連鎖の中の次の細胞に働きかける。その次の細胞が筋肉繊維なら、運動が起こる[4]。

ニューロンがどのようにそれをやるかについては、もはや謎でもなんでもない。他の体細胞と同じく、ニューロンは細胞膜の内外に電荷を持っている。その電荷はナトリウムやカリウムなどのイオンが、内側や外側に集まることで生じる。だがニューロンは、細胞の内外で大きな電荷の差を作り出せる——分極作用——のを利用する。電荷の差が細胞のある部分で大幅に減ると、細胞膜は局所的に非分極化して、その非分極化が波のように軸索を進む。この波が電気的衝撃だ。ニューロンが非分極化するとき、これは「点灯」「発火」していると呼ばれる。要するに、ニューロンは他の細胞と同じだが、他の細胞に対して影響力ある信号を送れて、他の細胞の行動を変えられるのだ。

上の機能的なちがいのおかげで、大きな戦略上のちがいが生じる。ニューロンは体内の他のすべての細胞の便益のために存在しているのだ。ニューロンは基本的な生命プロセスにとって不可欠ではない。それはニューロンなしの生物すべてが容易に示してくれることだ。だが多細胞の複雑な動物だと、ニューロンは多細胞の身体の生命管理を支援する。それがニューロンの目的であり、それが構成する脳の目的だ。創造性の驚異から精神性の高貴な高みまで、われわれが畏怖する脳の様々な驚異的成果は自分の住まう肉体内の生命管理への全面的な献身から生じたらしいのだ。

神経節として配置されたニューロンのネットワークでできた慎ましい脳の中ですら、ニューロンは体内の他の細胞を助ける。助けるやり方としては、体細胞からの信号を受信して、化学分子の放出を促進するか（これは体細胞に到達してその機能を変える内分泌細胞が分泌するホルモンで行われる）、運動を生じさせる（たとえばニューロンが筋肉繊維を励起させて収縮させるときなどだ）。だが複雑な生物の複雑な脳では、ニューロンのネットワークはやがて自分が所属する肉体の各部分の構造を真似るようになる。それは肉体の状態を表象するようになり、文字通り自分が司る肉体をマッピングし、一種のバーチャル代理存在、神経的な身代わりとなるのだ。重要なこととして、それは自分が真似ている肉体に生涯結びついたままだ。これから見るように、肉体を模倣してそれにつながったままでいることで、管理機能はかなりうまく働く。

要するに、ニューロンは肉体のためのもので、この「ためのもの性」、この執拗な肉体への指向こそがニューロンやニューロン回路、脳を定義づける性質だ。この「ためのもの性」があればこそ、体内の細胞が持つ暗黙の生きる意志が、心ある意識を持った意志に変換され得たのだと私は信じている。この暗黙の細胞的意志が、脳回路に模倣されるようになったのだ。おもしろいことに、ニューロンや脳が肉体についてのものだという事実は、外部の世界が脳と心でどうマッピングされるかについても示唆してくれる。第Ⅱ部で説明するが、脳が肉体の外部世界をマッピングできるのは、身体の仲介のおかげだ。肉体がその環境と相互作用すると、目、耳、皮膚など肉体の感覚器官に変化が生じる。脳はその変化をマッピングするので、肉体の外の世界は間接的に、脳の中に何らかの表象を獲得するわけだ。

このニューロンの特殊性と栄光についての賛美歌を終えるにあたり、その起源について一言述べて、それを多少は穏健なものにしよう。進化的にいえば、ニューロンの起源となったのは、おそらくしょっちゅう形を変えて、動き回り環境を感じ取り、食べ物を摂取し、生命活動を展開する中で、自分の身体を管状に伸ばした真核生物だろう。アメーバの擬足はこのプロセスのイメージを与えてくれる。微小管の細胞内での再配置によりその場で作られる、管状の延長部は、細胞がやりたいことを終えたら分解される。だがこうした一時的な延長が永続的なものとなったとき、それはニューロンの大きな特徴となる管状のコンポーネント――軸索と樹状突起――になったのだ。信号の送受信に最適な、安定したケーブル配線とアンテナの集まりが生まれたことになる。(5)

なぜこれが重要なのか？　それはニューロンの働きはかなり特異で複雑な行動や心への道を拓いたとはいえ、ニューロンは他の体細胞と密接な親戚関係を維持してきたからだ。ニューロンとそれが作る脳について、身体の他の部分とはまったくちがった細胞でできているという見方をして、その起源を考慮しなければ、その系統発生と働きからみて正当化できる以上に脳と身体を分けてしまうというリスクをもたらす。たぶん感情を抱くという状態が脳内でどう発生できるのかという謎の相当部分は、脳が深く肉体に関連付いているのを見過ごすことから生じているのだと思う。

ニューロンと他の体細胞とのちがいをもう一つ明記しておこう。われわれの知る限り、ニューロンは再生産しない――つまり細胞分裂しない。また再生もしない。少なくともかなりの部分は再生産しない。肉体の他の生物はほとんどすべて、細胞分裂も再生もする。例外としては、他に目の水晶体の細胞、心臓の筋肉繊維細胞がある。こうした細胞は分裂してはまずい。水晶体の細胞が細胞分裂したら、その途中でレンズの透明性が影響を受ける。心臓の細胞が分裂したら（家の慎重な建替のように、ごく小さな部分ずつやっていったとしても）、心臓のポンプ活動が深刻な被害を受ける。ちょうど心筋梗塞が心臓の一部を止めてしまい、その房室の見事な協調のバランスが保てなくなるようなものだ。脳はどうだろう?　ニューロン回路がどうやって記憶を保つかについてはまだ完全にわかってはいないが、ニューロンが分裂したら、学習を通じて複雑な回路の中で発火するニューロンの特定パターンという形で書き込まれた生涯の体験が阻害されるだろう。同じ理由で、ニューロンの細胞分裂は当初からゲノムにより回路に刻まれ、脳の生命操作を協調させる高度なノウハウを阻害してしまうだろう。ニューロン分裂は種に固有の生命統制の終わりをもたらし、ひょっとしたらアイデンティティや個人性はおろか、行動的心的個性の発達も不可能になるかもしれない。この陰惨なシナリオのもっともらしさは、脳卒中やアルツハイマー病によって引き起こされた、一部のニューロン回路に対するダメージの結果を見ればわかる。

体内の他のほとんどの細胞の分裂はきわめて統制されており、各種器官のアーキテクチャや生命体の全体としてのアーキテクチャに害を与えないようになっている。遵守せねばならない建築計画があるのだ。生涯を通じて、大きな改装ではなく絶え間ない修復が継続している。肉体という家の壁を取り壊したりはしない。新しい台所を作ったり、新しい客室を足したりもしない。この修復はきわめて小さなもので、非常に入念だ。生涯の大半を通じて、細胞の交換は実に完璧に行われるので、外見さえも同じままだ。でも生命体の外見に比べた加齢の影響や、体内系の働きに比べた加齢の影響を考えると、その代替がだんだん完璧ではなくなってくることがわかる。すべてが完全に元通りにはならない。顔の皮膚は加齢し、筋肉が弛緩し、重力が作用し、器官も働きが衰える。そしてそうなると、腕のいいビバリーヒルズの整形外科医やよく効く専用薬が使われるようになるわけだ。

生き続ける

生きた細胞が生き続けるには何が必要だろう？　ごく単純に、それには家の中をきちんと保ち、外部との関係を良好に保つことが必要で、つまりは生活からくる無数の問題をうまくさばくということだ。生命は、単細胞だろうと何兆もの細胞を持つ大型生物だろうと、適切な栄養素をエネルギーに変えることが必要であり、それはこんどは、いくつかの問題解決能力を要求する。そのエネルギー産物を見つけ、それを体内に取り入れ、それをエネルギーの普遍的通貨であるＡＴＰに変え、廃棄物を捨て、そのエネルギーを使って、適切なものを見つけて摂取する等々といったこの同じ定作業継続のために身体が必要とするものに使う、というような問題だ。栄養を調達し、それを消費消化し、身体のエネルギー源として使う――これが慎ましい細胞にとっての問題だ。

生命管理の仕組みが重要なのは、それがむずかしいからだ。生命というのは危うい状態であり、身体の内部で多数の条件が同時に満たされた場合にのみ可能なものだ。たとえば人間のような生物では、酸素と二酸化炭素の量はきわめて狭い範囲でしか変動できないし、各種の化学分子が細胞間を移動するときの溶液の酸度（pH）もかなり狭い範囲でなくてはいけない。同じことが温度についても言えて、熱がでたらみんなすぐに気がつくし、あるいは天気が暑すぎるとか寒すぎるとかグチをいうときにも明らかだ。また体内を循環する基本的な栄養素の量もそうだ――糖質、脂肪、タンパク質など。その変動が快適な狭い範囲を超えると不快に感じるし、その状況について何も対策ができずに長時間が過ぎると、かなり焦りを感じる。こうした心の状態や行動は、生命統制の鉄則が破られているというしるしだ。それは無意識処理の無何有郷から、心と意識を持つ生命への催促であり、自動的、無意識的な装置では対応しきれない状況について、まともな解決策を見つけてくれという要請なのだ。

こうしたパラメータをそれぞれ計測して数値化すると、それらの通常の変動幅はきわめて小さい。つまり、生命は身体がその動的な内部にある文字通り何十ものコンポーネントについて、多数のパラメータ範囲の集合を何としてでも維持しなければならない。これまで私が触れたあらゆる管理作業――エネルギー源の調達、エネルギー産物の取り込みと変換など――は身体内部の化学パラメータ（その内的環境）を生命維持が可能な魔法の範囲に保つことを狙っている。この魔法の範囲は恒常的として知られ、このバランスの取れた状態を実現するプロセスは、恒常性と呼ばれる。このあまりエレガントでない用語を提案したのは、二〇世紀の生理学者ウォルター・キャノンだ。キャノンは一九世紀のフランス生物学者クロード・ベルナールの発見を発展させたが、ベルナールはもっとすてきな milieu intérieur（内的環境）という用語、つまり生命のための闘争が目に見えぬながら不断に行われている化学的スープを指すことばを提案している。残念ながら、生命統御（恒常性のプロセス）は一世紀以上も前から知られ、日常的に生物学や医学全般で使われているのに、神経生物学や心理学におけるそのもっと深い意義については、あまり認識されていない[6]。

恒常性の起源

恒常性は、生物全体にどうやって植え付けられたのだろうか？　単細胞はどうやって生命統制デザインを身につけたのだろうか？　こうした質問にアプローチするには、リバースエンジニアリングという困った形式に頼らざるを得ない。これがむずかしいのは、科学史のほとんどを通じて、人は生命体の発端となった分子や遺伝子の観点からではなく、生命体全体の観点から考えるのが通例だったからだ。

恒常性が知らず知らずのうちに、意識や心、脳のない生命体のレベルで始まったという事実は、恒常的な志向が生命史の中のどこで植え付けられたのかという疑問を引き起こす。この質問によりわれわれは、単細胞から遺伝子へ、そして遺伝子から単純な分子、ＤＮＡやＲＮＡよりも単純な分子へと目を向けることになる。恒常的な志向はこうした単純なレベルから生じたのかもしれず、分子の総合作用を司る基本的な物理プロセスにさえ関係しているかもしれない――たとえば、二つの分子が引き合ったり排斥しあったりする力や、構築的に組み合わさったり破壊的に組み合わさったりする力などだ。分子は反発するか引きつけあう。それは爆発的に組み合わさり参加するか、あるいはそれを拒絶する。

生命体に関する限り、それに恒常性能力を与えたのが、自然選択から生まれる遺伝子ネットワークなのは明らかだ。自分たちの起動した生命体に、そんな賢い命令を伝えるためには、遺伝子ネットワークはどんな種類の知識を持っていた（いる）のだろうか？　組織や細胞のレベルから下がって遺伝子のレベルまで下りてきたとき、その価値の源泉――「プリミティブ」はどこだろう？　必要なのは、遺伝情報の特定の順番なのかもしれない。遺伝子ネットワークのレベルでは、価値のプリミティブとは「恒常的に有能な」生命体の構築を実現するような遺伝表現形の順番だ。

だがもっと単純なレベルですら、もっと深い答を求めねばならない。いまわれわれが享受している人間の脳を生み出すのに、自然選択プロセスがどう作用したかについては重要な論争がある。自然選択は遺伝子レベルで働いたのか、生命体の個体レベルで働いたのか、個体の群レベルで作用したのか、それともそのすべてなのか？　だが遺伝子の観点から、遺伝子が何世代にもわたり生き延びるためには、遺伝子ネットワークはその乗り物として機能する、寿命はあっても成功する生命体を構築しなくてはならない。そして生命体がそうした成功する形で行動するためには、遺伝子はその生命体の組み立てをきわめて重要な命令で導いたはずだ。

そうした命令の相当部分は、効率よい生命統御を行える装置の構築で構成されていたはずだ。新しく組み立てられた装置は報酬の配分、処罰の適用、その生命体が直面する状況の予測を扱った。要するに、遺伝子命令は、われわれのような複雑な生命体において広義の感情として花開くようになったものを実行する装置の構築につながったのだった。こうした装置の初期の素描は、脳や心や意識のない生命体にまず生まれた――さっき論じた単細胞で生じたのだ。だがそうした統御装置が最大の複雑さを実現したのは、この三つすべて、つまり脳、心、意識を備えた生命体でのことだった。[7]

生存を保証するのに恒常性だけで十分だろうか？　そうはいかない。というのも、恒常性が始まったあとで、その中でのバランス欠如を解消しようとするのは非効率でリスクが高いからだ。この問題を解決するため、進化は生命体に、バランス欠如を予測できるような装置を導入し、それを解決できそうな環境を探す動機を与える装置を導入したのだった。

細胞、多細胞生物、工学機械

細胞と多細胞生命体は、工学的に作った機械といくつかの特徴を共有している。生きた生命体の活動も、工学機械の活動も、ある目標を実現する。その活動にはそのコンポーネントとなる副次プロセスがある。そのプロセスは、副次的な作業を実施する解剖学的な個別パーツによる実行される等々。この類似性はかなり示唆的だし、生き物と機械の両方を記述するときの双方向メタファーの背後にあるのもこの類似性だ。心臓はポンプだと言うし、血液循環は配管工事だと言うし、手足の働きはテコだと言ったりする。同じように、複雑な機械の不可欠な操作を考えるときには、それを機械の「心臓部」と言うし、その機械の制御装置は「頭脳」と言う。予想しにくい形で動く機械は「気まぐれ」と呼ばれる。こうした思考様式は、おおむねかなり啓発的なものだが、脳がデジタルコンピュータで心はその上で実行するソフトウェアみたいなものだという、あまり役に立たない発想の原因でもある。だがこうした比喩の本当の問題は、生きた生物と工学機械の物質的なコンポーネントが持つ地位が根本的にちがっているということだ。航空機設計の現代的驚異であるボーイング777を、大小問わず何でもいいから生命体の例と比べてみよう。類似性はたくさん容易に指摘できる——コクピットのコンピュータという形で司令中枢がある。そうしたコンピュータに対するフィードフォワード式の情報チャンネルがあり、周辺部に向かって制御用のフィードバックチャンネルがある。エンジンが燃料を使ってエネルギー変換をするという事実には、ある種の代謝が見られる。だがそれでも、根本的なちがいが残る。あらゆる生きた生命体は自然に、大局的な恒常性ルールと装置を備えている。それが誤動作すれば、生命体の身体は消滅する。もっと重要なこととして、生命体の身体のあらゆるコンポーネント（つまりはあらゆる細胞）は、それ自体が生命体であり、独自の恒常性ルールや装置を備え、誤動作の際には同じ消失リスクにさらされている。見事なB777の構造はこれとはまったく比較にならない。その金属合金の機体から、何キロメートルにも及ぶ配線や水圧配管を構成する材料まで。B777の高次「恒常性」は、機上の多数のインテリジェントなコンピュータや、その飛行機を飛ばすのに必要な二人の操縦士を含め、その飛行機全体の一体となった構造を維持しようとするのであって、その微視的巨視的な物理的副次コンポーネントを維持しようとはしない。

生物学的価値

私の見たところ、あらゆる生命体の最も本質的な保有物は、あらゆる時点で、健康な生活を可能にする体内化学物質のバランスの取れた範囲だ。これはアメーバにも人間にも等しくあてはまる。その他すべてはそこから派生している。この重要性はいくら強調してもしきれるものではない。

生物学的価値という発想は、脳と心についての現代的な思考のいたるところで見られる。価値という言葉の意味についてては、みんなそれなりの考えを持っているが、生物学的価値となるとどうだろう？　他の問題を考えてみよう。なぜわれわれは身の回りほとんどすべてのもの——食べ物、家、黄金、宝石、絵画、株、サービス、他人すら――について価値をつけようとするのだろうか？　どうしてみんな、そうしたモノに関する利益や損失を計算するのに実に多くの時間をかけるのだろうか？　どうしてモノには値札がついているのだろうか？　なぜ憑かれたように値づけをするのだろうか？　そして価値をはかるときの尺度は何だろう？　一見すると、こうした問題は脳や心、意識に関する会話では場違いに思えるかもしれない。だが実は関係あるし、これから見るように、価値の概念は脳の進化や脳の発達、そして実際の現在進行形の脳活動理解において中心的な役割を果たすのだ。

いま提起した質問の中で、なぜモノに値札がつくかという問題にはかなりストレートな答がある。不可欠なモノや入手困難なものは、それに対する高い需要やその相対的な希少性により、高い費用を持つ。でもなぜ価格がいるのだろう？　うん、万人がある程度持てるほどあらゆるものが十分にあるわけではない。値づけは提供されているものとその需要との間の非常に現実的なミスマッチを統制するための手段だ。値づけや制約の導入は、モノへのアクセスに対する一種の秩序を創り出す。でも、なぜあらゆるものが万人に十分なほどないのだろうか？　一つの理由はニーズの分布が不均等だからということと関係している。あるモノは非常に必要とされ、あるモノはそれほどでもなく、あるモノはまったく必要とされない。ニーズという考えを導入することで、初めて生物学的価値の核心にやっと到達できる。それは生きた個体がなんとか生命を維持しようと苦闘することと、その苦闘の中で生じる火急のニーズの話だ。だがそもそも価値をつける理由や、その値づけに使う尺度を決めるには、生命維持の問題とその不可欠なニーズを認識しなければならない。人間に関する限り、生命維持はもっと大きな問題のごく一部でしかない。だがまずは生存に話をとどめよう。

今日まで、神経科学はこの一群の問題に対し、奇妙な近道によって対応してきた。神経科学は、報酬と処罰の状態に何らかの形で関連した――ひいては価値と関連した――いくつかの化学分子を同定したのだ。その有名どころは多くの読者にはお馴染みだろう。ドーパミン、ノルアドレナリン、セロトニン、コーチゾル、オキシトシン、ヴァソプレシン。神経科学はまた、こうした分子を作って脳や身体の他の部分に配送する各種の脳核を見つけた（脳核というのは、脳幹、視床下部、前脳基底部の中で大脳皮質の下に位置するニューロンの塊だ。真核細胞の中の核――これは細胞のDNAの大半が入った単純な袋だ――と混同してはいけない[8]）。

「価値」分子の複雑な神経機構は、多くの熱心な神経科学研究者たちが解明しようとしている重要な問題だ。脳核がこうした分子を放出するきっかけになるのは何だろう？　それが放出されるのはずばり、脳と身体のどこだろう？　その放出で何が達成されるのか？　だがこうしたすばらしい新事実に関する議論は、中心的な問題に目を向けると、なぜかいささか不十分になってしまう。その問題とは、価値系を駆動するのは何か？　価値の生物学的なプリミティブとは何か？　というものだ。つまり、このややこしい仕掛けを作る理由は何だろう？　そもそもなんだってそんなものが始まったのだろう？　なぜ今のような形になったのだろう？

人気ある分子やその源である脳核は、価値の仕掛けで重要な部分なのは確かだ。でもそれは今挙げた問題に対する答ではない。私は価値が分かちがたくニーズと結びついていると思うし、ニーズ／必要性は生命と結びついている。日常的な社会文化活動で行う値づけは、恒常性と直接、間接の関係がある。この結びつきは、なぜ人間の脳回路が損得の予測と検出にこれほど熱中するのかを説明してくれるし、利得を増やし損失を減らしたがる理由も説明してくれる。つまりそれは、価値づけに対する人間のこだわりを説明してくれるのだ。

価値は直接または間接的に生存と関連している。特に人間の場合、価値はまた福祉という形でその生存の質にも関連している。生存という発想――そしてその延長として生物学的価値の発想――は、分子から遺伝子、生命個体全体まで多様な生物学的存在に適用できる。まずは個体全体の観点を検討しよう。

個体全体における生物学的価値

大ざっぱに言えば、個体全体にとって至上の価値は、再生産を成功させられる年齢まで健康に生き延びることだ。自然選択はまさにそれを実現するように、恒常性の仕組みを完成させた。したがってある生命体組織の生理学的状態は、恒常性の最適範囲の中では、生物学的な価値や値づけの最も奥深い起源となる。この話は、多細胞生物にも、その生きた「組織」が単細胞だけの生物にも等しくあてはまる。

恒常性の最適範囲は絶対的ではない――それはその生命体の置かれた文脈次第で変わる。恒常性の範囲の周縁部では、生きた組織の生存力は下がり、病気や死のリスクが高まる。だがその範囲のある部分では、生きた組織は栄え、その機能は高効率で経済的になる。極端な部分で活動できるのは、ごく一時的であれば不利な条件下で生き延びられるという意味では重要な利点になるのだが、それでも効率的な範囲に近い生命状態で活動するほうが望ましい。だから生命体の価値のプリミティブは、生理学的パラメータの設定に根ざしていると考えていいはずだ。生物学的価値は、物理的状態の生命効率性に対応して上がったり下がったりする。ある意味で、生物学的価値は生理学的効率性の代理指標なのだ。

私の仮説では、日常生活で直面する物体やプロセスは、この自然に選ばれた生命体の価値のプリミティブを参照することで、価値を割り当てられる。人間が物体や活動に割り当てる価値は、どれほど間接的だろうと遠かろうと、以下の二つの条件と関連する：一つは、その時の文脈に適した恒常性範囲内での生きた組織の全般的な維持、二番目は、現在の状況に対する福祉と関連した恒常性範囲のセクター内でそのプロセスが活動するのに必要な個別制御だ。

個体全体にとって、価値のプリミティブは生存できる恒常性範囲内の生きた組織の生理状態だ。脳内の継続的な科学パラメータ表現は、意識を持たない脳装置に、恒常性範囲内からの逸脱を検出測定できるようにするので、それは内的ニーズの度合いに関するセンサーとして機能する。するとこんどは、恒常性範囲からの計測された逸脱が、他の脳装置による矯正行動を指令し、さらには反応の緊急性に応じて、その矯正のためのインセンティブや反インセンティブを促進する。こうした活動の単純な記録が、将来状態の予測の根拠となる。

内的状態をマップの形で表現し、つまり潜在的に心や意識を持てる脳にとって、恒常性範囲をもたらすパラメータは、意識的な処理レベルでは、痛みや快楽の体験に対応する。結果として、言語が使える脳では、そうした体験は特定の言語的ラベルを割り当てられ、名前――快楽、福祉、不快感、痛み――で呼ばれる。

もし標準的な辞書で「価値」という言葉をひいてみると、以下のような説明になっているだろう。「相対的な値打ち（金銭的、物質的、その他）。利点。重要性。交換の媒体。何か別のものと交換できる何かの量。あるモノを望ましく有用なものにする性質。効用。費用。価格」ここからわかる通り、生物学的価値はこうした意味すべての根底にある。

人間に先立つ生命体の成功

生命体という乗り物をかくも見事に成功させたのは何だろうか？　われわれのような複雑な生命体への道を拓いたのは何だろうか？　そのための重要な含有物の一つは、植物は持っていないようだが、人間や他の動物の一部が持っているものだ。それは運動だ。植物の一部は向性を持つ。太陽や影を避けたりそちらを向いたりする植物はある。そして一部は、ハエトリソウのように、うっかりした昆虫を捕まえることさえできる。だがどんな植物も、自分の根を引き抜いて、庭の別のところにもっとよい環境を探しにでかけたりはできない。それは庭師がかわりにやってあげるしかない。植物の悲劇、といっても植物自身はそれを知らないが、それはコルセットをつけた植物細胞は、ニューロンになれるほど変形できないということだ。植物はニューロンを持たず、ニューロンがない以上、決して心を持てない。

脳のない独立生命体は別の重要な含有物も発達させた。自分の領域内とその周辺部の生理条件変化を検出する能力だ。バクテリアですら、無数の分子や日光に反応する。ペトリ皿のバクテリアは、有害物質を垂らすと、塊を作ってその脅威から身を引こうと反応する。真核細胞はまた、触覚と振動に相当するものを感じた。内部または周辺環境で検出された変化は、ある場所から別の場所への運動につながることもある。だがある状況に対して有効な形で反応するには、単細胞の脳に相当するものもまた対応方針を持たなければならない。それはある条件が満たされれば「動く決断」を下すためのきわめて単純なルールの集合となる。

要するに、そうした単純な生命体が成功して遺伝子を次世代に伝えるのに必須の最低限の機能は、生命体の内部と外部の検出、対応方針、運動だ。脳が発達したのは、検出、決定、移動という作業を改善する装置としてであり、それをもっと有効で差別化した形で実施できるようにするためなのだ。

運動はやがて筋のある筋肉（これは私たちが今日歩いてしゃべるのに使う種類の筋肉だ）の発達により高度化した。第3章で見るが、生命体の内部の検出、つまりここで内部感覚（interoception）と呼ぶものが拡大して、多数のパラメータ（たとえばpH、温度、無数の化学分子の有無、平滑筋の緊張度など）を検出できるようになった。外部の感覚は匂い、味、触覚、振動、聴覚、視覚を含むようになった。これらを外部感覚（exteroception）と呼ぼう。

運動と感覚が最も有利に働くためには、対応方針は実際の方針を左右する条件を暗黙のうちに概説するような、包括的事業計画にも似たものとなる。生物に見られる恒常性設計の中身というのは、どんな複雑度の生物であれ、まさにそういうものだ。つまりその生命体が目標を達成するために遵守しなくてはならない、運用ガイドラインの集合なのだ。こうしたガイドラインは本質的にかなり単純だ：これがあったら、あれをやれ、というだけ。

進化というスペクタクルを調べると、それが実に多くのことを達成したのには驚かされる。たとえば、目を見事に発達させたことを考えよう。それも人間の目に似たものだけでなく、ちょっとちがった手段で似た作業を実現する他の目も含めて。そのすごさで負けてはいないのが音響定位、コウモリやメンフクロウが真っ暗闇の中でも狩りを行うための、三次元空間内の音響局所化能力だ。生命体を恒常性状態に導く対応方針の進化もまた、同じくらいすごい。

こうした対応方針は、ひたすら恒常性の目標を達成するために存在する。だがさっき匂わせたように、明確な目標があっても、対応方針をうまく実施するには別のものが必要になる。ある行動がきちんと正しく実施されるには、ある状況である種の反応が他よりも好まれるように、何らかのインセンティブが必要なのだ。なぜか？　生きた組織の置かれた状況はあまりにひどすぎて、決然とした矯正を即座に下す必要がある、文字通り息をつく間もない矯正をすぐに実施しなくてはならないかもしれないからだ。同様に、ある種の機会は生きた組織の改善にあまりに有利で、そうした機会を利用するような反応を急いで選択実施する必要があるかもしれない。ここにあるのが、われわれ人間の視点から言えば報酬と処罰として知られるようになったものの仕組みが見られるところだ。これは動機づけられた探究のダンスにおける主要プレーヤーなのだ。こうした操作はどれも、意識ある心はおろか、意識のない心すら必要としないことに注意しよう。生命体の内部にも外部にも、「報酬者」や「処罰者」として行動する正式な「主体」はいない。だが「報酬」や「処罰」は、対応方針系の設計に基づいて適用される。この操作すべてが、遺伝子ネットワーク自体と同じくらい盲目で「無主体」なのだ。心や自己がなくても、自発的で暗黙の「志向」や「目的」は十分に存在できる。設計の基本的な「志向」は構造と状態を維持することだが、そうした複数の意志からもっと大きな「目的」を引き出せる。生き延びることだ。

つまり私が示唆しているのは、インセンティブの仕組みは行動をうまく導くために必要であり、うまく導くというのはつまり、細胞の事業計画をうまく経済的に実施することなのだ、ということだ。また、インセンティブの仕組みとその導きは、意識的な決定や熟慮から発生したものではないと示唆している。明示的な知識はないし、熟慮する自己もない。

インセンティブの仕組みによる導きは、人間のような心も意識もある生命体ではますます理解されてきた。意識ある心は単に、生命制御の進化メカニズムとして昔から存在していたものをあらわにしているだけだ。だが意識ある心がその仕組みを創ったわけではない。本当の物語は、われわれの直観をひっくり返すものだ。実際の歴史的な順番は逆転しているのだ。

インセンティブを発達させる

インセンティブはどのように発達したのだろう？　インセンティブは、きわめて単純な生命体で始まったが、ある矯正の必要度合いを計測できる脳を持った生命体では実に明白だ。計測が起きるには、脳は（1）生きた組織の現状（2）恒常性の目標に対応した、生きた組織の望ましい状態（3）単純な比較を、それぞれ表象の形で必要とする。このために何かしら内的な物差しが開発され、現状に比べて目標がどれだけ遠いかが示されると同時に、矯正を促進するため、ある種の反応が加速されるような化学分子が採用された。われわれはいまでも、組織の状態をこうした尺度で検出している。それはまったく無意識に行われているが、その計測の結果はかなり意識化され、おかげで腹が減ったり、すごく空腹だったり、まったく空腹でなかったりする。

　われわれが、痛みや快楽の気持ち、あるいは処罰や報酬として知覚するようになったものは、生命体の内部にある生きた組織の総合状態に直接対応したもので、それは生命管理の自然な営為の中で継続する。組織のパラメータが恒常性の範囲から、生存に不適切な方向へ大幅にずれた状態が脳にマッピングされると、それはわれわれがやがて痛みと処罰と呼ぶようになった性質として体験される。同様に、組織が恒常性の範囲で最高の部分で活動するとき、それに関連した状態の脳マッピングは、やがて快楽や報酬と呼ばれるようになる性質として体験される。

　こうした生体組織の状態をまとめあげるエージェントは、ホルモンや神経修飾物質として知られ、単細胞だけの単純な生命体でも立派に存在していた。こうした分子の働きはわかっている。たとえば、脳のある生命体だと、栄養素が危険なほど低水準になってある組織の健全性が危険にさらされると、脳はその変化を検出して矯正ニーズと緊急度を採点する。これは無意識のうちに起こるが、心と意識を持つ脳では、この情報に関連した状態は意識されることもある。そして意識されれば、その主体は負の気分を感じ、それは不快感から痛みまで様々な水準となる。このプロセスで意識の有無によらず、矯正的な反応の連鎖が化学的、神経的に開始され、それをプロセス加速分子が支援する。だが意識ある脳の場合、分子プロセスの結果は単にそのバランス逸脱の矯正だけではない。それはまた、痛みなど負の体験の現象であり、快楽／報酬の体験だ。後者は部分的には、その組織がいまや生命に適した状態となったことで生じるかもしれない。やがて、インセンティブ分子の働きだけで、その生命体は快楽的な状態と関連した機能状態に置かれるようになるだろう。

生命体に「財」や「脅威」が到来する可能性を検出できる脳構造の登場もまた重要だった。つまり実際の財や脅威自体を検出するのを超えて、脳はヒントを使ってそれらの到来を予測するようになったのだ。財の到来を、ドーパミンやオキシトシンなどの分子放出で報せたり、脅威の到来をコーチゾル放出ホルモンまたはプロラクチンで報せた。その放出は、こんどはそうした刺激の到来を確保したり避けたりするのに必要な行動を最適化する。同様に、分子を使ってヒントのまちがい（予測の誤り）を報せ、それに応じた行動をさせる。予想されたモノの到来と、予想外のモノの到来を、ニューロン発火の度合いやそれに対応した分子（たとえばドーパミン）の放出度合いで区別する。脳はまた、刺激のパターンを活用できるようになった――たとえば刺激の繰り返しや、複数刺激の交互の到来などだ――それにより、次に何が起きるかを予想するのだ。二つの刺激があまり間を置かずに起きたら、それは第三の刺激がくるかもしれないという可能性を示す。

こうした仕組みすべてで何が実現されただろうか？　まず、状況に応じた緊急度の高低に対応した反応だ――言い換えると、メリハリのある反応だ。第二に、それは予測で最適化された反応を実現する。

恒常性の設計とそれに関連したインセンティブや予測装置は、生命体内部にある生体組織の一体性を保護した。おもしろいことに、同じ仕組みは生命体が、遺伝子の伝達に有利な再生産行動に従事するのを確実にするように利用されている。性的魅力、性的欲望、交合の儀式がその例だ。表面的には、生命統御に関わる行動と再生産に関わる行動とは別々になったが、もっと深い目標は同じで、したがってその仕組みが共有されているのも無理もない。

生命体が進化するにつれて、恒常性の根底にあるプログラムも、その適用を引き起こす条件や結果の範囲の点で複雑になっていった。こうしたもっと複雑なプログラムは、だんだんわれわれがいまや衝動、動機、情動と呼ぶものになっていった（５章参照）。

要するに、恒常性は衝動や動機からの支援が必要だが、これは複雑な脳がいくらでも提供できるし、そしてそれは期待や予想の助けを得て動員され、環境の探究の中で展開する。ヒトは確かに最も進んだ動機システムを持ち、そこには果てしない好奇心や鋭い観察衝動、そして将来のニーズに関する高度な警戒システムを備えている。これらはすべて、われわれをまずい方向に向かわせないためのものなのだ。

恒常性、価値、意識を結びつける

財や行動の面で価値があるとされるものは、直接間接に、生命体の内部における恒常的な範囲の維持に関連している。さらに、恒常性の範囲内のある部分や設定は最適な生命統御と関連しており、他のものはそれより効率が低く、また別のものは危険領域に近いということもわかっている。危険領域とは、病気や死が起こりかねない範囲のことだ。当然ながら最終的には最適な生命の統御をもたらすような各種の財や行動こそが、最も価値あるものと見なされるわけだ[9]。

われわれはすでに、ヒトが恒常性の範囲の中で最適領域を、医学研究室で血液内物質の計測をしなくても診断できることを知っている。その診断には特別な技能は必要なく、単に意識の根本的なプロセスがあればいい。つまり最適な範囲は意識ある心に対し、快適な気持ちとして表現される。そして危険な範囲は、あまり快くない、ひょっとして痛々しい気持ちとして表現されるのだ。

これ以上に明晰な検出システムを想像できるだろうか? ある生命体の最適な働き、生命の効率よい調和のとれた状態をもたらす働きは、われわれの福祉と快楽に関する原初的な気持ちの基盤そのものとなっている。それは、かなり複雑な環境でわれわれが幸福と呼ぶものの基盤なのだ。これに対し、無秩序で非効率で不調和な生命状態、病気やシステム破綻の前兆は、ネガティブな気持ちの基盤となる。ネガティブな気持ちは、トルストイが正しくも観察したとおり、よい気持ちよりはるかに種類が多い——痛みと苦悶の無限の詰め合わせに加え、嫌悪、恐れ、怒り、悲しみ、恥、後ろめたさ、軽蔑などだ。

これから見ることだが、ヒトの情動的な感情を定義づけるのは、情動で改変された身体状態の意識的な読み取りだ。だからこそ感情は生命管理のバロメータとして機能できるのだ。これはまた、驚くべきことではないが、感情の存在が人類に知られるようになって以来ずっと、それが社会や文化やその仕組みや人工物に影響し続けてきた理由だ。だが意識の夜明けと意識的な感情の登場よりはるか以前から、いやそれどころか実はいまある心の夜明け以前から、化学パラメータの設定はすでに、そうしたパラメータを表象する脳を持たない単純な生物においても、個体行動に影響を与えていた。これはかなり納得できる。心のない生命体は、生活維持に必要な行動を導くために化学パラメータに頼るしかなかった。この「盲目的」導きは、きわめて複雑な行動まで含んでいた。あるコロニーにおける各種バクテリアの成長もそうしたパラメータに導かれており、社会的な用語でそれを表現することさえできる。バクテリアのコロニーは集団内で「クオラムセンシング」（生息密度に応じた物質生産）を日常的に行い、縄張りや資源にしがみつくため文字通り戦争を行う。それはわれわれの体内ですら行われていて、ヒトののどや腹の中という不動産の権利を求めて戦いが展開されているのだ。だがごく単純な神経系が登場したとたん、社会的ふるまいがますますはっきりしてくる。線虫を見てみよう。これは科学的に魅力的なムシで、実に高度な社会行動を示す。

C. elegans のような線虫の脳は、ニューロンがたった三〇二個しかなく、それが神経節の連鎖としてまとまっている——決して自慢できるほどのものではない。他の生物すべてと同様に、線虫類は食べないと生きていけない。食べ物が希少か豊富か、そして環境の脅威次第で、エサ場に来るときにはみんなで来たり単独で来たりする。食べ物があって環境が静かだと、自分だけで食べる。でも食べ物が希少か環境に脅威があると（たとえばある種の匂いがあると）、集団でやって来る。言うまでもなく、線虫は別に自分が何をしているか意識はしていないし、ましてなぜそんなことをしているかなど知るよしもない。だが、そういう行動に出るのは、そのとんでもなく単純な脳が、まともな心も持た

ず、意識などそれ以下しかないのに、環境からの信号を使って自分の行動を選択するからなのだ。

さて、いま*C. elegans*の状況を抽象的に述べ、条件や行動を概説しつつ、それが線虫だという事実は隠したとしよう。そしてそれについて社会学者的な発想からのコメントを求めたとしよう。たぶん、ここに明らかに個体間の協力があると思われたはずだし、愛他的な配慮すら見られると診断されたのではないだろうか。またこれが、複雑な生物、おそらく原人くらいの話だろうとさえ思ったはずだ。こうした発見に関するコーネリア・バーグマンの記述を初めて読んだとき、私は労働組合と、寄らば大樹の陰という格言を連想した。[10] だが*C. elegans*はただの線虫なのだ。

理想の恒常性状態が生体組織にとって最も価値あるものなのだという事実から出てくるもう一つの点は、どんな水準の意識であれ、その根本的な利点が、さらにもっと複雑な環境で生命統御を改善することから生じるのだ、ということだ。[11]

心をつくれるくらい複雑な脳があると、新しい生態環境ニッチにおける生存には役立つ。心の発展は、第Ⅱ部で説明するように、神経マップとイメージの構築に基づいている。いったん心が生まれると、全面的な意識がまだないときですら、自動化された生命統御は最適化された。イメージを生み出す脳は、生命体内外の条件についてもっと細部を知り、したがって心のない脳に比べて、もっと細やかで有効な対応を生み出せた。だが、人間以外の生物の心が意識を持てるようになると、自動化された統御は強力な仲間を手に入れた。いまや苦闘する生命体を代表する、新進の自己に生存の苦労を集中させられるのだ。もちろん人間では、意識が記憶や理性と共進化してオフラインの計画や熟慮による思考が可能になったことで、その仲間はますます強力になったのだった。

驚異的なことだが、自己に注目する生命統御は、あらゆる意識的な生物が進化の過去から引き継いだ自動化された生命統御の仕組みと常に共存している。これは人間についても全面的にあてはまる。われわれの統御活動の大半は無意識のうちに起こるし、それはよいことなのだ。自分の内分泌系や免疫系をいちいち意識的に管理などしたくないだろう。そのせわしない変動に間に合うようにコントロールするのは不可能に近いからだ。それができたとしても、現代のジェット機を手動で操縦するに等しいことだ——決して簡単なことではないし、失速を防ぐためのあらゆる条件対応とその操作をマスターしなければならない。最悪の場合、それは社会保障信託基金を株式市場で運用するようなものになる。自分の呼吸ほど簡単なものですら、絶対的に自分でコントロールしたくはないはずだ——息を止めて英仏海峡を潜水泳法で泳ぎ切ろうなどと思ってしまい、死の危険に己をさらしかねない。運のいいことに、われわれの自動化された恒常性装置は、決してそんな愚行を許してはくれない。

意識は適応性を改善したし、考えられるほとんどあらゆる環境で、その受益者が生と生存の問題に対する革新的な解決策を作り出せるようにしてくれた。その環境は地球上のあらゆる場所はおろか、空中も外宇宙も、水中も砂漠も山の上も含まれる。われわれは多数のニッチに適応するよう進化し、もっと多数の環境にも適応するよう学習できる。羽やえらを生やしたことはないが、羽を持つ機械や、成層圏に射出してくれる機械、海を帆走し、海底二万海里を旅できる機械を発明した。どこにでも好きなところに暮らせる物質的条件を発明したのだ。アメーバにはこれはできない。ムシや魚、カエル、鳥、リス、ネコ、犬にはできないことだし、とても頭のよいところであるチンパンジーにすら不可能だ。

人間の脳が意識を持った人間の心をこしらえはじめたとき、話は大きく変わった。生命体の生存に専念した単純な統御から、だんだんもっと熟考を伴う統御に移行してきたのだ。それはアイデンティティと人格性を持つ心に基づくもので、いまや単なる生存を求めるだけでなく、ある範囲の福祉を活発に求めるようになった。見たところ、生物学的な連続性の上に生じてはいてもかなりの跳躍になっている。

進化の中で脳が発達したのは、生命統御の範囲を広げるためであり、意識ある心につながった脳システムが発達したのは、それが適応と生存の最大の可能性を提供し、福祉を維持拡大できるような種類の統御を可能にしてくれるからだ。

要するに、核を持つ単細胞生物は、一部の遺伝子が可能にする限り生き続けて適切に人生を管理するだけの、無心で無意識の意志を持っている。脳は心や、まして意識ある心を生み出していない時点でも、生命管理の可能性を拡大した。だからこそそれも繁栄した。そこに心や意識が加わる頃には、統御の可能性はますます広がり、単一の生命体だけでなく、多くの生命体の社会で起こるような管理の先鞭をつけた。意識は人間に、文化的な道具のコレクション――経済的な交換、宗教的な信仰、社会的な慣習、倫理的なルール、法律、芸術、科学、技術――という手段で生命統御のライトモチーフを繰り返させてくれる。それでも、真核細胞の生存志向と人間意識に内在する生存志向は一つにして同じものなのだ。

文化や文明が創ってくれた、不完全ながら見事なうわべの背後では、生命統御が人々の直面する基本的な問題となっている。同じくらい重要なこととして、人間の文化や文明におけるほとんどの成果の背後にある動機は、まさにその問題と関連しており、またその問題を解決しようと取り組む人々のふるまいを管理する必要性と関連している。生命統御は生物学全般、特に人間を取り巻く問題の多くの根底にある。脳の存在、痛みや快楽や情動、感情の存在、社会行動、宗教、経済とその市場と金融機関、道徳行動、法と正義、政治、芸術、技術、科学――読者のみなさんならわかるとおり、かなり慎ましい一覧だ。

生命と、それに不可欠な条件――生き延びよという抑圧不能の命令と、生命体の生存を管理するという複雑な仕事――は脳（これは進化が組み立てた最も入念な管理装置だ）の発生と進化の根本原因であり、さらにはますます複雑な環境に暮らす、ますます入念な身体の中の、ますます入念な脳の発達から生じるあらゆるものの根本原因でもある。

この発想――脳は身体の中の生命管理のために存在するという発想――から脳機能のほとんどどんな側面でも見れば、一部の伝統的な心理学の分類（感情、知覚、記憶、言語、知能、意識）における奇妙さや謎は、前ほど奇妙ではなくなるし、謎めいた部分もはるかに減る。それどころか、そこには明白なもっともらしさが生じ、不可避で文句なしの論理が生じるのだ。やるべき作業を考えれば、そうならないわけがないでしょう、とそうした機能は尋ねているかのようだ。

第Ⅱ部

脳の中にあって心になれるのはどんなもの？

第3章　マップづくりとイメージづくり

マップとイメージ

生命管理は文句なしに人間の脳の主要機能だが、脳の最も特徴ある性質だとはとても言えない。これまで見たように、生命は神経系がなくても管理できるし、まして立派な脳みそなどは不要だ。慎ましい単細胞生物でも、生命を仕切るくらいかなり上手にやっている。

われわれが持っているような脳の決定的な特徴は、マップを作るおそろしいほどの能力だ。マッピングは高度な管理には不可欠で、マッピングと生命管理は手を携えて進む。脳がマップを作るとき、それは自分自身に情報を与えている。マップに含まれる情報は意識せずに運動行動を効率よく導くのに使える。これはきわめて望ましいことだ。というのも生存は正しい行動を取れるかどうかにかかっているからだ。だが脳がマップを作るとき、それは同時にイメージも作っている。イメージは心の主要な通貨だ。最終的に、意識はマップをイメージとして体験し、そのイメージを操作して、それに理性を適用できるようにしてくれるのだ。

人や機械、場所などの物体、つまり脳の外側からその内側に向けての相互作用があるときに、マップが構築される。この相互作用ということばは、強調してもしきれないほどだ。それは上に述べたように、行動改善に不可欠なマップづくりというものが、しばしば当初からその行動の状況の中で起こるのだと教えてくれる。行動とマップ、運動と心は、果てしないサイクルの一部だ。ロドルフォ・リナスが、心の誕生を脳による組織的な運動の制御と結びつけた示唆的な発想もこれと似ている(1)。

マップはまた、脳のメモリーバンクの中から物体を思い出すときにも構築される。マップの構築は、寝ているときにすら決して止まらない。これは夢というものが実証している。人間の脳は、その外にある物体すべて、外側で起こる行動すべて、そして時空間内でその物体と行動が持つ関係――これは相互の関係もあれば、われわれの身体、脳、心の唯一の持ち主である生命体として知られる母船との関係もある――すべてをマッピングする。人間の脳は生まれながらの地図製作者であり、地図作成はまず脳を内部に宿す肉体のマッピングから始まった。

人間の脳は、どうしようもなく多様な模倣者だ。脳の外にあるものはすべて――もちろん皮膚から内臓に至る身体そのものもあれば、身の回りの世界、老若男女、猫にイヌに場所、寒暖、なめらかさや粗さ、大音響と小音響、甘い蜜にしょっぱい魚まで――脳のネットワーク内で模倣される。言い換えると、脳以外のモノや事象――これには生命体や四肢、発声器官などの構成部品が引き起こした行動も含まれる――の構造の一面をあらわす能力を脳は持っている。そのマッピングがずばりどう起こるのかは、なかなか実際には示しにくい。それは単なる複製ではない。脳の外から内側に受動的に転送されるのではないのだ。感覚が編み上げる構造物には、脳内から提供された能動的な貢献物も関わってくる。これは人間の発達のきわめて初期から提供されている。脳が白紙状態だという発想はずいぶん昔に人気がなくなっており、脳内からの貢献もあると考えるのは当然だろう。[2] この構築物は、すでに述べた通り、運動の環境の中で生じることが多い。

ここで用語について一言。かつての私は「イメージ」ということばを、心的パターンや心的イメージと同義になる場合にしか使わないよう厳密に留意していた。そして神経パターンあるいは神経マップという用語は、心とはまったく別の、脳内での活動パターンを指すのに使っていた。私の意図は、心という体験が私的な性質のものなので、脳組織の活動に固有なものだと私が考える心というものについては、独自の記述を行うべきだという認識を表現することだった。さらには、その私的な体験こそがまさに説明しようとしている現象だということもある。神経事象を正しい用語で説明しようとしたのは、そうした事象が心的プロセスの中で果たす役割を理解しようとする努力の一環だった。記述のレベルをわけておいたのは、それが別々のものだということを言いたかったわけではまったくない。別に片方は心的でもう片方は生物学的というわけではないのだ。身体には物理的な延長があるが心にはないと言い、まるで両者が異なる物質でできているかのように言ったからといって、私はデカルトのような心身二元論者ではない。彼が心身二元論者だというのも、みんながそう思わせようとしているだけなのだ。私は単に、側面的な心身二元論をもてあそび、その両者が経験的な表面に浮かび出る形について論じていただけなのだ。だがもちろん、心身二元論の真逆である一元論の旗手たる我が友スピノザもそれをやっている。

だが、等価だと信じている二つのものを指すのにちがうことばを使って、自分にとっても読者にとっても話をややこしくする必要もあるまい。本書を通じて、私はイメージ、マップ、神経パターンということばをほぼ交換可能な形で使う。ときには、心と脳との間のちがいも意図的にぼかす。これはこの両者の区別が無意味ではないにしても、説明したい内容をわかりにくくしかねないことを強調するためだ。

表面の下に切り込む

脳を手に持って、大脳皮質の表面を見ていると思ってほしい。そして鋭いナイフで、表面に沿って、厚さ二、三ミリで薄いフィレを作ってみよう。適切な薬物でニューロンを固定し染色して、その試料を薄いプレパラートに載せ、顕微鏡で観察する。すると、その一層ごとに、基本的には二次元の四角い格子模様に似た鞘のような構造が見えるはずだ。その格子模様の主要な要素はニューロンで、それが水平に表示されている。マンハッタンの平面図のようなものを想像してもらえばいいが、ブロードウェイは抜かすこと。大脳皮質の格子には大きな斜めの線はないからだ。すぐにわかることだが、この配置は物体や行動の明示的な地理的表現には理想的なものだ。

大脳皮質の一部を見ると、脳の作る最も詳細なマップがここに生じる理由はよくわかる。ただし、脳の他の部分も、解像度は低くなるがマップは作れる。大脳皮質の層の一つ、四層目が、おそらくは詳細なマップの相当部分を担っているのだろう。大脳皮質の一部を眺めていると、なぜ脳マップの発想がそれほど突飛な比喩ではないかに気がつく。こうした格子にはパターンをスケッチできるし、ちょっと目を細めて想像力をたくましくすれば、船長たちの航海を計画するときに航海士ヘンリーが吟味したはずの羊皮紙のようなものが思い描ける。もちろん大きなちがいが一つあって、それは脳マップの線が羽根ペンや鉛筆で描かれたものではないということだ。それはむしろ、一部のニューロンが瞬間的に活動し、残りが活動しないことの結果だ。一部のニューロンが「オン」になっていると、線が「描かれる」。それは直線でも曲線でも、太くも細くも、「オフ」であるニューロンが作る背景とはちがったものとなる。もう一つ大きなちがい：マップづくりの主役となる水平層は、その上と下の層にはさまれている。それぞれの層の主要要素はどれも、要素の垂直な列の一部だ。「柱」みたいなものと言っていい。それぞれの柱には何百ものニューロンが含まれる。これらの柱が大脳皮質への入力を提供する（入力は脳のどこか別のところ、目など周縁感覚プローブや、身体からやってくる）。この柱はまた、同じ源への出力も提供し、それぞれの部分で局所的に処理される信号の各種統合や変調を実施する。

脳マップは、古典的な地図のように静的なものではない。脳マップは変幻自在で、入力をもたらすニューロンで起こっている変化を反映すべく、一瞬ごとに変わる。そのニューロンの変化は、こんどは身体内部の変化や周辺世界の変化を反映したものとなる。脳マップの変化はわれわれ自身が絶え間なく動いているという事実も反映する。モノに近づいたり離れたりする。それに触れたり触れなかったりする。ワインを味わうことはできるが、その後味は消え、音楽を聴くが、それが終わる。身体も情動ごとに変わり、そしてちがう感情が生じる。脳に提供される環境すべてが永続的に、自発的に、またはわれわれの行動にコントロールされて変えられる。それに対応する脳マップも、それに応じて変わる。

目に見える地図に対して脳で起こることについて、現代的なアナロジーを挙げるなら、電光掲示板などで見られる画像のようなものだ。そこでのパターンは、光源要素（電球やＬＥＤ）の点灯・消灯で描かれる。そこで描かれる中身は、点灯対消灯の配分を変えるだけで急速に変えられるという意味で、電子マップとの対比はきわめて適切なものだ。活動の分布はそれぞれが時間の中でパターンを作る。同じ視覚皮質部分にちがう活動分布ができれば、それはバツや四角や顔を次々に、あるいは重ねて表すことさえできる。マップは素早く描かれ、描き直され、上書きされ、その速度は電光石火だ。

同じような「お絵かき」は、網膜と呼ばれる脳の複雑な出店でも起きている。ここもまた、地図を描くための四角い格子構造を持っている。光子と呼ばれる光の粒子が、特定のパターンに対応するある分布で網膜に当たると、そのパターン――たとえば丸やバツ――で活性化されたニューロンは、瞬間的なニューラルマップを形作る。もとの網膜マップに基づいた追加のマップが、神経系のそれ以降のレベルでも形成される。これは、網膜マップのそれぞれの点における活動は、連鎖の中で先のほうに信号として送られ、それが一次視覚野に到達すると同時に、網膜で持っていた幾何的関係は維持されるからだ。この性質はレチノトピーと呼ばれる。

大脳皮質は詳細なマップ創造に優れているが、大脳皮質の下にある一部の構造は粗いマップを作れる。たとえば膝状体《しつじょうたい》、四丘体《しきゅうたい》、孤束核《こそくかく》、結合腕傍核《けつごうわんぼうかく》などだ。膝状体は、視覚と聴覚プロセス専用だ。

これも層構造を持っていて、地形的表現には理想的だ。上丘《じょうきゅう》は視覚マップの重要なプロバイダで、こうした視覚マップを聴覚や身体に基づくマップと関連づけることができる。下丘《かきゅう》は聴覚処理専用だ。上丘の活動は、後に大脳皮質で花開く心や自己のプロセスの先鞭かもしれない。孤束核と結合腕傍核は、中枢神経系に対して全身マップを提供する一番最初のプロバイダだ。こうしたマップの活動は、これから見るとおり、原初的な感情に対応している。

マッピングは、視覚パターンだけでなく、脳が構築に関わっているあらゆる種類の知覚パターンにも適用される。たとえば、音のマッピングは耳で網膜に相当するもので始まる。それは左右に一つずつある、内耳の中の蝸牛殻《かぎゅうかく》だ。蝸牛殻は鼓膜の振動とその下にある小さな骨の集まりから受け取る力学的な刺激を受け取る。蝸牛殻で網膜ニューロンに相当するものは有毛《ゆうもう》細胞だ。有毛細胞のてっぺんでは、毛の塊（感覚毛）が音響エネルギーの影響で動き、電流を発生させて、それが螺旋神経節にあるニューロンの軸索末端で捉えられる。このニューロンが発した信号は、一連の六つのステーションを経由して伝えられる——蝸牛神経核、上オリーブ核、外側毛帯核《がいそくもうおびかく》、下丘、内側《ないそく》膝状体、最後に一次聴覚野だ。六つめの一次聴覚野は階層構造という点で、一次視覚野と似ている。聴覚野は、大脳皮質自体の中で、これまた別の信号連鎖の始まりとなる。

一番最初の聴覚マップは蝸牛殻で形成される。これは最初の視覚マップが網膜で形成されるのと同じだ。音のマップはどのように実現されるのか？　蝸牛殻は螺旋状の斜路で、全体として円錐形をしている。文字通り、カタツムリの殻に似ている。ニューヨークのグッゲンハイム美術館をご存じなら、蝸牛殻内部で起こることはすぐに想像できる。上に行くにつれて螺旋の直径が狭まり、建物が上に向かって尖った形になると考えればいい。人の歩く斜路は、カタツムリの殻のように円錐の垂直軸のまわりを取り囲んでいる。螺旋の斜路に沿って、有毛細胞は反応できる音の周波数に応じて決まった見事な順番で配置されている。一番高い周波数に反応する有毛細胞は蝸牛殻の底部にあり、斜路を昇るにつれて、だんだん反応する周波数は下がり、蝸牛殻のてっぺんに着くと、そこの有毛細胞は一番低い周波数に反応する。歌詞を歌うソプラノで始まり、深いベース音で終わるというわけだ。この利点は、周波数順に並んだ音程の空間的な地図、トノトピーマップだ。驚いたことに、この音響マップの変種が聴覚系のその後の五部分すべてで繰り返され、最後の聴覚野でマップはついに鞘の中に配置される。交響楽団の演奏や歌手の声を聴くときには、聴覚連鎖沿いのニューロンが活性化して、最終的な聴覚野でのレイアウトが、耳に届く音の豊かな副次構造すべてを空間的に分布させているのだ。

マッピング方式は、手足やその動き、あるいはやけどによる皮膚の破れに関連したパターン、または手に持った車のキーに触れ、その形を探って表面のなめらかな触感を確認するときに生じるパターンなど、大きく異なる多種多様なものにも当てはまる。

脳内にマッピングされたパターンと、それを引き起こした実際の物体との密接な関係は、各種の研究で実証されている。たとえばサルの視覚野で、視覚刺激（たとえば丸やバツ）の構造とそれが引き起こす行動パターンとの間に、強い相関を見いだすことができる。これを最初に示したのは、サルから得た脳組織を使ったロジャー・トゥーテルの実験だった。だがどうやってもサルの視覚体験を「観察」することはできない――つまりサル自身が見ている映像はわからない。イメージ――視覚、聴覚あるいはお望みのどんなものでも――が直接提供されるのは、それが生じる心の持ち主に対してだけなのだ。それは私的なもので、第三者には観察できない。第三者ができるのは推測だけだ。

人間の脳の神経画像研究もまた、そうした相関を明らかにしつつある。多変数パターン分析を使い、いくつかの研究グループ（われわれも含む）は人間の感覚野における活動パターンのいくつかは、特定の物体群に対応していることを示した[3]。

マップと心

脳のしつこいほどの動的なマッピングの結果が心だ。マッピングされたパターンは、意識ある生物たるわれわれが、視覚、音、触感、匂い、味、痛み、快楽などとして知るようになったもの――つまりはイメージを構成する。心の中のイメージは、肉体の中だろうとその周囲だろうと、具体的だろうと抽象的だろうと、現実だろうと以前に記憶に記録したものだろうと、ありとあらゆるものに関する脳の一時的なマップだ。私がこうした考えをお伝えするために使っている言葉は、いかに短時間で雑な形ではあっても、書かれたものとしてページにそれを記録する前に、まずは聴覚、視覚、身体感覚イメージとしてまず形成されたのだ。同様に、こうして印刷された形でお目にかけている単語も、まず読者には言語イメージ（書かれたことばの視覚イメージ）として処理され、その後に脳に対する作用が、非言語的な別のイメージ群を引き起こすのだ。非言語的なイメージは、言葉に対応する概念を心的に表示するのに役立つイメージだ。それぞれの心的なインスタンスの背景を構成し、身体状態の側面を大きく意味づける感情もまたイメージなのだ。知覚は、どんな感覚様式のものだろうと、脳の地図作成能力の結果だ。

イメージは存在の物理的性質およびその空間時間的な関係、加えてその行動を表す。一部のイメージは、おそらく脳自身がマップを作る様子のマップづくりから生じたものだが、実はかなり抽象的だ。それは時空間内での物体の生起パターン、速度や軌跡といった物体の関係や動きなどを表す。一部のイメージは音楽の作曲や数学的記述につながる。心のプロセスはそうしたイメージの連続的な流れで、その一部は脳の外で起こる実際に継続中の作業に対応しており、一部は想起のプロセスの中で記憶から再構築される。心は実際のイメージと想起されるイメージとの流れる細やかな組み合わせで、その比率は絶え間なく変わる。心のイメージは論理的に関連しあうことが多いし、特にそれが外界や体内での出来事に対応している場合は顕著だ。というのも、外界や体内の出来事自体が物理や生物法則に従うものであり、それがわれわれの考える論理性に対応しているからだ。もちろん、白昼夢にふけっていれば、非論理的なイメージの連続を生み出すこともあるし、めまいがしているときもそうだ――部屋が実際に回っているわけではないし、テーブルに襲われたりもしないが、イメージはそう語るのだ――また幻覚剤をのんだ場合もそうなる。こうした特別な状況は例外として、通常はイメージの流れは時間の中を、緩急はあるし、整然と流れることもあれば飛び飛びのこともあるとはいえ、前進する。そしてときには、その流れは一本だけではなく、複数が流れることもある。ときにはその順番が同時発生的で、並列している。ときにはそれが交差して重なりあうこともある。意識ある心が一番鋭いときにはイメージの連続は整然としており、それを取り巻く周縁部などほとんど気づかせない。

だが脳の外部にある現実で展開する出来事がもたらす論理――脳の自然に選択された回路が発達のごく初期段階からもたらす論理的な取り決め――に加え、心の中のイメージは、その個人にとっての価値にしたがって、心的な流れの中で重み付けが行われている。そしてその価値はどこからくるのか？　それは人々の人生の統制を方向付ける独自の傾向群と、体験の中でだんだん獲得してきたイメージが、過去の歴史に基づく価値傾向の独自集合に基づいて与えられてきた評価付けからやってくるのだ。言い換えると、心は単にイメージが次々と自然に行進してくるだけではない。そこには、強力な生物学的価値体系がもたらした、映画のような編集選択作業が加えられている。心の進行は、早い者勝ちではない。それは時間の中で論理的な枠組みに挿入される、重み付けをされた選択によるものなのだ。(4)

最後に、もう一つ重要な点として、心は無意識のときもあれば、意識があるときもある。イメージは、知覚に基づくものも想起されたものも、意識していないときでさえ絶えず形成され続ける。多くのイメージは決して意識の恩恵を受けず、意識ある心に作用されたり直接見られたりすることもない。それでも多くの場合に、そうしたイメージは行動や思考に影響を与えることができる。理由づけと創造思考とに関連する豊かな心的プロセスは、意識が他のことに向いているときにも進行できる。無意識の心の問題については第Ⅳ部でまた採りあげる。

まとめると、イメージは物体が身体と物理的に相互作用を行う際に、体内と脳で起こる変化に基づいている。全身のセンサーから送られる信号は神経パターンとなり、それが物体と生物との相互作用をマッピングする。神経パターンは、通常はそれぞれの身体部位からの信号を受信する、各種の感覚野や運動野で瞬間的に形成される。その瞬間的な神経パターンの組み立ては、その相互作用で動員された、選択的なニューロン回路で行われる。そうしたニューロン回路は、脳内の既存の構築ブロックだと考えればいい。

脳のマッピングは、生命プロセスの管理と制御を専門とする系の、決定的な機能的特徴だ。脳のマッピング能力は、管理という目的に貢献している。単純なレベルでは、マッピングは空間内の物体の存在を検出したり、その空間内の位置や軌跡の方向を提供してくれる。これは危険や機会を追い、それを避けたりつかんだりするのに役に立つ。そして心がありとあらゆる種類の感覚による複数のマップを活用し、脳の外にある宇宙について複数の視点を創り出すと、その宇宙の中の物体や出来事に対し、高い精度で対応できるようになる。さらに、いったんマップが記憶に入って想像による想起で呼び戻せるようになると、将来について計画し、もっとよい対応を発明できるのだ。

心の神経学

脳のうち、どの部分が心を持てて、どの部分は持てないだろうか？　この質問は面倒ながら正当なものだ。脳損傷の影響に関する一世紀半におよぶ研究のおかげで、初歩的な答を描き出すのに必要な証拠はある。一部の脳部位は、主要な脳機能に重要な貢献はしていても、基本的な心づくりには参加していない。一部の部位は、明らかに基本的で不可欠な水準で、心づくりに関わっている。そしてまた別の部位は、イメージの生成と再生や、イメージの編集や物語づくりといったイメージの流れ管理に関する作業を通じて、心づくりの手伝いはしている。

脊椎はすべて、明らかに基本的な心づくりに不可欠ではない。脊椎を完全に失えば極度の運動障害や身体感覚の大幅な消失、さらには情動や感情のある程度の鈍化が生じる。だが脊椎と並行して走る迷走神経が残っていれば（脊椎損傷ではたいがい残る）、脳と身体との信号交換は頑健なままで、自律的な制御は可能だし、基本的な情動や感情は持てるし、意識の中で身体入力を必要とする部分も維持できる。心づくりはどう見ても、脊椎損傷では阻害されない。これは事故で怪我をして様々な部分の脊椎を損傷した悲しい症例すべてからも十分わかっている。クリストファー・リーヴの立派な心は、脊椎の大幅な損傷でもなくならなかったし、意識も無事だった。私自身も彼に会ったが、外から見れば情動表現の細かい運用がちょっと影響を受けていただけだ。たぶん、四肢や体幹からの身体感覚刺激の心的表象は、脳幹上部の核の水準だけでまとめ上げられるのだ。脊椎と迷走神経の双方からの信号がそこでまとまるので、脊椎自体は基本的な心づくりにとっては周縁的な地位にとどまるわけだ（脊椎を心づくりとの関係で位置づけるもう一つのやり方は、脊椎の貢献が存在すれば助かるが、なくても全体的な機能には不可欠ではないと述べることだ。脊椎が切断されると、患者たちは痛みは感じないが、「痛みに関連した」反射は示すので、組織損傷のマッピングが脊椎レベルでは相変わらず続いていて、ただそれが上の脳幹や大脳皮質に伝わっていないだけなのだということが示唆される）。

同じ処方が小脳についても言える。これは大人の場合に特に顕著だ。小脳は運動の調整と情動の調整に重要な役割を果たし、技能の学習や想起、および技能発達の知覚的な側面に関与している。だが基本的な心づくりは、少なくともわかっている範囲では、小脳の仕事ではない。同じことが海馬についても言える。海馬は新しい事実の学習に不可欠で、想起の通常プロセスにもよく参加しているが、それがなくなっても基本的な心づくりは阻害されない。小脳も海馬も、イメージに加えて運動の編集と連続性プロセスを補佐するもので、他にもいくつか運動制御を専門とする皮質部位が、心のプロセスにおける連続性をまとめ上げるのに貢献しているはずだ。これは心の総合的な働きにとってはもちろん重要なのだが、基本的なイメージづくりには必要ではない。海馬やその周辺皮質が心づくりにあまり貢献していないという証拠は特に強い。海馬と前部側頭皮質が、無酸素障害や単純ヘルペス脳炎、外科的除去などで両方とも破壊された患者たちの行動や事故報告からそうした証拠が得られている。新しい事実を学習する能力はかなり阻害され、過去を思い出す能力もほぼ失われる。だが患者たちの心はそれでもきわめて豊かで、視覚、聴覚、触覚領域での知覚はほぼ正常だし、一般的（非個別的）水準での知識想起は十分に行われる。意識の根本的な側面はほぼ無傷だ。

大脳皮質となると、風景は一変する。大脳皮質のいくつかの部位は、議論の余地なく人が心の中に抱き操作するイメージ自体の作成に関与している。そしてイメージを作らない皮質は、それを記録したり、理由づけや意志決定、行動などのプロセスでそれを操作したりするのに関与していることが多い。初期の感覚野、たとえば視覚野、聴覚野、体性感覚野、味覚野、嗅覚野は大脳皮質の海の中に島のように配置され、まちがいなくイメージを作る。こうした島は、その作業において二種類の視床核の助けを受けている。一つは中継核（これは周縁部から入力を保ってくる）、もう一つは連合核（これは大脳皮質の大きな領域が双方向的に接続されている）だ。

この主張には強力な裏付けがある。感覚野の島のそれぞれに対して大きな損傷が生じると、その個

各種のマップ（イメージ）	源となる物体
Ⅰ. 生命体の内部構造と状態のマップ（内知覚マップ）	身体組織の機能的状態、たとえば平滑筋の収縮度、内的環境状態のパラメータ
Ⅱ. 生命体の他の側面のマップ（固有知覚マップ）	個別身体部品、たとえば関節、横紋筋、一部内臓などのイメージ
Ⅲ. 生命体の外界のマップ（外知覚マップ）	網膜、蝸牛体、皮膚の圧受容器などの感覚プローブを刺激する物体や出来事すべて

図3.1　各種のマップ（イメージ）とその源となる物体。マップが体験されるとき、それはイメージになる。通常の心は上に挙げた３種類のイメージすべてを含む。生命体の内部状態のイメージは、原初的な感情を構成する。生命体の他の側面に関するイメージは、内部状態のイメージと組み合わさり、個別の身体的感情を生み出す。情動的な感情は、個別の物体に引き起こされて参照されている、複雑な身体感情の変種だ。外部世界のイメージは、通常は第Ⅰ種と第Ⅱ種のイメージに伴われている。

感情はイメージの一種で、肉体との独特な関係のために特別なものとなっている（第４章参照）。感情は突発的に感じられたイメージだ。その他のあらゆるイメージが感じられるのは、それが感情と呼ばれる個別イメージを伴っているからだ。

別分野のマッピング機能が大幅に阻害されるのだ。たとえば低次視覚野への双方向損傷の被害者は、「皮質盲」となる。こうなった患者は、もう詳細な視覚イメージを形成できない。これは知覚できないだけでなく、想起することもできなくなる。残余的な、いわゆる盲視は残るかもしれない。盲視では、無意識のヒントがある程度は行動の視覚的な導きとなるだけだ。似たような状況が、他の感覚野に多大なダメージを受けた場合にも当てはまる。残りの大脳皮質、つまりその島の周囲の海は、イメージづくりに中心的な関与はしないが、イメージの構築と処理、つまり低次感覚野で生み出されたイメージの記録、想起、操作に関わっている。これについては第6章で論じる。[5]

だが伝統や慣習に反して、私は心が大脳皮質だけで作られるとは思わない。心が初めて姿を現すのは脳幹なのだ。心の処理が脳幹レベルで生じるという発想はあまりに突飛で、人気がないどころの話ではない。この発想を積極的に主張した人々としては、ジャック・パンクセップを筆頭に挙げよう。この発想と、初期の感情が脳幹で生じるという発想とは一体のものだ。[6] 二つの脳幹核、孤束核と傍小《ぼうしょう》脳脚核《のうきゃくかく》は心の基本的な側面を生み出すのに関与している。具体的には、継続中の生命事象が生み出す感情、たとえば痛みや快楽と表現されるようなものも含む感情を生み出すのだ。私はこうした構造が生み出すマップは、おおむね空間的な細部を持たない単純なものだろうとにらんでいるが、それでもそれは感情を引き起こす。こうした感情は、ほぼまちがいなく心の原初的な構成物であり、身体そのものからの直接のシグナリングに基づいている。おもしろいことに、それは自己の原初的で不可欠な構成要素でもあり、心にとっていちばんの発端となる未発達の認識、つまりその生命体が生きているという認識をもたらすのだ。

こうした重要な脳幹核は、単に身体のバーチャルマップを作るだけではない。それは感じられる身体状態を生み出すのだ。そして苦痛や快楽が多少なりとも感じられるなら、それこそまず感謝すべきはこの構造だ。加えて、それらがしつこく身体にループバックされるための運動構造、つまりは中脳水道周囲灰白質にも感謝すべきだ。

心の始まり

心の始まりと言うときに何を意味しているのかをはっきりさせるためには、どんなに簡単にとはいえ、三つの方向からの証拠を挙げる必要がある。一つは、島皮《とうひ》質《しつ》が損傷した患者からのもの。もう一つは、大脳皮質なしで生まれた子供からのもの。第三は、脳幹全体の機能と特に上丘の機能に関するものだ。

孤立した皮質損傷後に痛みや快楽を感じる

情動についての章（第5章）で、島皮質が議論の余地なく、多種多様な感情の処理に関連していることを示す。それは情動に伴う感情から、快楽や苦痛を示すもの、つまりいわゆる身体感情として知られるものまで含む。残念ながら、感情を島皮質に結びつける強力な証拠は、あらゆる感情の基層が皮質レベルにしかないのだという意味に解釈されている。つまり島皮質は低次視覚野と聴覚野におおむね相当するものと見なされているのだ。だが視覚野や聴覚野を破壊してもものが見えなくなったり聞こえなくなったりしないのと同様に、島皮質を完全に前から後ろまで、右脳でも左脳でも破壊したところで、感情が完全になくなるわけではない。それどころか、単純ヘルペス脳炎で両方の島皮質が損傷を受けても、痛みや快楽の感情は残る。同僚のハンナ・ダマシオとダニエル・トラネルと共に、私はそうした患者が各種の刺激に対して快楽や痛みで反応し、感情を感じ続け、それを疑問の余地なく伝えていることを何度も観察してきた。患者たちは極端な温度に対しては不快感を訴える。退屈な作業には不満を感じ、要求が拒否されると苛立つ。情動的な感情の存在に依存する社会的な反応性は破壊されていない。ヘルペス脳炎性の症候群の一部として、側頭葉の前部に対する付随的な損傷が生じて伝記的な記憶が大幅に破壊され、そのために愛する人や友人として認識できなくなった人物に対してですら、親近感は維持される。さらに、実験的に刺激を操作すると、明らかに感情体験が変化を見せる。(7)

島皮質が両方ともなくなると、痛みや快楽の感情はさっき述べた二つの脳幹核（孤束核と傍小脳脚核）で生じるのではないだろうか。このどちらも、身体の内部からの信号を受ける存在としてふさわしい。通常の個人では、この二つの核は信号を視床の専用核を経て島皮質に転送する（第4章）。手短に言うと、脳幹核は基本的なレベルの感情は確保してくれるが、島皮質はそうした感情をもっと細やかにしたものを提供し、何より重要なこととして、その感情を脳の他の部分での活動に基づいた知覚の他の側面と関連づけるのだ。(8)

この考え方を裏付ける状況証拠は示唆的だ。孤束核と傍小脳脚核は、全身の内部環境状態を表す信号のすべてを受け取る。そこから逃れるものはない。脊椎からの信号や三叉核からの信号もあり、近くの嘔吐中枢など、保護する血液と脳との障壁を持たず、ニューロンが直接血流内の分子に反応するような「むきだし」の脳領域からの信号さえある。こうした信号は体内環境の総合的な様子を描きその逆もなりたつ。そしてその様子は実は、私たちの情動状態の主要な構成要素なのだ。こうした核は相互に豊かに接続されており、その近所にある中脳水道周囲灰白質（ＰＡＧ）とも同じくらい豊かに接続されている。ＰＡＧは複雑な核群で、複数のサブユニットを持ち、防衛、攻撃、痛みへの対応に関わる多くの情動的反応の起点となっている。笑う、泣く、嫌悪、恐れ、さらに恐怖の状況で凍り付くか逃げ出すかといった反応はすべて、ＰＡＧが引き金となっている。こうした核の間の双方向接続は、複雑な表象づくりに好都合だ。こうした部位の基本的な配線図は、イメージづくりの役割にふさわしいものだ。そしてこうした核が作るようなイメージが感情なのだ。また、こうした感情は心の構築において初期の基盤となるステップであり、生命の維持に不可欠なので、それを支える仕組みが生命を統制する仕組みの文字通り隣に収容されているというのは、工学的に筋が通っている（つまり進化的に筋が通っている）[9]。

大脳皮質のない子供の不思議な状況

各種の理由で、生まれつき脳幹構造は完全なのに、端脳構造つまりは大脳皮質、視床、灰白核をほとんど持っていない子供がいる。この不幸な状態は、子宮内で大規模な卒中が起こり、その結果として大脳皮質のほとんどが損傷し、再吸収されてしまったせいで、頭蓋の中は脳漿で満たされる。これ

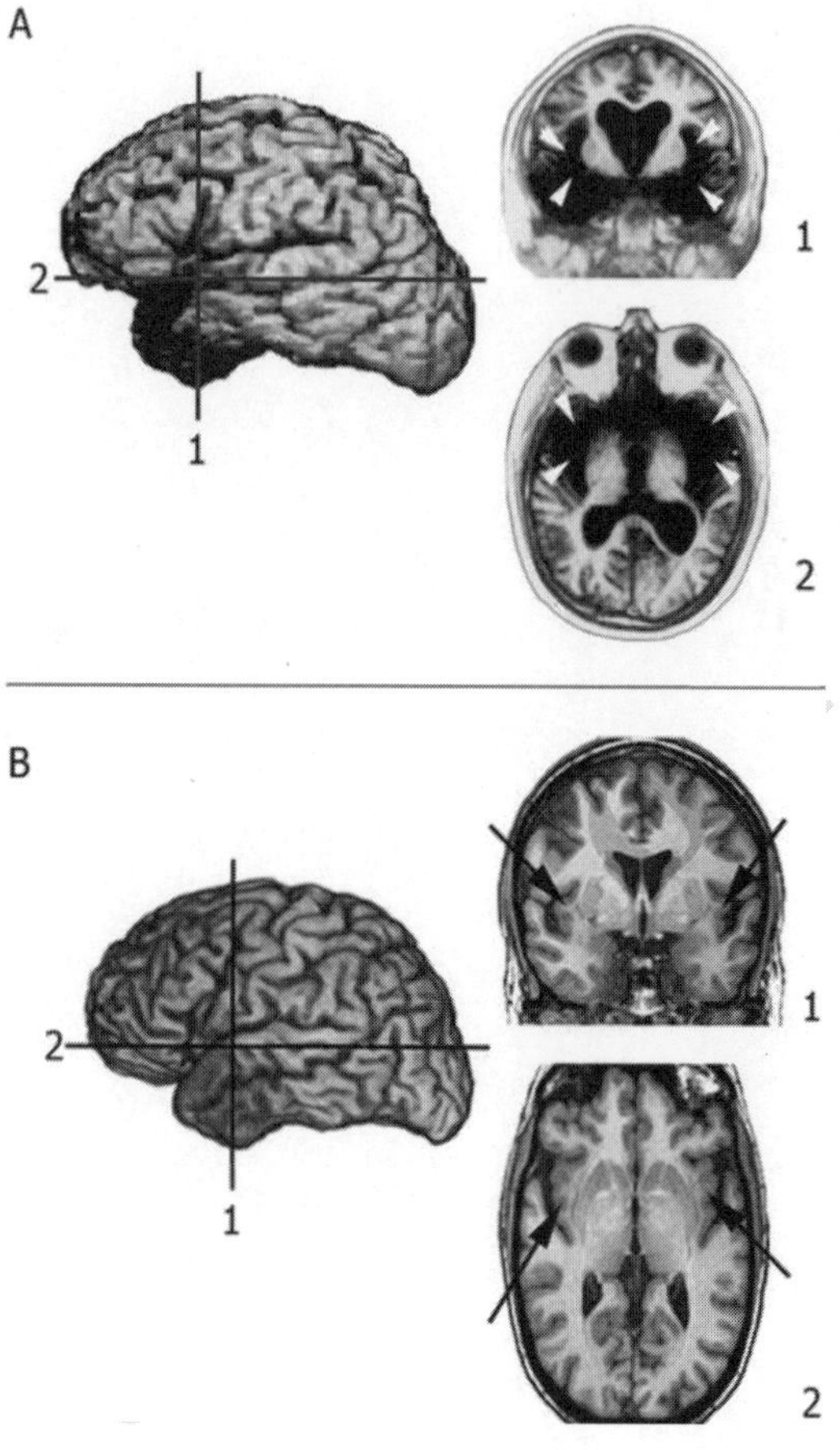

図 3.2　図 A は、島皮質を左右の両脳半球で完全に破壊された患者の MR スキャン。左側は、患者の脳の 3 次元再現図。右は、左側の 3 次元図で示した垂直と水平方向の線に沿った、脳の 2 カ所での断面図（1 と 2 の箇所）。黒で示した領域は病気で破壊された脳組織の部分。白の矢印は、島皮質があったはずの場所。図 B は 3 次元の平常な脳で、同じ部分で断面を 2 つ示している。黒い矢印は、通常の島皮質。

は水頭無脳症と呼ばれ、発達障害である無脳症とは区別されている。無脳症の場合は、大脳皮質以外の脳構造もダメになってしまう。[10]水頭無脳症の子供は何年も生き続け、思春期を越えることさえあり、通常は「植物状態」とされる。施設に収容されるのが通例だ。

だがこうした子供は、実は植物状態などではない。それどころか、目を覚まして行動している。限られているとはいえ、世話係とも決して無視できないほどの意思疎通ができるし、世界ともやりとりができる。明らかに、植物状態や無動無言症の患者にはない形で心を持っている。彼らの不幸は、大脳皮質がない場合にも生じる心の性質について、珍しいのぞき窓を与えてくれるのだ。

こうした不幸な子どもたちはどう見えるだろうか？　脊椎に筋肉の調整を行うものがなく、四肢の痙直《けいちょく》性のために動きはかなり制約される。だが頭や目は自由に動き、顔には情動表現があり、普通の子供がほほえむと思われるような刺激――おもちゃ、ある種の音――に対してはほほえむし、くすぐられると笑って通常の喜びさえ表現できる。痛い刺激には顔をしかめて手を引っ込める。渇望する物体や状況に向けて移動もできる――たとえば、陽の当たっている床の部分に這っていって、日向ぼっこをして明らかに暖かさから便益を引き出している。その時の子供は満足したように見えるし、刺激に対して適切な情動的反応として期待されるような、感情の外部表現を示す。

こうした子どもたちは、呼びかけたり触れたりしている人物に、あまり一貫性がないとはいえ頭や目を向け、特定の人物に対する選好を示す。知らない人にはおびえがちで、いつもの母親や世話係の近くにいると最も幸せそうだ。好き嫌いは明確で、特に音楽の場合にはそれが著しい。子どもたちは、一部の音楽をことさら気に入る。そしてちがう器楽曲やちがう肉声にはちがう反応を示す。またテンポの差やちがう作曲スタイルにも反応する。顔は情動状態をよく反映する。ざっと言って、一番楽しそうなのはさわってくすぐられたり、好きな音楽が演奏されたり、あるオモチャを目の前に見せられたりしたときだ。明らかに見聞きはできているが、もちろんどの程度までそれができているかは知りようがない。耳のほうが目よりもいいらしい。

必然的に、彼らが見聞きするものは皮質以下で処理されている。たぶん損傷のない上下丘である見込みが高い。彼らが感じているものは、無傷の孤束核と傍小脳脚核で実現されているのだろう。彼らにはそうした作業を支援する島皮質も体性感覚皮質ⅠやⅡもないのだから。彼らの持つ情動は、中脳水道周囲灰白質の核がトリガーにならねばならず、情動の顔面表情をコントロールする脳神経核で実行されているはずだ（こうした核も無傷だ）。生命プロセスの実行は、脳幹のすぐ上にある無傷の視床下部に支えられ、無傷の内分泌系と迷走神経網がそれを助けている。水頭無脳症の少女たちは、思春期には生理にさえなる。

こうした子どもたちが心的プロセスの証拠をある程度見せることは疑問の余地がない。同様に、その喜びの表現は、何秒も、ときには何分も続くし、その原因となる刺激と対応しているので、感情の状態だと十分言える。私としては、たとえ言葉でそれを伝えられなくても、彼らの示す喜びは本当に感じられた喜びなのだと想定したい。だから彼らは意識につながる段階的なメカニズムの一番下の台座を実現できている。その台座とは、生命体の統合された表象（原自己）に結びついた感情で、それはときに物体との関わりによる変調を受けて、基本的な体験を構成するのだ。

彼らが意識ある心（とはいえきわめて小規模のものだが）を持つという発想は、おもしろい発見でも裏付けられている。この子どもたちが欠神発作を起こすと、世話係はすぐにそれを検出できる。さらにその発作の終わりもわかり、「子供が戻ってきた」とそれを表現する。この発作はどうも、通常見られる最小限の意識ですら中断させるようだ。

水頭無脳症の個体は、実に困った図式を示してくれる。それは人間における脳幹構造や大脳皮質の限界を示してくれるものだ。その状態は、感覚力、感情、情動が大脳皮質だけからしか生じないという主張が嘘だと示す。そんなはずがないのだ。もちろんこうした症例で示される感覚力、感情、情動の度合いはかなり制約されているし、最も重要な点として、確かに大脳皮質しか提供できないような、もっと広い心の世界とは切り離されている。だが脳損傷が人間の心や行動に与える影響の研究に人生の相当部分を費やしてきたので、こうした子どもたちは植物状態の患者とはほとんど共通点がないことは言える。植物状態では、世界との相互作用はもっと制約され、そしてそれはまさに、水頭無脳症では無傷な脳幹の部位に対する損傷により生じるものなのだ。類似例を探すとすれば、運動障害さえ無視するなら水頭無脳症の子供と新生児とには類似性があるだろう。新生児では、明らかに心が働いてはいるが、中核的な自己はやっと形成されはじめたばかりだ。これは、水頭無脳症が最初に診断されるのは出生後何カ月もたって、両親が発達の停止に気がつき、脳スキャンの結果として大脳皮質が致命的に存在していないことが明らかになってからだ、という事実とも符合する。この漠然とした類似性の背後にある理由は、決して理解しにくいものではない。通常の幼児はまだ完全に有髄の皮質を持っていない。これから発達するものだからだ。脳幹はすでに機能しているが、大脳皮質はまだ部分的にしか機能していないのだ。

上丘についてのメモ

　上丘は中脳蓋の一部だ。これは中脳水道周囲灰白質と密接に関係している部位で、間接的には孤束核と傍小脳脚核とも相互に関連しあっている。視覚関連の行動における上丘の関与はよく知られている。だが心と自己のプロセスにおいてこうした構造が果たしそうな役割についてはめったに検討されることがない。めざましい例外としては、バーナード・ストレーラー、ジャーク・パンクセップ、ビヨルン・メルケルの研究がある。(11) 上丘の解剖学は魅惑的だが、この構造が何を実現しようとしているのかは見当もつかない。上丘は七層構造だ。Ⅰ層からⅡ層は「上層」と呼ばれ、Ⅳ層からⅦ層は「深層」と呼ばれる。上層に出入りする接続のすべては視覚に関連したもので、その主要部分であるⅡ層は網膜や一次視覚野からの信号を送受信する。こうした上層は対側視野のレチノトピー的マップを組み立てる。(12)

　上丘の深層は、視界のマップに加え、聴覚と身体情報の地形的マップも含んでいる。後者は、視床下部だけでなく脊椎からもやってくるものだ。この三種類のマップ――視覚、聴覚、身体――は空間的なレジスタに入っている。これはつまり、この三つがきちんと積み重なっているので、一つのマップ、たとえば視覚のマップから得られる情報は、聴覚や身体状態に対応するマップにある情報と関連している、ということだ。(13) 視覚、聴覚、複数の身体状態から得られる情報がここまで文字通り重なり、効率的統合の見込みを与えてくれるような場所は、脳では他にまったくない。この統合がこの部位で行われるのがなおさら重要になるのは、そこでの処理の結果が運動系にすぐ反映できる（近くにある中脳水道周囲灰白質内の構造や大脳皮質経由で）という事実があるからだ。

先日、うちのテラスのかわいらしいトカゲが、まわりにたかる愚かなハエを熱心に捕まえようとしていた。トカゲはハエを完璧に追い、最後にここぞという瞬間に舌を繰り出して、それを捕まえた。丘《きゅう》ニューロンが一瞬ごとにハエの位置をプロットし、それに応じてトカゲの筋肉を導き、やがて獲物が圏内に入ったところで舌を繰り出したのだ。この視覚運動行動の持つ適応上の完璧さは驚くほどだ。だがこんどは、トカゲの上丘で高速に順次発火しているニューロンを想像してほしい。もっと驚異的ではないだろうか。そしてちょっと考えてみてほしい。トカゲは何を見たのだろうか？　確実なことはわかるはずもないが、たぶん動く黒い点が、ぼんやりとした視野の中をジグザグ運動するのを見たのではないかと思う。トカゲはそこで起きている出来事について何を知っていただろうか？　たぶん、われわれが「知る」と言うときに意図する意味では、何も知らなかっただろう。そしてその苦労した昼飯を食べながら何を感じただろうか？　たぶんトカゲの脳幹は、その目的志向の行動が成功裏に終わったこと、恒常性状態が改善したという結果を記録しただろう。トカゲの感情の下層部はおそらく存在していただろうが、たぶん自分がいま見せた驚くべき技能について考察することはできなかっただろう。緑色なのも決して楽なことではないのだ（訳注：セサミストリートにおける、カエルのカーミットの歌にかけた冗談）。

こうした信号の強力な統合は、明らかな即時的目的を果たす。有効な行動を導くのに必要な情報を集めることだ。その行動は、目の運動だろうと四肢の運動だろうと舌の運動だろうとかまわない。これは丘から運動を有効に導くために必要とされるあらゆる脳部位――脳幹、脊椎、視床、大脳皮質―

——への豊かな接続があることで可能になる。だが運動をうまく導く以外にも、この便利な仕組みには「内的」な心的帰結があるのではないか。かなりの確率で、この上丘内で統合されたレジスタ内のマップは、同時にイメージも生み出す——豊かさの点で、大脳皮質で作られるイメージにはとても及ばないが、それでもイメージにはちがいない。心の始まりの一部はおそらくここで見つかるし、自己の始まりもここで見つかるかもしれない。(14)

人間の上丘はどうだろう？　人間では、上丘だけが選択的に破壊されることは珍しい。珍しすぎて、神経学文献では両方が損傷した一件しか症例がない。ありがたいことにこれは有力な神経学者兼神経科学者デレク・デニー＝ブラウンが研究している。(15)この傷害は外傷の結果で、患者は何カ月も生き延びたが、意識はかなり損なわれていて、無動無言症に最も近かった。これは精神作用の損傷を示唆するものだが、私自身が丘損傷患者に会ったときには、意識の阻害はごくわずかしか見られなかったことも付け加えねばならない。

視覚野が失われて丘だけで見ることになると、たぶんなんだかわからない物体Xが視野の一部分で動いていて、たとえば自分から遠ざかっているとか接近しているとかいうのを感じることになるのだろう。いずれの場合にも、その物体が何かを心的に記述することはできないし、それを意識することさえできないかもしれない。ここで論じているのは漠然とした心で、世界についてあいまいな情報を集めているだけだが、そのイメージが漠然として不完全だという事実は、盲視でもわかるようにそれらが無益とか役に立たないということにはならない。だがさっき述べた水頭無脳症の場合のように視覚野が生まれつきない場合には、上丘と下丘は心のプロセスにずっと大きな貢献をするかもしれない。

上丘を、心への貢献部位という地位に引き上げる裏付けとなる事実を最後にもう一つ。上丘はガンマ領域で電気振動を生み出している。これはニューロンの同期的な活性化と関係しており、神経生理学者ウォルフ・シンガーはそれが一貫性ある知覚の相関物で、意識の相関物でさえあるかもしれないと論じている。今のところ、上丘は大脳皮質以外の部位として、ガンマ領域の振動を見せる唯一の脳部位となる。[16]

心づくりに接近？

いままでのところで生じてくる図式からすると、心づくりはきわめて選択的な仕事のようだ。中枢神経系すべてが同じようにそのプロセスに参加しているのではない。一部の部位はまったく参加せず、一部は参加しても中心プレーヤーではなく、ごく一部が大半の作業を行っている。その関与の深い部位のうち一部は詳細なイメージを提供する、一部は単純ながらも基盤となる、身体の感情といったイメージを提供する。心づくりに参加するあらゆる部位は、相互接続のパターンがきわめて差別化されており、非常に複雑な信号統合を示唆している。

心づくりに貢献する部位と貢献しない部位の集合を対比させてみても、ニューロンが生み出すべき信号がわかるわけではない。ニューロン発火の頻度や強度、ニューロン群の連合のパターンなどもわからない。だが、心づくりに参加するためにニューロンが必要とする配線図の、ある側面については物語ってくれる。たとえば、大脳皮質の心づくり領域は、周縁の感覚プローブから入力が入ってくる入り口のまわりに組織された、相互にからみあう部位のクラスターだ。皮質下の心づくりサイトはまた、高密にからみあった部位（この場合は核）のクラスターでもあり、これまた他の「周縁」――つまり身体それ自身――からの入力を中心に組織されている。

もう一つの要件は、大脳皮質と皮質下の両方にあてはまるものだ。心づくりの部位同士にはすさまじい相互接続がなくてはならない。それにより再帰性が大量に生まれ、交差信号の高い複雑性が実現されるのだ。この特徴は大脳皮質の場合、皮質視床交絡《ひしつししょうこうらく》により増幅されている（再入や再帰性という言葉は、単一の鎖に沿って前進するだけではなく、その連鎖要素が始まるニューロンのまとまりへとループバックもする信号伝達を指す）。大脳皮質の心づくり部位もまた、その下にある各種の核から無数の入力を受け取る。その核の一部は脳幹にあり、一部は視床にある。それは神経調整物質（たとえばカテコールアミン）や神経伝達物質（たとえばグルタミン酸塩）などを通じて大脳皮質活動を調整する。

最後に、周縁感覚プローブに同時に到達する刺激要素が、信号として脳で処理されるときにもまとまりを保てるように、信号送出のタイミングをどうにかして取ることが必要になる。心的状態が生まれるには、ニューロンの小さな回路がきわめて特殊な形でふるまわねばならない。たとえばある回路は活性化によりある特徴の存在を伝えるが、その際にはニューロンの発火頻度が増える。何らかの特徴の組み合わせを示すために協調して働くニューロン群は、発火率を同期させねばならない。これを最初に実証したのは、ウォルフ・シンガーら（およびR・エックホーン）がサルで行った実験で、同じ物体の処理に携わる視覚野の別個の部位は、四〇ヘルツ近辺で同期した活動を示すことがわかったのだ。[17] この同期は、おそらくはニューロン活動の振動によって実現されているのだろう。脳が知覚イメージを形成しているとき、その知覚に貢献するちがった部位のニューロンは高周波ガンマ領域で同期した振動を示す。ちがった部位が時間によって「結束」される秘密の裏にはこれがあるのかもしれない。コンバージェンス・ダイバージェンス（収斂／分散またはCD）ゾーンの働きを説明したり（第6章）、自己の組み立てを説明したり（第8、9、10章）するときにこの種の仕組みを持ち出す。[18] 言い換えると、脳は別々の場所で豊かなマップを構築するだけでなく、そのマップを相互に関連づけ、一貫性あるまとまりにしなくてはならない。その関連づけの鍵となるのはタイミングなのかもしれないのだ。

まとめると、個別存在としてのマップという概念は、単に便利な抽象でしかない。この抽象化の背後には、各種の部位で関わりあっているきわめて大量のニューロン相互接続がある。その相互接続こそが高度な信号送出の複雑性をもたらしているのだ。われわれが心的状態として体験するものは、個別の脳領域における活動に対応しているだけでなく、むしろ複数の部位が関わる大量の再帰的な信号送出の結果なのだ。だがその一方で第6章で論じるように、ある種の心のコンテンツの具体的な側面の一部——個別の顔、ある声——はたぶん、脳領域の中でマップ構築をしやすい設計になっている、決まった集合により組み立てられるのだろう。ただし、それにはいい、他の貢献する領域の助けも受けることにはなるが。別の言い方をすれば、心づくりにはある程度の解剖学的な具体性があり、全体的なニューロンの複雑性という大渦の中で、細かい機能的な区分があるのだ。

心の神経的な基盤を理解しようと苦闘する中で、これまでの話がよい報せか悪い報せかを尋ねたくなるかもしれない。答え方は二つある。一つは、これほどの巨大でうなりをあげる混乱にいささかたじろぎ、生物学的な混乱から明確ではっきりしたパターンがちっとも得られないことにがっかりすることだ。だがこうした複雑性を心から受け入れて、心的状態ほど豊かでなめらかで適応力あるものを生み出すためには、脳はこうした大混乱と思えるものを必要としているのだと認識することもできる。私は後者の選択肢を選ぶ。単一の大脳皮質野における明確なマップ一つが、それ自体としてバッハのピアノパルティータを聴けるようにしてくれたり、ヴェネチアの大運河を見られるようにしたりすると言われてもなかなか信じられなかっただろうし、ましてそうしたものを自分が享受して、それらがもっと大きな図式の中で持つ意義を発見したりするのにマップ一つですむなどとは信じがたかったことだろう。脳に関する限り、少ないほうがいいのは、ある現象の要点だけを人に伝えたい場合だけだ。それ以外の場合には、多いほうが常にいいのだ。

第４章　心の中の身体

心というトピック

意識が心脳研究における中心問題とみられるようになる前は、これと密接に関連している心身問題なるものが知的論争の話題を独占していた。心身問題は様々な形で、デカルトやスピノザから現代にいたる哲学者や科学者の思考に入り込んでいた。第３章で描いた機能的な仕組みを見れば、この問題に対する私の立場は明確だろう。脳のマップづくり能力は、心身問題解決の本質的な要素を提供するものだ。つまりヒトの脳ほど複雑なものは、身体そのものを構成する構造の明示的なマップを、かなり詳細に作る。当然ながら脳は、そうした身体構成物が自然に取る機能状態もマップする。なぜなら、これまで見たように、脳のマップは心的イメージの下の層なので、マップを作る脳は文字通り、身体を心的プロセスのコンテンツとして導入する力を持っている。脳のおかげで、身体は心にとって自然なトピックとなるのだ。

だがこの身体の脳へのマッピングには、独特で、系統的に見逃されている一側面がある。マッピングされているのは身体だが、それはマップしている存在である脳との接触を決して失わないのだ。通常の状況では、両者は誕生から死までずっとお互いにくっついている。同じく重要なこととして、身体のマッピングされたイメージは、それを生み出す源となるまさにその身体に永続的な影響を与えるものとなっている。この状況はユニークだ。身体の外にある物体や出来事がマッピングされたイメージでは、これに相当することはまったく起きない。そうしたイメージは、その物体や出来事に対する直接の影響などまったく与えられない。これらの事実を取り入れていない意識の理論は、失敗を運命づけられているというのが私の信念だ。

身体と脳の結びつきの背後にある理由はすでに述べた。生きることを管理するという仕事は、身体を管理するということであり、その管理は脳の存在のおかげで精度と効率性を獲得する――具体的には、管理を助けるニューロン回路を持つことでそれを助けるのだ。ニューロンは生きるためのもので、身体の他の細胞における生命管理するためのものだと述べ、そしてその「ためのもの性」は双方向信号が必要なのだと述べた。ニューロンは、化学メッセージや筋肉の励起により他の身体細胞に対して働きかけるが、仕事をこなすためには、活動させるはずの身体そのものから、いわばインスピレーションを必要とする。単純な脳では、身体はその活動促進を行うために、単に皮質下神経核群に信号を送るだけだ。神経核群は「性向的なノウハウ」で一杯なのだ。これは詳細にマッピングされた表象を必要としないような知識だ。だが複雑な脳では、マップを作る大脳皮質は実に明示的な細部をもって身体とその行動を記述するので、そうした脳の持ち主は、たとえば自分の手足の形やその空間内の位置を「イメージ化」したり、あるいは肘が痛むとか腹が痛むといったことをイメージしたりできる。身体を心に持ってくるのは、脳の本質的な「ためのもの性」の究極的な表現だ。「ためのもの性」とは、フランツ・ブレンターノなどの哲学者の思想と結びつくような用語で述べるなら、身体に関する志向的な態度ということだ。[1] ブレンターノは実際に、志向的な態度が心的現象の特徴なのだと考え、身体的現象は志向的な態度や「ためのもの性」を欠いていると考えた。これは正しくないようだ。第2章で見たように、単細胞生物もまた、ほとんど同じ意味で志向性や「ためのもの性」を持っているように見える。言い換えると、脳全体であれ単細胞生物であれ、そのふるまいで本当に何かを意図するわけではないが、その姿勢を見ると、そうした意図があるように見えるということだ。これまた、心的世界と身体世界との間に直感的に感じられる深淵を否定する理由となる。[2] ここでの話に関する限りそんな深淵は決して存在しないのだ。

　脳の身体に対する「ためのもの性」は、他にも二つの驚異的な結果を持っており、これらも心身論争や意識論争の双方を解決するのに不可欠だ。身体の徹底した詳細なマッピングは、われわれが通常は身体そのものだと見なすもの――筋肉系と骨格系、内臓、体内状態――をカバーするだけではない。身体の決まった部位に置かれた、知覚のための特殊装置もカバーしている。それは身体の諜報基地と言おうか――嗅覚粘膜と味覚粘膜、皮膚の接触要素、耳、目などだ。こうした装置は、心臓や胃腸と同じように体内に位置しているが、特権的な地位を占めている。いわばそれは額に入ったダイヤのようなものだ。こうした装置はすべて、「古い肉体」（ダイヤの補強用の枠）でできた部分と、敏感で特別な「神経プローブ」(ダイヤモンド)でできた部分がある。古い肉体の枠の重要な例としては外耳、耳孔、中耳と小骨、鼓膜がある。あるいは目のまわりの皮膚や筋肉、さらに眼球の網膜以外の各種構成部分、たとえば水晶体や瞳などだ。繊細な神経プローブの例としては繊細な有毛細胞や音響マッピング能力を持つ内耳の蝸牛、そして光学画像が投影される眼球奥の網膜などがある。古い肉体と神経プローブの組み合わせは、身体の境界を構成する。世界からやってくる信号は脳に入るためにはその境界を越えなくてはならない。脳に直接入ることはできないのだ。

このおもしろい仕組みによって、身体の外部世界の表象は、身体そのもの、特にその表面を通じてのみ脳に入ってこられる。身体とそれを取り巻く環境は相互に作用を行い、その相互作用を通じて身体の内部に引き起こされた変化は脳にマッピングされる。心が外界について脳を通じて学ぶというのはまったく正しいが、脳が身体を通じてのみ情報を得られるというのも同じく正しいのだ。

脳の身体に対する「ためのもの性」が持つ第二の特別な結果もまた、同じくらいめざましいものだ。身体を統合された形でマッピングすることで、脳は自己になるものの重要な構成部分を造り上げられるのだ。意識の問題を説明するにあたり、身体のマッピングが重要な役割を果たすことは後で示す。

最後に、これまでの事実だけでは十分に驚異的ではないとでも言うかのように、身体と脳の密接な関係は、人が生きるにあたり中心的なものを理解するために不可欠なのだ。その中心的なものとは、自発的な身体的感情、情動、情動的感情だ。

身体マッピング

脳はどうやって身体のマッピングを実現するのだろうか？　身体そのものとその部品を他のあらゆる物体と同じように扱うだけだ、と言うかもしれないが、それではこの問題にはあまりに不十分だ。というのも脳にとって、身体そのものは単なるそこらの物体以上の存在だからだ。身体は、脳マッピングの中心的な対象であり、それが関心を向ける初の焦点なのだ（私は「身体」というとき、できる限り「脳以外の身体」という意味で使っており、脳は含めない。脳ももちろん身体の一部だが、特別な地位を持っている。脳は他のあらゆる身体部品と交信できる身体部品で、他のすべての身体部品は脳とやりとりを行う）。

ウィリアム・ジェームズは、身体を脳にどれだけ取り込まなくてはならないかという点について直感はあったものの、身体を心に移すためのメカニズムがどれほど複雑なものとなるかは、知るよしもなかった。[3]身体は脳との交信に化学信号と神経信号の両方を使うし、伝達される情報の幅は、ジェームズが予想できたものよりもはるかに広く詳細だった。要するに私はいまや、心脳コミュニケーションのみを考えるだけでは不十分だと確信している。身体から脳への信号の一部は、ごく普通のマッピングとなる（たとえば空間内の四肢の位置のマッピングなどだ）が、信号のかなりの部分はまず皮質下神経核群で処理される。まずは脊椎で処理され、さらに特に脳幹で処理されるのだが、これは身体信号が大脳皮質に向かうときの単なる中継点と思ってはいけない。次の節で見るが、この中間段階で追加されるものがあるのだ。これは感情を構成する、体内に関連する信号とのからみで特に重要となる。さらに、身体の物理構造と機能の各種側面は、発達の初期段階から脳の回路に刻み込まれ、一貫した活動パターンを生み出す。言い換えると、身体の何らかのバージョンが絶え間なく脳活動の中で作り直されている。身体の不均質性は脳でも真似られるが、これが脳の身体＝ためのもの性の見事な点の一つだ。最後に、脳は実際に起こっている状態を、おおむね忠実にマッピングするだけではない。身体状態を変えることもできるし、実に劇的なこととして、まだ起きていない身体状態のシミュレーションができるのだ。

神経科学に馴染みのない読者は、身体が単一のユニット、つまり神経という電線で脳と結ばれた、一つの肉の塊だと思ってしまうかもしれない。でも現実はまったくちがう。身体は無数の別々の区画を持っている。確かに、多大な関心が払われている内臓は欠かせない。内臓の一覧を作るとしたら、漏れはあるものの、すぐに思いつくような以下のものが挙げられる：心臓、肺、腸、肝臓、脾臓、口、舌、のど。内分泌腺（下垂体、甲状腺、副腎など）、卵巣や精巣。でもこの一覧には、すぐに思いつかないものも含めなければならない。同じく不可欠だがあまり認知されていない皮膚（これは生命組織すべてをくるみこむ）、骨髄、血液とリンパ液という二種類のダイナミックな光景。これらすべての区画は身体の通常運用にとって欠かせないものだ。

驚くことではないだろうが、初期の人間の心は、いまの人間よりも統合されておらず洗練されていなかったので、身体のバラバラになった個別の現実を容易に知覚できた。これはホメロスが伝えてくれた言葉から示唆されるものだ。『イーリアス』の人々は全身（ソーマ）の話はせず、身体の部品、つまりは四肢について語った。血液や息や内臓機能は霊（プシュケー）という言葉で示され、まだ

「心」や「魂」として呼び出されることはなかった。身体を動かす駆動力は、おそらく衝動や情動と混じりあった、テュモス（憑依）とフレン（気）といったものである。[4]

身脳コミュニケーションは双方向で、身体から脳へも伝わるし、その逆もある。だがこのコミュニケーションの双方向性はちっとも対称的ではない。身体から脳への信号は、神経によるものも化学物質によるものも、脳が身体についてのマルチメディア的記録をつくり維持するのを可能にし、身体が脳に対して構造や状態面での重要な変化を報せることができるようになっている。内部状態――あらゆる体細胞が浸っていて、血液内物質が表現するもの――もまた脳に信号を送るが、これは神経ではなく化学分子を使っており、そのメッセージを受けるよう設計された特定の脳の部分に直接働きかける。だから脳に伝えられる情報の幅はきわめて広い。そこにはたとえば、平滑筋（これは動脈の壁や腸や気管支の壁を作る筋肉なども含まれる）の収縮や膨張状態、身体のどこかの部分に局所的に溜まっている酸素や二酸化炭素の量、各部分の体温とpH、有害化学分子の局所的な有無などが含まれる。言い換えると、脳は過去の身体状態がどんなものだったか知っているし、その状態にどんな変化が起こっているかも報される。後者は、脳の生命を脅かすような変化への補正対応に必須となる。これに対し、脳から身体への信号は、やはり神経によるものと化学物質によるものがあるが、身体を変化させる命令となる。身体は脳に対し、自分はこういう状態で、こういう具合に今の自分を見てくれよ、と告げる。脳は身体に対して、順調な機能を続けるにはどうすればいいかを告げる。そして必要に応じて、身体に対して情動的な状態をどのように構築すべきかも伝えるのだ。

だが身体にあるのは、内臓器官や内部状態だけではない。筋肉もあって、これには平滑筋と横紋筋の二種類ある。横紋筋には顕微鏡で見ると、その特徴となる縞模様（横紋）があるのが普通だが、平滑筋にはそれがない。平滑筋は進化的には古く、内臓に限られる――腸と気管支は、平滑筋のおかげで収縮膨張するのだ。動脈の血管は相当部分が平滑筋でできている――それが引き締まると血圧が上がる。横紋筋はこれに対し、骨格の骨につながっていて、外部に対する身体運動を引き起こす。この仕組みで唯一の例外は心臓で、心臓は横紋筋繊維でできているが、その収縮は身体運動を引き起こすのではなく、血液の送出を行う。心臓の状態を示す信号は、内臓専用の脳部位に送られ、運動に関わる部位には送られない。

骨格筋が関節でつながった二本の骨を結ぶとき、その繊維が収縮すると動きが生じる。モノを持ち上げる、歩く、話す、呼吸する、食べるといった行動は、骨格筋の収縮膨張に依存する運動だ。こうした収縮が起きるとき、身体の構成は変わる。まったく動けないときを除けば（これは起きているときには滅多にない）、空間内での身体の様子は絶えず変わり、脳の中に表象された身体のマップもそれに応じて変わる。

運動を正確にコントロールするには、身体は骨格筋収縮の状態に関する情報を即座に脳に伝えねばならない。これには効率的な神経経路が必要だが、これは進化的には内臓や体内状態を伝える信号の経路より最近になって発達したものだ。こうした経路は、こうした筋肉の状態を検出する専用の部位につながっている。

さっきも述べたが、脳もまた身体に信号を送る。実は絶えず脳にマッピングされている身体状態の多くの側面は、そもそも脳が身体に送った信号により引き起こされたものだ。身体から脳への通信と同じように、脳は神経と化学の両方の経路で身体に語りかける。神経経路は神経を使い、そのメッセージは筋肉の収縮と行動の実行を引き起こす。化学経路はコーチゾル、テストステロン、エストロゲンなどのホルモンを使う。ホルモンの放出が体内状態を変え、内臓の働きを変える。

身体と脳は絶え間ないインタラクティブなダンスを行っている。脳内で生じた思考は、体内で生じる情動状態を引き起こせるし、身体は脳の風景を変え、したがって思考の基盤を変えられる。脳の状態は、ある精神状態に対応するが、特定の身体状態を引き起こす。そして身体状態が脳にマッピングされて、継続中の精神状態に組み込まれる。この系で脳の側にちょっと変化が起こると、身体状態に大きな影響が生じかねない（何かホルモンが放出された場合を考えよう）。同様に、身体側でちょっとした変化があっても（たとえば歯の詰め物が壊れた場合など）その変化がマッピングされて激痛として知覚されれば、精神に対して大きな影響を与えかねない。

身体から脳へ

一九世紀半ばから二〇世紀初頭まで花開いた、生理学のめざましいヨーロッパ学派は、身体から脳へのシグナリングの機微を驚くほどの精度で記述したが、この全体的な仕組みが心身問題の理解にどれほど関係しているかは見過ごされた。無理もないことだが、神経解剖学的、神経生理学的な細部が解明されたのは、ほんの過去数年ほどのことだ(5)。

身体内部の状態は、特定の脳部位に専用の経路で伝えられる。いくつかの神経繊維（Aδ繊維とC繊維）は身体の隅々からの信号を、垂直脊髄の全長のあらゆるレベルと、三叉神経の尾側部中枢系で、特定部分（たとえば脊髄後角の第I層）にまとめる。脊髄の部分は体内状態からの信号と頭以外——胸、腹部、四肢——からの信号を扱う。三叉神経核は内部状態と頭部の内臓、つまり顔とその皮膚、頭皮、ものすごい痛みを生み出す脳膜である硬膜からの信号を扱う。同じく活躍するのは、信号が中枢系に入り、その後の信号が脳のもっと高次の部分を目指して進むときにそれを扱う脳部位だ。

最低でも言えるのは、血流中の化学情報とともにこうした神経メッセージが、脳に対して身体内部の相当部分の状態を伝える、ということだ。つまり、皮膚の外縁の下にある内臓化学的な身体コンポーネントの状態が伝わるのだ。

上で述べた内部感覚（これを「内知覚」と呼ぼう）の複雑なマッピングを補うのは、運動に関わる骨格筋の状態、つまり「外知覚」の一部をマッピングする身脳経路だ。骨格筋からのメッセージは、もっと伝達の速いちがう種類の神経繊維——AαとAγ繊維——を使い、さらに中枢神経系の中でも、脳のずっと高次部分までちがうステーションが使われる。これら各種シグナリングの結果として、脳の中、ひいては心の中には、多次元的な身体の姿が描き出されるのだ(6)。

量の表現と質の構築

いま描いた身脳シグナリングは、単にある分子の量を表したり、平滑筋の収縮度合いを表したりするだけではない。確かに身脳経路は量に関する情報も送信する（二酸化炭素や酸素がどれだけあるか、血糖値はどのくらいなど）。だがそれと並行して、伝達の結果には定性的な側面もある。身体の状態は、快楽か苦痛の間のどこか、あるいはリラックスと緊張との間のどこかにあると感じられる。活力があるか倦怠か、肉体的に軽やかか重たいか、自由な流れか抵抗に遭っているか、やる気があるか意気消沈しているか。こうした定性的な背景効果はどうやって実現できるだろうか？　まず、脳幹構造や島皮質にやってくる各種の定量的な信号を並べて、進行中の身体イベントについての多様な風景を作り上げることだ。

この主張を理解してもらうためには、ある快楽（または不安）の状態を想像し、そのプロセスで変わる身体の各種パーツの短い一覧を作ることで、その構成要素を表にしてみてほしい。そうした身体のパーツとしては、内分泌系、心臓系、呼吸器系、循環器系、呼吸器系、内臓系、皮膚系、筋肉系などがある。さて自分が体験する感情は、身体風景の中で起こるそうした変化すべての知覚を統合したものだと考えよう。そして練習として、その感情を実際に構築して、それぞれの構成要素の強度について数値を割り当ててもいい。想像するたびに、ちがった質が得られる。

だが質を構築する方法は他にもある。まず、さっき述べたように、身体信号の相当部分は中枢神経系の一部の核の中で、追加の処理を受ける。言い換えると、信号は中間段階で処理されるが、その中間段階は単なる中継局ではないのだ。ＰＡＧ（中脳水道周囲灰白質）の核に位置する情動の仕掛けは、

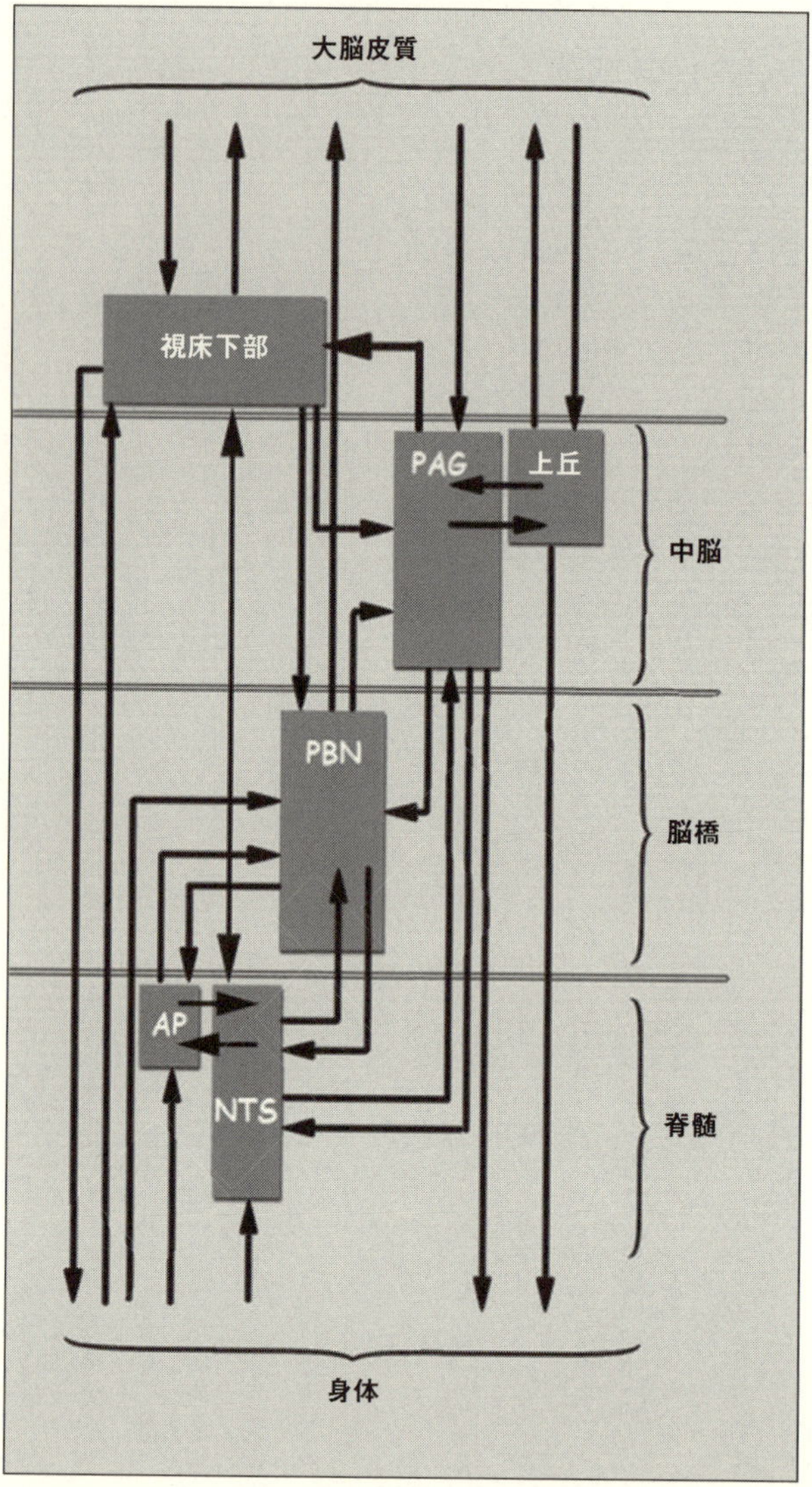
大脳皮質
視床下部
PAG
上丘
中脳
PBN
脳橋
AP
NTS
脊髄
身体

図 4.1　生命統御（恒常性）に関わる主要な脳幹核。脳幹の３レベル（中脳、脳橋、脊髄）が上から順に描いてある。視床下部（これは解剖学的には間脳の一部だが、機能的には脳幹の一部だ）も含めてある。身体との信号のやりとり、および大脳皮質との信号のやりとりは、垂直の矢印で示される。主要な接続しか描いておらず、恒常性に関わる主要な核類しか挙げていない。古典的な網様核も、モノアミノ核もコリン作動核も含まれていない。

脳幹は通常は、身体から脳へ、脳から身体への信号を流すだけのパイプと思われていることが多いが現実にはちがっている。NTS（弧束核）と PBN（傍小脳脚核）は確かに身体から脳への信号を伝えるが、受動的にやるわけではない。こうした核類は、局在的な組織は大脳皮質を先取りするもので、身体信号に反応し、代謝を制御して、肉体組織のまとまりを保護している。さらにその再帰的な相互作用（これは両矢印で示してある）から見て、生命統御のプロセスで新しい信号のパターンが作り出せるようだ。PAG（中脳水道周囲灰白質）は、身体に対する複雑な化学的運動的反応（たとえば苦痛や情動に関わる反応など）を生成し、PBN と NTS に再帰的につながっている。PAG は身体から脳への共鳴ループにおける中心的な役割を果たす。

生命制御のプロセスにおいて、こうした核類で構成されるネットワークが複合的な神経状態を生み出すという仮説は合理的だろう。「感情」という用語は、そうした状態の心的な側面を表現するものだ。

傍小脳脚核のレベルにおける身体信号処理に直接／間接的な影響を与えるだろう。そのプロセスで加わるのがずばり何なのかはわかっていないが、その追加は感情の体験的な質に貢献すると思われる。第二に、身体から脳への信号を受け取る部位は、こんどは継続中の身体状態を変えることで反応する。こうした反応は緊密な双方向共鳴ループを身体状態と脳状態との間に作り出すのだと私は見ている。身体状態の脳におけるマッピングと、実際の身体状態は決して大きく乖離することはない。その境界はぼやけている。そして実質的に融合してしまう。ある事象が肉体の中で起きているという感覚はこの仕組みから生じる。脳幹（傍小脳脚核内）にマッピングされた傷が、痛みとして知覚されると、それは複数の反応を身体に向けて送り返す。その反応は傍小脳脚核が引き起こし、近くの中脳水道周囲灰白質核で実行される。それは情動的な反応を引き起こし、その後の痛み信号の処理に変化を引き起こし、それが即座に身体状態を変え、そしてこんどは、身体について脳が作る次のマップを変える。さらに、身体感覚部位から生じる反応は、他の知覚系の作用も変えてしまいがちで、それにより継続中の身体の知覚が変わるだけでなく、身体のシグナリングが生じる文脈も変えてしまう。いまの傷の例で言うと、変化した身体と並行して、継続中の認知処理もまた変わる。傷からの痛みを感じている限り、それまで従事していた活動がなんであれ、それを楽しみ続けることはあり得ない。この認知の変化はおそらく、脳幹や前脳基底の神経変調核から分子が放出されることで実現されるのだろう。全体として、これらのプロセスにより質的に独特なマップがまとめられることになる。苦痛や快楽の体験が、その基層に貢献するのだ。

原初的な感情

身体状態の知覚マップがどのように身体的な感情となるのかという問題――知覚マップがどのように感じられ体験されるか――は、意識ある心の理解の核心だというだけでなく、その理解にとって不可欠なものだ。主観性を完全に説明するには、感情の起源を知り、「原初的な感情」、つまり生きた身体の状態に関する自発的な想起の存在を認知しなくてはならない。私が見るに、原初的な感情は他ならぬ生きた身体の結果であり、生命の制御の仕組みと各種の対象との相互作用すべてに先立つものだ。原初的な感情は上部脳幹核種の作用に基づいており、これは生命制御機構の不可欠な一部だ。原初的な感情は他のあらゆる感情のプリミティブとなる。この発想については第Ⅲ部でまた触れる。

身体状態のマッピングと身体状態のシミュレーション

身体がそのほとんどの側面について、脳の中に絶え間なくマッピングされており、規模は変動してもかなり大量の関連情報がまちがいなく意識ある心に入り込むというのは実証済みの事実だ。脳が身体の生理的な状態を調整するためには（何をやっているのかについて意識的にわかっていなくても脳はこれを実行できる）脳は身体の各種部位における様々な生理的パラメータを教わる必要がある。最適な制御を可能にするためには、そうした情報はいつの時点でも最新で一貫性を持つものでなければならない。

だが、身体と脳を結ぶネットワークはこれだけではない。一九九〇年頃、私はある状況——たとえば情動が展開するとき——では、脳はその情動によってすでに変えられたときに生じる身体に相当する身体のマップを急速に作り上げるのではないかと提案した。その構築は、体内で起こりつつある情動的な変化に先立って起こることもあるし、その体内の変化のかわりに起こることさえある。つまり脳は、体性感覚部位の中で、ある種の身体状態を、あたかもそれが本当に起きているかのようにシミュレーションできる。そして身体状態の知覚はすべて、体性感覚部位での身体マップに根ざしているので、その身体状態は実際には起こっていなくても、起こったように感じられてしまうのだ[7]。

「あたかも身体ループ」仮説がはじめて提起されたとき、その裏付けとして提出できる証拠は状況証拠だけだった。脳が、生み出そうとしている身体状態について知るのは筋が通っている。この種の「事前シミュレーション」の利点は、遠心性コピー現象を観察すれば明らかだ。遠心性コピーのおかげで、ある運動の実行を命じようとしている運動構造は、その来たる運動が空間的な変位という点で引き起こしそうな結果についての視覚構造体を伝えられる。たとえば、目が視野の周縁部にある物体のほうに動こうとするとき、脳の視覚野は来たるべき動きについて事前に警告を受け、ぼやけることなく新しい対象へなめらかに視線を移そうとして準備をする。言い換えると、視野は動きの結果について予測できる[8]。身体状態をシミュレーションしつつ、それを実際にやる必要がなくなれば、処理時間が減ってエネルギーも節約できる。「あたかも身体ループ」仮説は、ある特定情動の引き金を引く役目を担う脳構造が、その情動に対応した身体マップがマッピングされた構造と接続できるということだ。たとえば扁桃核（恐怖を引き起こす部位）と、前頭前野《ぜんとうぜんや》腹内側部《ふくないそくぶ》（共感を引き起こす部位）は、島皮質、SⅡ、SⅠと体性感覚部位など継続中の身体状態が絶えず処理されている部位と接続できなければならない。こうした接続が存在するからこそ、「あたかも身体」メカニズムの実装が可能となる。

近年では、この仮説に対するさらなる裏付けがいくつかの方面からやってきた。その一つはジャコモ・リゾラッティらによる一連の実験だ。この実験はサルの脳に電極を埋め込んで、そのサルに研究者のいろいろな活動を見せる。研究者が手を動かすのを見せると、サル自身の手の動きに関連した脳の部位が活性化し、研究者ではなくそのサルが「あたかも」運動しているかのようだった。だが現実には、サルは動けないようになっていた。著者たちはこうした形で反応したニューロンを、ミラーニューロンと名付けた(9)。

通称ミラーニューロンは、要するに、究極の「あたかも身体」装置なのだ。こうしたニューロンが埋め込まれているネットワークは、概念的には私が「あたかも身体ループシステム」として仮説化したものを実現している。つまり、脳の身体マップの中における、その生命体では実際には起こっていない身体状態のシミュレーションだ。ミラーニューロンでシミュレーションされた身体状態が、その主体自身の身体状態ではないという事実は、この機能的相似性の力を増幅する。もし複雑な脳が他人の身体状態をシミュレーションできるなら、自分自身の身体状態もシミュレーションできるだろうと考えられる。すでにその生命体で起こった状態なら、それをシミュレーションすることになる体性感覚構造で以前にマッピングされたことがあるため、シミュレーションも容易なはずだ。他人に適用された「あたかもシステム」は、脳自身の属する生命体に適用された「あたかもシステム」が存在しなければ、発達しなかっただろうと私は思う。

このプロセスに関わる脳構造の性質は、「あたかも身体ループ」とミラーニューロンの働きとの示唆的な機能類似性をさらに強化するものだ。「あたかも身体ループ」について、私は情動に関わる部位、たとえば前運動皮質や前頭前野皮質（共感の場合）や扁桃核（恐怖の場合）のニューロンが、通常は身体状態をマッピングする部位を活性化し、そしてさらにそれを行動へと動かすのだという仮説を立てた。人間では、こうした部位は島皮質や、ローランド弁蓋と頭頂弁蓋にある体性運動複合体などだ。こうした部位はどれも、二重の体性運動機能を持っている。身体状態のマップを保持するという感覚機能、そして活動に参加するという機能もあるのだ。サルを使った神経生理学実験が明らかにしたのはおおむねそういうことだ。これはまた、脳磁図[10]や神経画像[11]を使った人間の研究とも整合している。神経的外傷に基づくわれわれの調査も同じ方向を示している。[12]

ミラーニューロンの存在理由についての説明は、そうしたニューロンがあると自分自身を相手と似た身体状態におけるので、相手の行動を理解しやすくなるのだという点を強調してきた。他人の行動を目撃すると、身体を感知する脳は、自分自身がその相手のように動いていた場合の身体状態を採用する。そしてそれをやるときには、ほぼまちがいなく、受動的な感覚パターンではなく、運動構造の事前起動を使う——行動の準備はできているがまだ行動しない——はずだし、ときには実際に運動を活性化させたりすることもあるだろう。

こんな複雑な生理システムがどのように進化したのだろうか？　おそらくは、このシステムはもっと初期の「あたかも身体ループシステム」から発達したものだと私はにらんでいる。その初期のシステムは、複雑な脳が昔から自分自身の身体状態シミュレーションのために使ってきたものだ。これは明らかに即座の利点を持っていただろう。関係した過去の知識や認知戦略と関連したある身体状態のマップを、すばやくエネルギーを使わずに起動できるのだから。やがて「あたかもシステム」は他のものにも適用されるようになり、他人の身体状態――これはその相手の心的状態の表現だ――を知ることで得られる明らかな社会的利点のおかげで広まった。要するに、それぞれの生命体における「あたかも身体ループ」というのは、ミラーニューロンの働きを先取りするものだと私は考えているのだ。

第Ⅲ部で見るように、自己の創造には自分の身体が脳内で表象されることが不可欠だ。だが脳による身体の表象は、もう一つ大きな意味合いを持っている。自分の身体状態を描けるので、それに相当する他人の身体状態もシミュレーションしやすくなるということだ。結果として、自分自身の身体とそれが自分にとって獲得した重要性とのつながりは、他人の身体状態シミュレーションにも移転できる。そうなると、そのシミュレーションにも同じくらいの重要性を付与できるようになる。「共感」という言葉であらわされる幅広い現象は、この仕組みに多くを負っている。

考えの源

いま説明した可能性をはじめて思いついたのは、ある奇妙で忘れがたい体験のおかげだ。ある夏の午後、研究室で仕事をしているとき、椅子から立ち上がってオフィスを横切りかけたところでふと同僚Ｂのことが頭に浮かんだ。でもＢのことを考えるべき理由は特になかった――最近会っていなかったし、特に話す必要があったわけでもなく、彼の話を読んだわけでもなく、会おうとする予定もまったくなかった——それなのにBは私の心の中にいて関心を一身に受けていた。他人のことを考えるなどというのは珍しくもないが、これは話がちがった。というのもその存在は予想外で、説明が必要だったからだ。なぜ私はいまB博士のことを考えているのだろう？

ほとんど即座に、いくつかのイメージが急速に次々とあらわれて、私に知るべきことを教えてくれた。私は内心で自分の動きを再生して、自分がほんの数瞬にわたり、同僚Bと同じやり方で動いたのだと気がついた。腕の振り方や脚ののばし方が特徴だった。こうしてなぜBのことを考えてしまったのかがわかると、Bの足取りを心の目にはっきりと思い浮かべられた。だが重要な点は、私が作り上げた視覚イメージは、自分自身の筋肉や骨が、同僚Bの独特な運動パターンを採用するというイメージにより促された——いやむしろ形成された——ということだ。要するに、私はちょうど、まさにB博士のような歩き方をしていたのだ。自分の運動する骨格フレームを自分の内心で表象した（厳密に言えば、私は体感的なイメージを生成した）。そしてついに私は、あの特定の筋肉骨格的なイメージに対する適切な視覚対応物を思い出し、それが我が同僚であったというわけだ。

その侵入者の正体がわかったところで、私はまた人間の脳についてあるおもしろい点に気がついた。他人の特徴的な動きをまったくの偶然から採用してしまえるということだ（あるいはその動きにかなり近いもの、といおうか。もう一度思い出してみると、しばらく前にBがオフィスの窓辺を歩いていたのを見かけていたのだった。私は彼にほとんど注意をはらわず、ほとんど意識せずにそれを処理したのだった）。表象された動きを対応する視覚イメージに変換できたし、記憶からその描写にあてはまる人物（場合によっては複数）が誰かを思い出せた。これはすべて、身体の実際の動きと、その動きの筋肉骨格的な表象や視覚的な表象、そうした表象のある側面との関連で引き起こされる記憶との間の、緊密な相互接続を裏付けるものだった。

このエピソードを、追加の考察とさらなる思索で豊かにすることで、人と他人とのつながりは単に視覚イメージや言語や論理的な推論だけでなく、もっと肉体の奥深いものを通じて行われているのだということを認識するに至った。人間は（１）実際の動き、（２）動きの体感的な表象、（３）動きの視覚的表象、（４）記憶という四つの間で翻訳を行える。このエピソードは、身体シミュレーションの発想と、それが「あたかも身体ループ」にどう適用されるかという発想を作り上げるのに役立った。

よい俳優はもちろん、意識するしないにかかわらず、こうした装置を容赦なく使う。一部の大俳優がある種の個性を自分の作品に流し込むやり方は、このように視覚的、聴覚的に他人を表象し、そしてそれに独自の身体内で肉体を与える力を活用しているのだ。役になりきるとはまさにこういうことであり、その移転のプロセスが予想外の独自の細部で飾られているときには、天才の演技を目にすることになる。

身体を心にとめる脳

これまでの事実や考察から出てくる状況は、不思議で予想外のものだが、かなり開放的な気分をもたらしてくれるものでもある。

人は誰でも自分の身体を常に心に留めている、それはあらゆる瞬間に使える可能性を持った背景的な感情を提供してくれるが、でもそれが実際に認識されるのは、比較的バランスの取れた状態から大幅に逸脱して、快適性や不快性の範囲に入り込み始めたときだけだ。身体を心に留めているのは、それが生命体のまとまりを脅かし生命を脅かしかねない各種の状況で、行動を統制するのに役立つからだ。この機能は、脳に基づく最古の生命制御を活用している。これは単純な身脳信号にまでさかのぼる。つまり生命制御を助けるはずの、自動化された制御反応を求める基本的なプロンプトとしての信号だ。だがこんなに慎ましい始まりから何が実現されたかを見ると、ひたすら驚くしかない。最高度に洗練された身体マッピングは、意識ある心の自己プロセスと、生命体の外にある世界の表象の根底にあるものだ。内なる世界のおかげで、人間はそのきわめて内なる世界だけでなく、自分のまわりにある世界をも知ることができるようになったのだ。

生きた身体が中心的な座となる。生命制御がニーズであり動機だ。脳のマッピングがそれを可能にするもので、ただの生命制御を心を持った制御に変え、そしてやがては意識的な心を持つ制御へと変えるエンジンとなるのだ。

第5章　情動と感情

情動と感情を位置づける

人間行動を理解しようとして、多くの人は情動を無視しようとしたが、無駄だった。行動と心（意識があろうとなかろうと）、それを生み出す脳は、情動（そしてその名のもとに隠れている多くの現象）まで含めて十分に考慮しない限り、その秘密を明かしてはくれない。

情動という話題に関する議論は、生命と価値の問題にわれわれを引き戻す。報酬と処罰、衝動や動機、必要性、感情について言及が必要だ。情動についての議論は、脳内にある生命制御のきわめて多種多様な装置の検討を必要する。そうした装置の原理や目標は脳より古く、おおむね自動的に、いささか盲目的に機能し続けてきたのだが、それが意識を持つ心によって、感情という形で知られるようになったのだった。情動は価値原理の忠実な実行者にして従僕であり、その価値原理とは生物学的価値のいまだ最も知的な子孫なのだ。その一方で情動自身の子孫、ゆりかごから墓場まで生涯を彩る情動的な感情は、情動が決して無視されないようにすることで、人類の上に大きな影を落としている。

第Ⅲ部で、自己の構築の背後にある神経的な仕組みを扱うときには、情動と感情の現象をしばしば持ち出す。というのもその仕組みが自己の構築には使われるからだ。本章の目的は、情動や感情の総合的な概観を提示するというよりはむしろ、その仕組みをざっと紹介することなのだ。

情動と感情を定義する

情動についての会話は二つの大きな問題に直面する、一つはその言葉で表現すべき現象の多種多様さだ。第2章で見たように、価値原理は報酬と処罰装置および衝動と動機を通じて機能するが、これは情動の必要不可欠な一部だ。一般的な情動（たとえば恐怖、怒り、悲しみ、嫌悪）の話をするときには、必然的にそうした他の装置すべてについても語っている。というのもそれはそれぞれの情動を構成する要素であり、独立して生命制御に関わっているからだ。一般的な情動は、単に生命制御を統合した目立つ宝石でしかない。

もう一つの重要な問題は、情動と感情との区別だ。情動と感情は、緊密に結ばれた周期の一部ではあるが、プロセスとして区別できるものだ。この個別プロセスを指すのにどんな言葉を選ぶかはどうでもいい。重要なのは、情動の本質と感情の本質とはちがっていることを認識することだ。もちろん、そもそも情動や感情という言葉にはそもそも何もいけないところはないし、英語でも、また直接対応する言葉を持つ多くの言語でも、ここでの目的にはまったく問題なく使える。ではまず、これらの鍵となる用語を現在の神経生物学に照らして定義するところから始めよう。

情動は複雑で、おおむね自動化された行動のプログラムであり、進化によって造り上げられたものだ。こうした行動は、ある種のアイデアや認知モードを含む認知プログラムで補われているが、情動の世界はもっぱら体内で実行される行動の世界で、たとえば顔の表情や姿勢から、内臓や内部状態の変化などが含まれる。

これに対し、情動の感情は、情動が働いているときに心や身体の中で起こることについての、複合的な知覚だ。身体について言えば、感情は行動そのものではなく行動のイメージだ。感情の世界は、脳マップ内で実行される知覚の世界だ。だがこれには条件をつける必要がある。情動の感情とわれわれが呼ぶ知覚は、前に述べた原初的な感情に対応する特別な含有物を持っているのだ。こうした感情は、内知覚を特権的に扱う身体と脳の独特の関係に基づいている。情動的感情に表象されている身体の側面はもちろん他にもあるが、内知覚がそのプロセスでは圧倒的だし、そうした知覚で感じられる側面とされるものを作るのも内知覚だ。

つまり情動と感情との一般的なちがいは、そこそこはっきりしている。情動はアイデアやある考え方を伴う行動であり、情動的感情は主に情動の作動中に身体がやることの知覚と、その同時期におけるわれわれの精神状態の知覚だ。行動はできても心的プロセスを持たない単純な生命体では、情動が活発でしっかりしていても、情動的感情の状態がその後に伴うとは限らない。

情動は、脳内で処理されたイメージが各種の情動の引き金となる部位を活性化させると機能する。

そうした部位とはたとえば扁桃核や、前頭葉皮質の特殊な部位などだ。こうした引き金部位がどれでも活性化すると、決まった結果が生じる——化学分子が内分泌腺や脳皮質下核種から分泌され、脳と身体の両方に配送され（たとえば恐怖の場合にはコーチゾル）、決まった行動が採られ（たとえば恐怖の場合だと逃避や硬直、腸の収縮など）、決まった表情が作られる（たとえば怖がる顔や姿勢）。重要なこととして、少なくとも人間では、ある種の考えや計画も心にやってくる。たとえば悲しみのような負の情動は、負の事実に関する思いを呼び覚ますようになる。正の情動はその反対だ。心に描かれる行動計画もまた、全体的な情動の信号と並行する。ある情動が発達するにつれて、決まった様式の心的処理がすぐに開始される。悲しみは思考を遅くして、それを引き起こした状況にこだわるよう促すかもしれない。喜びは思考を加速して、関連しない出来事への注意を減らすかもしれない。こうした反応の総和は、時間の中でかなり急速に展開する「情動状態」を構成し、そして退くが、間もなく情動を引き起こせる新しい刺激が心に導入されて、再び情動的な連鎖反応を引き起こすことになる。

情動の感情は、次のステップを構成する。それは情動のすぐ後を急速に追いかけるもので、情動プロセスの正当で経時的で、究極の成果となる：つまり、情動の間に起こったすべて——行動、考え、考えの流れるスタイル——の複合的な知覚だ。それが遅かったり早かったり、あるイメージにこだわったり、あるいは次々にイメージを入れ替えたりする。

神経の観点からすれば、情動-感情サイクルは脳で始まる。情動を引き起こしかねない刺激の評価と、それに続く情動の起動が起こるのだ。そしてそのプロセスは脳の他の部分や身体に広がり、情動状態を造り上げる。最終的にそのプロセスはサイクルの感情部分のために脳に戻るが、その器官は脳の中でもこのプロセスの発端とはちがう脳部位に関わるものとなる。

情動プログラムは、進化の歴史の中でやってきた生命制御機構のすべての要素を含んでいる。たとえば条件の検知検出、内部的ニーズの度合い計測、報酬と処罰面なども含むインセンティブプロセス、予測装置などだ。衝動や動機は情動のもっと単純な構成要素だ。だからこそ幸せや悲しみはその人の衝動や動機状態を変え、即座にその人の意欲や欲望の混合を変えるのだ。

情動の引き金と実行

情動の引き金とはどのようなものか？　ごく単純にいえば、その瞬間に実際に起きている対象や事象のイメージによるものか、あるいは過去に起きて現在思い出されている出来事や事象のイメージによる。自分の置かれている状況は、情動装置にとってはちがいをもたらす。実際にある人生の場面を生きていて、ミュージカルの上演や友人の存在に反応しているのかもしれない。あるいは一人きりで、前日に腹のたった会話を回想しているかもしれない。「ライブ」だろうと記憶から再構成されたものだろうと、想像の中で一から造り上げたものだろうと、そのイメージは一連の事象を開始するものとなる。処理されたイメージからの信号は、脳のいくつかの部位に提供される。こうした部位の一部は言語を司り、一部は運動、一部は理性を作る操作を司るものだ。こうした部位のどこでも、活動は各種の反応につながる。言語による、ある対象へのラベル貼り、ある対象について何かの結論を導くための他のイメージの高速な想起などだ。重要な点として、ある対象を表すイメージからの信号もまた、特定の種類の情動的連鎖反応を引き起こせる部位に到達する。たとえば恐怖の場合には扁桃体がそれにあたるし、同情を引き起こす状況ならば前頭前野腹内側部となる。信号はこうしたサイトすべてに提供される。しかし一部の信号構成は、ある特定のサイトだけを活性化し、他のサイトは信号を提供されても活性化しない可能性が高い——ただしその信号が十分に強力で、文脈が適切な場合だが。まるである種の刺激は特定の錠を開けるための適切な鍵を持っているかのようだ。でもこの例えでは、このプロセスのダイナミックさと柔軟性は捉えきれない。恐怖を引き起こす刺激の場合がまさにそうで、これはしばしば扁桃体を活性化させ、恐怖のカスケードを引き起こすのに成功する。同じ刺激群は、おそらく他のサイトは起動させない。だがたまに、一部の刺激はかなり曖昧なために複数のサイトを活性化させ、複合的な情動状態を引き起こす。甘くもほろ苦い体験がその結果として生じる。つまり、情動の入り混じった状態から引き起こされる「混合」感情だ。

多くの点で、これは体外からの侵入者に対応する免疫系が使う戦略でもある。リンパ球と呼ばれる血液細胞は、その表面に実に大きな侵略抗原とマッチする多種多様な抗体を大量に運んでいる。そうした抗原のどれかが血流に入り、リンパ球と接触すると、やがてその形に最もうまく適合する抗体と結びつく。抗原は、錠に鍵がはまるようにマッチして、結果として反応が起こる。リンパ球はその抗体を実に大量に作り出して、侵略する抗原を破壊する。免疫系と対比させるべく、私は「情動的に有意な刺激」という用語を提案し、情動装置が別の基本的な生命制御装置と有している形式的な類似性を浮き彫りにしようとした。

「鍵が錠にはまる」後に起きることは、ことば本来の意味で心乱すものとしか言いようがない。というのもそれは、継続中の生命状態を、脳そのものから身体のほとんどの部分にわたる生命体の複数の水準で撹乱することになるからだ。恐怖の場合を取り上げるが撹乱は以下のようなものだ。

扁桃体の核は、視床下部と脳幹への命令を送り出し、それがいくつか並列する行動を引き起こす。まず心拍数が変わり、血圧も呼吸パターンも、腸の収縮状態も変わる。皮膚の血管が収縮する。コーチゾルが血液中に分泌され、追加のエネルギー消費に備えて生命体の代謝プロフィールを変える。顔の筋肉が動いて、恐怖に特徴的な表情を採用する。恐怖を引き起こすイメージがあらわれる文脈に応じて、その生物はその場に凍り付くか、危険の源から逃げ去る。凍り付くか逃げ去るかというきわめて個別的な反応は、脳幹の中脳水道周囲灰白質（ＰＡＧ）における個別部位から見事にコントロールされ、それぞれの反応は個別の運動ルーチンとその生理的な付随物を持つ。凍り付くという選択肢は自動的に無活動と浅い呼吸と心拍数低下を引き起こすが、これは身動きしないことで攻撃者の注意を避けるという目的においては有利になる。逃げ去るという選択肢は自動的に心拍数を高め、脚への血液循環を増加させる。逃げ去るには、脚の筋肉に十分な栄養をまわす必要があるからだ。さらに、脳が逃走オプションを選択したら、ＰＡＧは自動的に苦痛処理経路を鈍らせる。なぜか？　逃走中に怪我をした場合、激痛により逃走者が動けなくなるというリスクを減らすためだ。

この仕組みは実に精妙なので、別の構造である小脳は、恐怖の表現を調整しようと苦闘することになる。だからこそ、海軍特殊部隊や海兵隊員として訓練を受けた人々では、過保護に育てられた人々に比べて恐怖反応のあらわれ方がちがうのだ。

最後に、大脳皮質におけるイメージ処理は、それ自体が継続中の情動に影響される。たとえば、関心や作業記憶といった認知リソースはそれに応じて調整される。一部の思考トピックは登場しにくくなる——銃を持った相手から逃げ出すときには、セックスや食べ物のことは普通は考えない。

ものの数百ミリ秒で、情動カスケードはいくつかの内臓、内部状態、顔面や姿勢の横紋筋、心の勢いそのもの、思考のテーマを変えてしまう。これが文句なしに心乱すものだということは、だれでも間違いなく同意してくれると思う。情動が十分に強ければ、哲学者マーサ・ヌスバウムの用語である激変のほうがなおさらふさわしい。[1] こうした大量の努力は、複雑なので調和して実施するのは難しいし、エネルギー消費量の面からも高くつくものだ——だからこそ感情的になるととんでもなく疲れる。こうした情動は、普通は有用な役割を果たす。でもそうでないこともある。その恐怖は単に、文化が歪んでしまったために引き起こされた誤報かもしれない。そうした場合には恐怖は命を救うどころか、ストレスを引き起こすものとなり、ストレスが積み重なれば、精神的にも肉体的にも生命を破壊してしまう。すると激変は負の結果をもたらすことになる。[2]

身体における情動的な変化の大規模な集合体の一部バージョンは、第4章で概説した仕組みを通じて脳に伝えられる。

ウィリアム・ジェームズの奇妙な議論

感情の生理学に入る前に、ウィリアム・ジェームズを俎上にのせて、情動と感情についてのジェームズの言葉が、ジェームズ自身とその後の情動研究にとって創り出してしまった状況について論じておくのがいいだろう。

ジェームズからの見事な引用が、この問題をすばやく簡潔にまとめている。

> こうした情動について私たちが考える自然なやり方は、何らかの事実についての心的な知覚が、情動と呼ばれる心的な情を励起して、その後の心的状態が身体的な表現を引き起こす、というものだ。私の主張はこれと反対で、励起する事実の知覚に直接続いて身体的な変化が生じ、その同じ変化が起こるに際しての感情こそがまさに情動だというものだ(3)。

これは、「知覚」「まさに」の強調も含めて、一八八四年のジェームズそのままだ。

この発想の重要性は強調してもしきれないほどだ。ジェームズは情動プロセスにおけるそれまでの順番をひっくり返し、原因となる刺激と体験される情動との間に身体を挿入した。もはや情動という「心的な情」が「身体的な表現」を引き起こすのではない。むしろ刺激の知覚がある身体反応を引き起こすのだ。これは大胆な提案で、現代の研究はこれを完全に支持している。だがこの引用には大きな問題が含まれている。まったく疑問の余地のない言い方で「その同じ変化が起こるに際しての感情」と述べたジェームズは、その感情というのが結局は「まさに情動だ」と述べることで問題を混乱させている。これはつまり情動と感情をいっしょくたにしているに等しい。ジェームズは、身体変化を引き起こす心的な情としての情動を否定したのに、身体変化の感情で構成される心的な情としての情動を受け入れてしまっている。これは私がさっき提示した仕組みとはまったくちがっている。これが残念な表現上だけの問題なのか、それともジェームズが本当に考えていたことを正確に反映したものなのかはわからない。とはいっても、情動というのが行動プログラムなのだという私の見方は、この文に示されたジェームズの見方とは一致しない。感情についてのジェームズの考えは私のものとはちがっている。だが、情動のメカニズムに関する考え方は、情動の身体ループメカニズムという私の考えとほぼ同じだ（ジェームズは「あたかも」メカニズムを考えてはいなかったが、著作の脚注を見ると、そういうものが必要だということは理解していたように思われる）。

二〇世紀におけるジェームズ理論への批判のほとんどは、いまの段落における用語法のせいだ。チャールズ・シェリントンやウォルター・キャノンといった主導的な生理学者たちは、ジェームズの言葉を文字通りに使って、自分たちの実験データがジェームズの仕組みとは相容れないものだと結論づけた。シェリントンもキャノンも正しくはなかったのだが、この誤解で彼らだけを責めるわけにはいかない[4]。

その一方で、ジェームズの情動理論については正当な批判が可能だ。たとえば、ジェームズは刺激の評価をまったく無視して、情動の認知的な側面を、刺激の知覚と身体活動の知覚だけに限定した。ジェームズにとって存在したのは、励起する事実の知覚（これは私の情動的に有意な刺激と同義だ）と、それに直結した身体的変化だ。今日のわれわれは、こうした形で事態が進行することも実際にあり、高速な知覚が情動を引き起こすこともあるのだが、評価のステップがその間にはさまることが多いのを知っている。これは刺激が脳を通り、やがて引き金となる部位に導かれるまでのフィルタリングと誘導なのだ。評価段階は実に短く意識せずに起こることもあるが、でもその存在は認めねばならない。この点についてのジェームズの見方は、戯画的なものだ。刺激は常に起動ボタンに向かい、爆発を引き起こすというのだから。もっと重要なこととして、ある情動状態が生成する認知は、決してジェームズの考えるような、刺激や身体変化のイメージに限られているわけではない。人間ではすでに見たように、情動プログラムは身体変化に伴い、いくつか認知的な変化も引き起こす。それは情動プロセスの後期のコンポーネントと考えてもいいし、来たるべき情動の感情についての予測された比較的ステレオタイプ的なコンポーネントとすら考えられる。だがこうした条件をつけたからといって、ジェームズの驚異的な貢献がいささかも減るわけではない。

情動の感情

まずは作業のための定義から始めよう。感情と情動は、以下の二つの複合的な知覚である：（１）実際またはシミュレーションされた情動の間の身体状態（２）改変された認知リソース状態と何らかの心的スクリプトの動員。心の中では、こうした知覚がそれを引き起こした物体と結びつけられるのだ。

情動の感情がもっぱらある情動状態の間における身体状態の知覚なのだということがはっきりすれば、あらゆる情動の感情は原初的な感情の主題の変奏を含んでいると言ってもおかしくはないだろう。それはその時点での原初的な感情が何であれ変形したもので、それを内知覚と関連するしないによらず、他の身体変化の側面が補っている。また、脳におけるこうした感情の下層は、脳のイメージ作成部位、具体的には二つのちがう部分の体性感覚部位にあることも明らかになる。その二つの部分とは、上位脳幹と大脳皮質だ。感情とは、特別な下層部に基づく心の状態なのだ。

大脳皮質のレベルでは、感情に関わる主要な部位は島皮質《とうひしつ》だ。これは大脳皮質のそれなりに大きいながら静かに隠された部分で、前頭弁蓋部と頭頂弁蓋部の両方の下にある。島皮質は、その名の通り確かに島のように見えて、いくつかの脳回を持っている。島皮質の前部は古い時代からのもので、味覚と嗅覚に関連しており、さらに話がややこしくなるが、感情のプラットフォームであるにとどまらず、いくつかの情動の引き金となるプラットフォームでもあるのだ。それはきわめて重要な情動の引き金となる。その情動とは嫌悪で、数ある情動の中で最古のものの一つだ。嫌悪は潜在的に有毒な食物を拒絶して、身体に入らないようにするための自動的な仕掛けとして生まれた。人間は、傷んだ食べ物を見たり、それに伴う嫌な匂いや味で嫌悪を感じるだけでなく、対象や行動の純粋性が脅かされ「汚染」が生じている各種の状況でそれを感じる。重要なこととして、人間は道徳的に望ましからぬ行動を知覚するだけで嫌悪を感じる。結果として、人間の嫌悪プログラムの多くは、典型的な顔の表情も含め、社会的情動である軽蔑に乗っ取られることとなった。軽蔑はしばしば、道徳的な嫌悪を表すものとなる。

島皮質の後部は現代的な新皮質でできており、その中間部は中間的な系統発生年代からのものだ。島皮質は昔から内臓機能と関連していることが知られており、内臓をあらわしその制御に参加している。一次、二次の体性感覚皮質（SⅠ、SⅡと呼ばれる）と共に、島皮質は身体マップを創り出す。

実際、内臓と体内状態との関係でいえば、島皮質は一次視覚野や聴覚野に相当する。

一九八〇年代末に、私は体性感覚皮質が感情に果たす役割について仮説を述べ、感情を提供している可能性が高いのは島皮質だと指摘した。私としては、感情状態の起源を行動駆動部位（たとえば視床下部）などに帰属させせようという見込みのない発想から遠ざかりたかったのだった。当時、情動について語ると、バカにされないまでも哀れみの目で見られ、感情のために独立した基質があるのではと言うと、ギョッとした顔をされたものだった。(5) だが二〇〇〇年頃から、島皮質での活動が確かに考えられるあらゆる感情と重要な相関を示していることがわかってきた。好き／嫌いな音楽を聴いたり、好きな絵（エロチックなものも含む）を見たり、嫌悪を催させる絵を見たり、ワインを飲んだり、セックスをしたり、ドラッグでハイになったり禁断症状を覚えたりするといった各種の刺激が引き起こす、情動に関わる活動から、快楽や苦痛のあらゆる程度に関連した感情などだ。(6) 島皮質が感情の重要な基質だという見方はまちがいなく正しい。

でも感情の相関物となると、島皮質だけではどう見ても話が終わらない。感情を体験するとき、島皮質と並行して前帯状皮質《ぜんたいじようひしつ》も活性化する傾向が強い。島皮質と前帯状皮質は密接にからみあった部位で、相互接続されている。島皮質のほうは二つの感覚機能と運動機能を持っている。ただしそれは、プロセスの中で感覚側に偏っている。一方の前帯状皮質は運動構造として機能する。(7)

もちろん最も重要なのは、（3章と4章で述べたように）感情状態の構築にいくつかの皮質下部位が役割を果たすという事実だ。一見すると、孤束核や傍小脳脚核といった部位は、身体内部からの信号にとっての中継所と思われていた。そこから信号は視床の専用部分に送られて、それが今度は信号を島皮質に送るというわけだ。だがすでに述べた通り、そうした核類の特別な地位——内臓や体内状態からの情報を初めて受け取り、身体内部のあらゆる範囲からの信号を統合できるという能力を持つ部位——から見て、感情はおそらくそうした皮質下の核類で生じている可能性が高い。脊髄から脳髄に到る上昇の中で、こうした構造は総合的な内的風景——胸部と腹部およびその内臓——と四肢や頭の内臓的な面に関する信号を統合して変調できる最初のものだ。

これまで見た証拠から、感情は皮質下で起こるという見込みは高い。脳幹構造が無傷で、島皮質だけ完全に破壊されても、幅広い感情状態は持てる。脳幹構造は無傷だが、島皮質などの体性感覚皮質は持たない水無脳症の子どもたちは、感情状態を示唆する行動を示す。

感情の生成で同じくらい重要なのが、心と自己に関する私の枠組みにとって核心となる生理的な仕組みだ。身体マップの生成と、それに伴うサポートの感情の生成に関わる脳部位は、そのマッピングされる信号の源そのものと共鳴ループを構成するのだ。身体マッピングを司る上位脳幹の機構は、自分が作るマップの源と直接相互作用を行い、身体と脳の緊密なつながりを作り出し、両者をほとんど融合させる。情動の感情は、生命体の中で他に類のない生理的システムから創発されるのだ。

この節を終えるにあたり、もう一つ感情状態の重要な構成部分を思い出していただこう。目下の情動により引き起こされる各種の思考だ。こうした思考の一部は、すでに述べたように、情動プログラムの一要素であり、その情動が展開するにつれて起動され、認知的文脈を情動と連動させる。だがそのほかに、情動プログラムのありきたりな構成要素にとどまらず、目下の情動に対する遅れてきた認知的反応となる思考もある。こうした反応が引き起こすイメージは、結局はその情動をそもそも引き起こした対象の表象と、情動プログラムの認知コンポーネント、および身体状態の知覚的な読み取り値とともに、感情知覚の一部となるのだ。

情動をどのように感じるか

基本的に、情動の感情を生成する方法は三つある。最初のいちばん明らかなものは、情動が身体を変えることで生成される場合だ。どんな情動でもこれはしっかりと迅速に実行できる。というのも情動というのはまさに行動プログラムであり、その行動の結果は身体状態の変化だからだ。

さて、脳は絶えず感情の基層を生成し続けている。これは継続中の身体状態からの信号が絶えず報告されて使われ、適切なマッピング部位で変形されるからだ。情動が展開するにつれ、決まった変化群が生じ、そして脳幹と島皮質で生成される継続中のマップに変化が投影されて記録された結果として、情動の感情マップが生じるのだ。マップは複合的な多部位でのイメージの下層分を構成する。(8)

感情状態が情動と結びつくためには、それを引き起こす対象と、それが登場したタイミングの情動的反応との時間的な関係をきちんと考慮する必要がある。これは視覚や聴覚や嗅覚で起こることとは驚くほど異なっている。こうした他の感覚は外部の世界に焦点をあわせているので、ここのマップ作成部位は、言わばすべて白紙に戻し、無限のパターンを構築できる。でも身体感覚部位ではそうはいかない。こうした部位はどうしても内部に焦点をあわせており、身体の無限の同一性が送り出してくる信号にとらわれてしまう。身体を心にとめる脳は、まさに身体とその信号に囚われの身となっているのだ。

　すると感情を生み出す最初の方法は、私が身体ループと呼ぶものを必要とする。だが、他に少なくとも二つのやり方がある。一つは第4章で導入した「あたかも」ループに依存するもの。その名が示すとおり、これは小手先のごまかしだ。典型的な情動カスケードを開始する脳部位は、島皮質のような身体マッピング部位に対し、身体がそこに情動状態のシグナルを出したときに採用したはずのパターンを採用するよう命令できる。言い換えると引き金となる部位は島皮質に対し、「あたかも」Xという情動状態を記述する信号を受信しているかのように、その発火を形成構築するよう命じるわけだ。このバイパス機構の長所は明らかだ。全面的な情動状態を実施するにはかなりの時間もかかるし、貴重なエネルギーも大量に喰ってしまう。だったら結果だけ先取りすればいいではないか？　これが脳内で生じたのは、まさにそれが時間とエネルギーの節約をもたらしたからなのはまちがいないし、さらには賢い脳がきわめて怠け者だからでもある。脳は手抜きの機会があれば決して見逃さない。これは脳が律儀に守る、ミニマリズム的な哲学だ。

　この「あたかも」メカニズムには、一つだけ落とし穴がある。他のどんなシミュレーションでもそうだが、本物には及ばないのだ。「あたかも」感情状態は万人がしょっちゅう使うものだと思うし、情動性のコストを引き下げるのもまちがいないが、それは身体ループ式情動を薄めたものでしかない。「あたかも」パターンは身体ループ感情状態の感じとは比べものにならない。しょせんはシミュレーションであり本物ではないからだし、おそらくは弱い「あたかも」パターンは通常の身体ループ版に比べれば、継続中の身体パターンにかなわないからだろう。

もう一つ感情状態を構築する方法は、身体信号が脳に伝わるのを変えることだ。自然鎮痛剤の活動や身体信号を阻害する薬物（痛み止め、麻酔薬）の処方の結果として、脳は目下の実際の身体状態について歪んだ見方を受け取ることになる。恐怖の状況で、脳が凍り付くより逃走を選んだ場合には、脳幹は苦痛伝達回路の一部を停止させることがわかっている——いわば電話のコードを引っこ抜くようなものだ。こうした反応を制御する中脳水道周囲灰白質は、自然麻薬物質の分泌を命じて、鎮痛剤を摂取するのとまったく同じ影響をもたらせる。つまり、苦痛信号を排除するのだ。

厳密な意味で言えば、ここで扱っているのは身体の幻覚だ。というのも脳がマップに記録するものと、意識ある心が感じるものは、知覚される現実とは対応していないからだ。身体信号の伝達やマッピングを変える力を持った分子を吸収するたびに、われわれはこのメカニズムをもてあそぶことになる。アルコールはこれをやる。鎮痛剤や麻酔薬もそうだし、各種の濫用ドラッグもそうだ。まったくもって明らかなことだが、人々が単なる好奇心以外でそうした分子に惹かれるのは、幸福感を生成したいと思うからだ。そうした感情においては苦痛信号が妨害されて快楽信号が生み出される。

情動と感情のタイミング

最近の研究で同僚のデヴィッド・ルドラウフが、脳磁図を使って情動と感情の時間的な流れを調べた[9]。脳磁図は脳活動の空間的な場所の点ではｆＭＲＩよりもずっと精度は劣るが、でも脳のかなり大きな部分について、個別プロセスの所要時間を推計するというすばらしい可能性を提供してくれる。

このアプローチを使ったのは、まさにこの時間的な特徴のためだ。

脳の中を見たルドラウフは、快適または不快な視覚刺激に対する情動的、感情的な反応に関係した活動の時間的な流れを追跡した。刺激が視覚野で処理された瞬間から、被験者が最初に感情を報告する瞬間までには五〇〇ミリ秒近く、つまり半秒近くが経過していた。これは時間として長いか短いか？ 見方次第だろう。「脳時間」ではこれはものすごい間隔だ。というのもニューロンは五ミリ秒ほどで発火できるのだから。だが「意識的な心の時間」で言えば、大した時間ではない。知覚であるパターンを意識するのに必要な数百ミリ秒と、概念処理に必要な七‐八〇〇ミリ秒との間くらいに位置する時間だ。だが五〇〇ミリ秒を超えると、感情は何秒も、または何分も尾を引くこともある。これは明らかに何らかの反響の中で繰り返されているのだ。特にそれが、いわば大事《おおごと》の感情の場合はそうだ。

情動の種類

人間のあらゆる情動の幅を記述したり、それを分類したりする試みは、ことさらおもしろくもない。伝統的な分類に使われる基準は欠陥があり、情動の一覧はどんなものでも、これが入っていないとか、あれが重複しているとかいった批判を逃れられない。漠然とした簡便法として、情動という用語はかなり複雑な行動プログラム（反射反応のようなものを一つ二つ以上含んでいるもの）を指すべきで、それが何かはっきりわかる対象や事象、情動的に意味のある刺激によって引き起こされると考えるべきだろう。普遍的な情動と呼ばれるもの（恐怖、怒り、悲しみ、幸福、嫌悪、驚き）はこうした基準をクリアしていると考えられている。たとえそうであるにしても、こうした情動はまちがいなく文化によらず生み出されており、容易に認識できる。それはその行動プログラムの一部——顔面の表情——がきわめて特徴的だからだ。こうした情動は、情動について明確な名前を持たない文化にすら存在する。この普遍性が人間だけでなく動物にも見られるものだという認識が早い時期から普及したのは、チャールズ・ダーウィンのおかげだ。

情動的な表現の普遍性は、情動的な行動プログラムがどれほど学習から外れて自動化されているかを示すものだ。そうした表情が実行されるたびに、その情動はちょっとした強度の変化や構成運動の持続時間の変化などを通じて変調できる。それでも基本的なプログラムルーチンは、それが実行されるあらゆる身体水準——外部的な動き、心臓や肺、腸、皮膚などの内臓変化、内分泌変化など——で決まり切ったものだ。同じ情動の実行でもその時々で変化はあるが、変化しすぎてその主体や他人から見てどんな情動かわからなくなることはない。ガーシュイン『サマータイム』の演奏が解釈に応じて変化したり、あるいは同じ解釈でも場合によって変わったりする程度の変化にとどまる。どんな場合でも、それが同じものだというのは完全にわかる。行動の基本的な輪郭は維持されるからだ。

情動が学習から外れて自動化され、予測可能なほど安定した行動プログラムだという事実は、自然選択とそこから生じる遺伝的命令という起源を示すものだ。こうした命令は進化を通じてきちんと維持され、脳が決まった頼りになる方法で組み立てられるという結果をもたらして、おかげで特定のニューロン回路が情動的に有意な刺激を処理して情動を引き起こす脳部位に対し、全面的な情動的反応を構築させられる。情動とその根底にある現象は生命維持とそれに伴う個人の成熟にとって実に本質的なものであり、それは発達の初期に信頼できる形で動員される。

情動が学習からはずれ、自動化され、ゲノムに設定されるという事実は、どうしても遺伝的決定論の亡霊を呼び覚ます。人の情動には、個人化され教育可能な部分はまったくないのか？　答：そういう部分は大量にある。正常な脳における情動の基本的メカニズムは、確かにどんな人でもかなり似通っているし、それはよいことだ。というのもそのおかげで多様な文化の人類が、苦痛や快楽を引き起こす問題についての根本的な嗜好で、共通の基盤を持てるようになっているのだから。だがメカニズムはきわめて似通っていても、ある刺激が特定の個人にとって情動的に有意になる状況というのは、別の人にとっての情動的に重要な状況とはちがっている可能性が高い。ある人は怖がるのに別の人は怖がらないようなものはあるし、その逆もある。人によって好き嫌いのあるものもあれば、人々が共通して愛したり恐れたりするものもある。要するに情動反応は、その原因となる刺激に対してかなりカスタマイズされているのだ。この意味で、人はみんな似てはいるが完全に同じではない。そして、この個人化には他の側面もある。育つ文化の影響や、個人の教育の結果として、情動的表現を部分的にはコントロールできるのだ。公共の場で笑ったり泣いたりするやり方は文化によってちがうし、またその形成のされ方が、ある社会階級の内部ですらちがっているのは有名だ。情動的表現はお互いに似てはいるが等しくはないのだ。変調され、きわめて個性的になったり、ある社会集団を示唆するものとなったりする。

情動表現が、意図的に変調できるのもまちがいない。だが情動の変調コントロールの度合いは、明らかに外部表現の範囲でしかない。情動は外部表現以外にも多くの反応を含み、その一部は内的で他人が裸眼では見分けられないものなので、情動プログラムの大半は、それを抑制しようといかに意志力を発揮したところで、相変わらず実行されるのだ。最も重要な点として、情動的変化の合奏を知覚して生じる情動の感情は、外面的な情動表現が部分的に抑制されていても相変わらず起こる。情動と感情は二面性を持ち、それは両者のまったくちがう生理的メカニズムとも一致している。悲しいニュースを聞いて、上唇を硬直させる平常心の強い人物に出会っても、その人が苦悶や恐怖を感じていないのだと思ってはいけない。この知恵は、古いポルトガルのことわざにうまく表現されている。「顔だけ見る者は、決して心はわからない」[10]

情動の範囲の上から下まで

普遍的な情動に加え、よく見られる情動も挙げておこう。何年も前に私は、こうした情動の一部に「背景情動」という名前をつけた。たとえば熱意や失意など、人生で各種の現実的状況により引き起こされるだけでなく、病気や疲労といった内部状態からも引き起こされるものなどだ。背景情動の情動的に有意な刺激は、他の情動よりさらにこっそり作用して、当人がその存在に気がつかないうちに情動を引き起こすこともある。すでに起きた状況を回想したり、単に可能性があるというだけの状況を考えただけで、そうした情動は引き起こされかねない。結果として生じる背景感情は、原初的感情をほんのわずかにステップアップさせたものだ。背景情動は、感情の近い親戚だが、もっと限定された一時的なものだという点や、刺激をもっと明確に指摘するという点で感情とは異なる。

もう一つ大きな情動グループは、社会的情動だ。このラベルはちょっと奇妙だ。というのもあらゆる情動は名実ともに社会的なものだからだ。でも特にこの現象はまちがいなく社会的な状況で起こるので、このラベルも正当化されるだろう。主要な社会的情動の例を見れば、このラベルが十分に正当化できるのがわかる。同情、恥、恥辱、罪悪感、軽蔑、嫉妬、うらやましさ、プライド、崇拝。こうした情動は、確かに社会的状況により引き起こされ、確かに社会集団の人生において重要な役割を果たす。社会的情動の生理的な働きは、他の情動とあらゆる面で何らちがいはない。どちらも情動的に有意な刺激が必要だ。どちらも特定の引き金となる部位に依存する。どちらも身体に関わる入念な行動プログラムで構成される。そしてその被験者は、それを感情として知覚する。だが、重要なちがいも存在する。ほとんどの社会的情動は進化的に見て最近発達したものであり、一部は人間特有のものらしい。崇拝や、他人の肉体的な痛みではなく、精神的、社会的な痛みに対する同情、恥、妬み、多くの動物、特に霊長類と類人猿は、社会的情動の萌芽を示す。身体的な災難に対する同情がその例だ。プライドなどがその好例だ。フサオマキザルは、不正だと思ったものに対しては明らかに反応するようだ。社会的情動は多くの道徳原理が組み込まれており、倫理体系の自然の基盤となる。[11]

崇拝と同情についての余談

崇拝の対象となる行動や物体は、文化の性質を左右する。またそうした行動や物体の主体となる人物に対する反応も文化の性質に関わる。適切な報酬がなければ、崇拝すべき行動は真似られにくい。同情についても同じだ。日常生活には各種の災難がふりかかってくるので、それに直面した個人に対して人々が同情的にふるまわなければ、健全な社会の可能性は大幅に下がってしまう。同情も真似られるためには報酬を与えねばならない。

崇拝や同情を感じるときに脳では何が起こっているのだろう？　そうした情動や感情に対応する脳プロセスは、恐怖、幸福、悲しみなどの基本的な情動で示したものと多少なりとも似ているのだろうか？　それともちがうのか？　社会的情動はその人物が育つ環境にきわめて依存しており、教育要因に大きく結びついているようなので、脳の表面に張り付いた単なる認知的なベニア板でしかないように思えるかもしれない。また、そうした情動や感情の処理（これは明らかにそれを抱く人物の自己が関与している）が、自己状態と関連づきはじめた脳構造を動員するのか、そうでないのかという点も検討することが重要だ。

私はハンナ・ダマシオとメアリー・ヘレン・イモルディノ＝ヤンと共にこの問題に答えようとした。この二人は神経科学と教育との融合を目指しており、その一環としてこの問題にも惹かれていたのだった。われわれはｆＭＲＩを使い、正常な人間に対して物語が崇拝や同情の感情をどのように引き起こすか調べる研究を設計した。物語に示された特定の行動が引き起こす、崇拝や同情の反応を生成したかったのだ。被験者が他人の崇拝や同情を見て認識できるかどうかには興味がなかった。被験者自身にその情動を体験してほしかったのだ。当初から、少なくとも四つのちがう状況が欲しかった。一つは崇拝、二つは同情のためだ。崇拝条件は、美徳ある行動に対する崇拝（鷹揚さを示す偉大な行動の崇拝すべき美徳）か、美徳を持つ行動に対する崇拝（たとえば傑出した運動選手や、驚異的な音楽のソリストの行動に対するもの）だ。これに対し同情条件は、身体的苦痛に対する同情（街角での哀れな事故被害者に対して感じるもの）と精神的社会的災難に対する同情（火事で家を失ったり、正体不明の病気で愛する人を失った女性に対して感じるもの）だ。

この実験で見られたコントラストはきわめて明確であり、特にメアリー・ヘレンが巧みなやり方で実際の物語を集め、ｆＭＲＩ実験で志願した被験者に対してその物語を処方する有効な方法を考案したことでそれはさらに強まった。[12]

検証した仮説は三つあった。第一の仮説は、崇拝や同情を感じるときに動員される部位についてだった。実験の結果は文句なしだった。動員される部位は、おおむね普通の基本的情動とされるもので動員される部位と同じだった。どの条件でも島皮質は活発に動き、前帯状皮質も同様だった。上部脳幹もやはり予想通り使われていた。

この結果は、社会的情動は基本的な情動に比べて、生命制御の仕組みをそれほど動員しないという考えが明らかにウソだと示している。脳の関与はかなり根深い。これはそうした情動の体験が、身体事象に深くマーキングされているのだという事実と一致している。ジョナサン・ハイトは各種の社会的情動処理について行動研究を行っているが、その研究でもこうした状況で身体が関係していることがわかる。[13]

われわれが検証した第二の仮説は、本書の中心テーマにも関わるもので、自己と意識についてのものだ。こうした情動を感じると後部内側皮質（ＰＭＣ）が動員されることがわかった。この部位は、自己の構築に関係した部位だとわれわれは考えている。これは、刺激物語のどれに対してであれ、被験者が反応するにはその人物が状況の完全な観察者にして判断者になることが必要だという事実と整合している。同情の場合には、主人公の運命と全面的に共感することが必要だし、崇拝の場合には、その主人公の善行について潜在的にそれを真似る可能性を持つ人物にならねばならないわけだ。

また予想外のことも見つけた。技能に対する崇拝や、肉体的苦痛に対する同情の状況で最も活発だったＰＭＣは、立派な行動に対する崇拝や、精神的苦痛に対する同情で最も活発になったＰＭＣの部分とはかなりちがっていたのだ。この差は驚くほどで、あまりにちがっていて、前者の情動二つに関わるＰＭＣ活動パターンと残り二つに関わるパターンとは完全な相補関係となり、ジグソーパズルの隣り合ったかけらのようにぴったり相互にはまりあうほどだったのだ。

前者の二つの情動条件——技能と肉体的苦痛——に共通する特徴は、それが外面的で行動指向の側面から身体が関与していたということだ。後者の二つ——心理的苦悶の苦痛と美徳ある行動——は心的状態が共通の特徴だ。ＰＭＣの結果を見ると、脳はこうした共通の特徴を認識したことがわかった——一方では身体性、一方では精神状態。そして崇拝と同情という初歩的な対比よりもずっと明確にそれを区分したわけだ。

この見事な結果について考えられる説明は、ＰＭＣのその二つの部分が持つ結束相手がちがっているということだ。つまり、それが被験者の脳の中で、自分の身体との関係でどこに結びついているかということだ。ある部分は筋骨的な面に密接に関連しており、もう一つは身体の深奥、つまり内部状態や内臓と結びついている。賢明なる読者は、どっちがどっちと関連しているか見当がつくだろう。

身体的特徴（技能、肉体的苦痛）は筋骨関連の部分とつながっている。精神的特徴（精神的苦痛、美徳）は内部状態や内臓と関連している。そうでないはずがあろうか？

特筆すべき仮説と結果はもう一つずつある。肉体的な苦痛に対する同情は、進化的に古い脳の反応なので――それはいくつかの人間以外の動物でも明らかに見られる――精神的苦痛に対する同情よりも脳内ですばやく処理されるはずだとわれわれは予想した。精神的苦痛への同情は、一見しただけではわかりにくい災難を扱うのでもっと複雑な処理を必要とし、おそらくもっと広い知識の範囲を必要とするからだ。

結果を見るとこの仮説は裏付けられた。肉体的苦痛に対する同情は、精神的苦痛に対する同情よりも島皮質にすばやい反応を引き起こした。肉体的苦痛に対する反応は起動が速いだけでなく、消えるのも速い。精神的苦痛に対する反応は、確立するのに時間がかかるが、消えるまでにも長くかかる。

この実験はかなり予備的なものではあるが、脳が崇拝と同情をどのように処理するかについて、初期段階の知見が得られた。思った通り、こうしたプロセスの根っ子は、脳の奥深くにまで到達し、肉体にも入り込んでいる。これまた思った通り、こうしたプロセスは個人的な体験に大きく影響されている。これは当然のことながらすべて、あらゆる情動について当てはまる。

第6章　記憶のアーキテクチャ

どこかで、どうにかして

「この先、列車が発車するのを見るたびに、銃声が何発か聞こえてしまうことだろうね」スコット・フィッツジェラルド『夜はやさし』の主人公ディック・ダイヴァーは、あるパリの朝に友人エイブ・ノースに手を振って別れを告げるに際し、従者にこう尋ねる。ダイヴァーたちはちょうど予想外のものを見たところだった。サンラザール駅から列車が出発しようとするときに、ある絶望した若い女性が、ハンドバッグから小さな真珠貝をあしらったリボルバーを取り出して恋人を射殺したのだ。

ダイヴァーの発言は、複合的な情報を学習してそれを後で再現するという脳の驚異的な能力を見事に思い出させてくれる。それはこちらが望むと望むまいと、かなりの鮮明さを持って多種多様な視点から生じてしまう。ダイヴァーたちは、今後鉄道駅にやってくるたびに、心の中で空想上の銃声を耳にすることだろう。それはその朝耳にしたものよりは弱いが、すぐにそれとわかるものだ。その朝体験した聴覚的イメージを再現しようという試みが、意図せずして起こってしまうのだ。そしてある事象の複合記憶は、その事象を構成するどんな部分の表象からでも再現できるため、一同は実際に列車が駅から発車するのを見るときだけでなく、別の場面でだれかが列車の出発する話をしただけで銃声を思い出してしまうかもしれない。さらにだれかがエイブ・ノースに言及しただけでも（一同が駅にいたのは彼のためだった）、サンラザール駅（事件の現場）の話をしただけでもそれを思い出してしまう。戦場にいて、戦闘の音や光景が望みもしないフラッシュバックとしていつまでも思い出されてしまう人々に起きるのもそういうことだ。ＰＴＳＤ（心的外傷後ストレス障害）は、この見事な能力の残念な副作用となる。

このお話でもそうだが、その出来事が情動的に重要なもので、価値の尺度をゆるがすようなものだと記憶されやすい。その場面に何らかの価値があり、その時に十分な情動が存在していれば、脳はマルチメディアの光景、音響、触感、気持ち、匂いなどを学習し、何らかの合図をきっかけにそれを呼び起こす。やがて、その想起は弱まるかもしれない。やがて、話を作るのがうまい人の想像力があれば、その話に尾ひれがついたり、切り刻まれたりして、小説や脚本に組み込まれるかもしれない。一歩ずつ、映画的な非言語的イメージだったものは、断片的な言語による記述となり、視覚聴覚的な要素と同じくらい、お話のことばのおかげで記憶されることになるかもしれない。

さて、思い出すという驚異のプロセスを考えてみよう、そしてそれを作り出すために脳がどんなリソースを必要とするか考えてみよう。各種の感覚領域における知覚イメージ以外に、脳はその個別パターンを、どこかで、どうにかして保存しなければならず、そしてそのパターンをどこかで、どうにかして取り出す道筋を必要とし、その作業をどこかでどうにかして再現しなければいけない。これがすべて起きて、そこに自己という追加の贈り物が加われば、自分が何かを思い出していることがわかる。

身の回りの複雑な世界を操作する能力は、この学習して思い出す能力に依存している——われわれは人々や場所を認識するが、これはそれに似た記録を選び出して、そうした記録の一部を適切なときに呼び戻せるからこそ可能になっている。可能な出来事を想像する能力もまた、学習と思い出す能力に依存しており、これは理由づけと将来を切り抜けるための基盤であり、もっと一般的には、問題に対する目新しい解決法を編み出すための基盤となる。もしこれらすべてがどう起こるかを理解したいなら、脳の中で「どうにかして」の謎をつきとめ「どこかで」という場所を見つける必要がある。これは現代神経科学における複雑な問題の一つなのだ。

学習と想起の問題に対するアプローチは、研究に選ぶ操作の水準で変わる。脳が学習するのに何が必要かについて、ニューロンと小さな回路の水準では理解は高まっている。実用的な目的のためには、シナプスがどう学習するかわかっているし、ミクロ回路レベルですら学習に関わる分子や遺伝子表現メカニズムの一部はわかっている。[1] また各種の情報を学ぶのに主要な役割をはたす脳の個別部分もわかっている——顔や場所、ことばといった対象を学ぶ部分や、運動を学ぶ部分はちがうのだ。[2] だが、どこかで、どうにかしてのメカニズムが十分に説明されるまでには多くの疑問が残っている。ここでの狙いは、この問題をさらに明らかにできる脳アーキテクチャの概要を述べることだ。

記憶の記録の性質

脳はモノの記録を作る。それがどう見え、どんな音をたてどんな行動をするかを脳は記録し、あとで思い出せるよう保存しておく。これは事象についても同じだ。通常、脳はフィルムのように受動的な記録装置だと想定されている。そこに、物体の特徴が、感覚検出器で分析された通り忠実にマッピングされるというわけだ。目が受動的でありのままのカメラだとすれば、脳は受動的で何も記録されていないセルロイドということになる。これはまったくのフィクションだ。

生命体（身体と脳）は物体と相互作用し、脳はその相互作用に反応する。物体の構造を記録するのではなく、脳は実は生命体がその物体と持つ相互作用の様々な帰結を記録しているのだ。ある対象との遭遇について人々が記憶するのは、その網膜の光学でマッピングされた視覚的な構造だけではない。以下も必要となる。まず、その物体を見るのに関連した感覚運動的なパターン（たとえば目や首の動き、あるいは必要なら全身の動き）。第二に、その物体を触り操作するのに関連した感覚運動的なパターン（あてはまる場合のみ）、第三に、その物質に関連してそれまで獲得した記憶を思い出すことから生じる感覚運動パターン。第四に、その物体に関連した情動や感情を引き起こすのに関連した感覚運動パターン。

通常、ある対象の記憶と呼ばれるものは、生命体とその対象とのある一定期間における相互作用に関わる、感覚的、運動的な活動の複合記憶なのだ。感覚運動活動の範囲は、その対象の価値と状況、さらにはそうした活動の持続力に関わってくる。個別の対象に関する記憶は、それに類似する対象に関する過去の知識や、現在体験している状況に似た状況に関する過去の知識に統括されている。人の記憶は、その人の過去の歴史や信念により、言葉本来の意味で歪んでいる。完全に忠実な記憶などというのはおとぎ話にすぎず、つまらない物体だけにしか適用できない。脳が「ある物体の記憶」のような孤立したものを持つという考え方は、まったく説得力がないようだ。脳はある相互作用の間に何が起きたかという記憶を保持しており、その相互作用は、重要な点としてわれわれ自身の文化的過去や、生物としての種の過去も文化の過去の記憶も持っているのだ。

人は受動的に受け取るのではなく、関わりを持つことを通じて知覚するという事実こそが、記憶における「プルースト効果」の秘密だ。つまり、人は個別のモノよりもむしろ文脈を思い出しがちなのだ。だがそれは、意識がどのように生まれるのかを理解する際にも関係してくる。

性向が先にきて、続いてマップ

脳マップのすばらしいところは、表象されたもの――その形、動き、色、音――とマップの内容との、比較的明瞭なつながりだ。マップのパターンは、それがマッピングしているモノとある程度は明確な対応関係を持っている。理論的には、もし知的な観察者が科学的な探索行の中でマップにたどりついたら、すぐにそのマップが何を表すものか見当がつくはずだ。これがまだ不可能なのは知っているが、でも新しい画像化技術はこの方向にかなり着実に向かっている。ｆＭＲＩを使った人間の研究では、多変量パターン分析によりその被験者が見たり聞いたりした特定物体に関する特定の脳活動パターンがあることが実証された。最近の研究（Meyer et al., 2010, 第3章で言及）で、われわれは被験者が「心の耳」で聴いたもの（実際の音はまったく聞こえていない）と対応するパターンを聴覚野で検出した。この結果はディック・ダイヴァーが述べた疑問に直接応えるものだ。

マッピングの生物学的発達とその直接の結果――イメージや心――は進化における変化として讃えられ具合があまりに低い。何からの変化なの、とお尋ねかもしれない。それは表象されているものと表面上のつながりがほとんどない、神経的な表象モードからの変化だ。例を挙げよう。まず、ある物体が生命体に当たり、それに対してニューロンのアンサンブルが発火すると想像してほしい。その物体は鋭利だったり角《かど》がなかったりだったり、大きかったり小さかったり、手に握られていたり自分で動いてきたり、プラスチック製、金属製、肉体だったりする。重要なのは、それが生命体の表面のどこかに当たるということで、そうなるとニューロンのアンサンブルはその打撃に対して活性化することで対応するが、その物体の性質を実際に表象することはない。さてこんどは、最初のアンサンブルから信号を受けて発火する、別のニューロンアンサンブルを想像してほしい。そしてその第二のアンサンブルにより、生命体はじっとしていた場所から動くよう促されるとしよう。どちらのアンサンブルも、実際にはその生命体が最初にいた場所を示さないし、どこで止まるべきかも示さず、対象の物理特性もあらわさない。必要なのはそれが当たったということの検出、指令装置、運動能力だ。それだけ。こうした脳のアンサンブルで表象されるように見えるものは、マップではなく、むしろ性向や、こうしたものを符号化するノウハウ方式のようで、以下のようなものを符号化している：もし片方から当たられたら、その物体が何だろうと、自分がどこにいようと、X秒だけ反対方向に動け。

進化ではずっとずっと昔から、脳は性向を元に機能してきたし、そのような生命体の一部は環境が適切ならそれだけでまったく問題なくやってきた。この性向に関するネットワークはかなりのことを実現したし、できることの点でますます複雑かつ多様になってきた。だがマップの可能性が出てくると、生命体は決まり切った形式的反応を越えて、マップから得られるもっと豊かな情報を元に反応できるようになった。管理の品質もそれにつれて改善した。反応は汎用的ではなくなり、物体や状況ごとにカスタマイズされたし、やがて反応の精度も上がった。後に、性向的でマップを作らないネットワークは、マップを作るネットワークと力を合わせるようになり、それにつれて生命体はますます管理上の柔軟性を高めるようになった。

つまりすばらしい事実として指摘したいのは、脳は新しい発明（マップとそのイメージ）ができたからといって、昔ながらの頼りになる装置（性向）を捨てたりはしなかったのだ。自然はどっちのシステムも動かし続け、一切ないがしろにはしなかった。両者をまとめあげて、シナジーを発揮させるようにしたのだ。この組み合わせの結果として、脳はひたすら豊かさを増し、われわれ人間は生まれながらにそうした脳をもらえることになる。

人間が、そのハイブリッド・シナジー的な運用モードの最も複雑な例を示すのは、世界を知覚し、それを学び、学んだことを思い出し、情報を創造的に操作するときだ。ヒトは以前の多くの生物種から、生命制御の基本メカニズムを動かす大量の性向ネットワークを受け継いだ。たとえば内分泌系を制御する核類、報酬と処罰の仕組みを動かす核類、情動を引き起こして実行する核類などだ。こうした性向的なネットワークは、ありがたく目新しい展開として、内部と周辺の外部世界をイメージ化するのに専念する多くのマップシステムと接触するようになった。結果として、生命制御の基本メカニズムは、大脳皮質のマッピング部位の運用に影響を与える。だが私の見たところ、目新しいのはこの点にとどまらない。哺乳類の脳はもう一歩先に進んだのだ。

人間の脳が記録イメージのとんでもなく巨大なファイルを作ろうとしたとき、それを保存する場所がなかった。そこで性向戦略を拝借してこの工学上の問題を解決しようとした。ケーキを手元に残しつつ食べようとした：つまり限られた場所に無数の記憶をおさめつつ、それを急速に、かなり忠実に引き出せるようにしたのだ。ヒトや仲間の哺乳類たちは、無数のつまらないイメージをマイクロフィルム化してハードコピーのファイルで保存する必要はなかった。単にそれを再現するための柔軟な方式を保存しておき、既存の知覚機構を活用してそれをできるだけ再構築しようとしたのだ。われわれは常にポストモダンだったというわけだ。

記憶の働き

するとここで問題が起きる。知覚的なイメージを生み出すマップ化された表象を作る以外に、脳はそれに負けず劣らず驚くべき活動を実現している。感覚マップの記憶記録を作り、その元の内容の近似を再生するという活動だ。このプロセスは想起（思い出すこと）と呼ばれる。ある人物や出来事を思い出したり、話を語ったりするには想起が必要だ。身の回りの対象や状況を認識するにも想起は必要だ。相互作用した対象や知覚した出来事について考える場合も想起がいる。その他、将来の計画に使う想像プロセスすべてに想起が必要なのだ。

記憶の仕組みが知りたいなら、脳がマップの記録をどのように確立するのか、そしてそれをどこに保存するのかを理解しなくてはならない。記憶すべき物事のコピーを作って、いわばファイルの中に紙のハードコピーを入れておくのか？　それとも画像を符号化するのだろうか――いわばデジタル化するのだろうか？　どっちだろう？　どうやって？　どこに？

重要な「どこ」問題はもう一つある。想起のときにこの記録はどこで再生されるのだろうか。それは元のイメージの重要な性質を回復できるものでなければならない。『夜はやさし』でディック・ダイヴァーが再びあの銃声を思い出すとき、それは脳のどこで再生されているのだろうか？　疎遠になった友人のことや昔の家のことを思い出すとき、そうした存在のイメージの集積を呼び起こしてくることになる。それは現実の物や写真よりは鮮明度が低い。だが想起されたイメージは、オリジナルの基本的な性質は維持できる。それがあまりに上手《うま》いので、優秀な認知神経科学者スティーブ・コスリンは、心の中で想起され検討される物体の相対的なサイズを推計できたほどだ。(3) われわれが空想の中で検討できるようなイメージが再構築されている場所はどこなのだろうか？

この質問に対する伝統的な答（というよりは憶測というほうが正しいのだが）は、感覚知覚の伝統的な説明からヒントを得ている。それによると、早期感覚野（主に脳の裏の部分）は知覚情報の構成要素を、脳の経路を通じて通称多モード皮質（おもに脳の前部）に伝え、そこで各種要素が統合される。知覚は、一方向に向かうプロセッサのカスケードを元に機能することになる。このカスケードは一歩ずつ、ますます洗練された信号を抽出する。まずは単一モード（たとえば視覚）の感覚野でそれが起こり、後には多モード皮質、つまり複数のモード（視覚、聴覚、身体感覚）から信号を受ける皮質で行われる。一般にこのカスケードは尾吻方向（後ろから前へ）と続き、前側側頭葉と前頭葉皮質に集積して、そこで現実に関する継続的な多感覚的理解の最も統合された表象が生じるとされる。

こうした想定を表しているのが「おばあちゃん細胞」なる概念だ。おばあちゃん細胞というのは処理カスケードのどこかてっぺん近く（たとえば前側側頭葉）にあるニューロンで、その活動は、人が自分のおばあさんを知覚したら、包括的にそれ自体として単独で、おばあちゃんを表す。こうした単一細胞（あるいは細胞の小さな群れ）は、その物体や出来事を知覚している間に、それをあらゆる点で包括した表象を持つことになる。それればかりではなく、そうした知覚内容の記録も保持することになる。記憶記録は、そのおばあちゃん細胞なるものがある場所に保持されていることになる。もっと壮絶な話として、そして先に挙げた質問への直接的な回答として、再活性化されたおばあちゃん細胞は、そうした同じ知覚コンテンツを、その場でその瞬間に完全に再生できるという。要するに、そうしたニューロン内部の活動は、各種の多様で適切に統合されたイメージの想起をすべて説明するものとなる。おばあちゃんの顔を思い出すのも、ディック・ダイヴァーの鉄道駅の銃声もこれで説明される。これが想起の「どこ」になるわけだ。

私はこの説明が眉唾だと思う。この説明が正しいなら、側頭葉の前上部皮質や前頭葉皮質、前部脳部位などが損傷したら、通常の知覚と通常の想起がどちらも阻害されるはずだ。一貫した知覚体験の完全に統合された表象を作り出せるニューロンはもはや機能しなくなるため、通常の知覚は崩壊するはずだ。統合された知覚を支える細胞は、統合された記憶記録も支えているので、通常の想起も崩壊することになる。

伝統的な見方に反するもの言いになって恐縮だが、この予想は神経心理学的な知見の現実では裏付けられない。主流見解を否定する現実のハイライトは以下の通りだ。前部の脳部位——前頭葉と側頭葉——に損傷を受けた患者は、通常の知覚を報告し、個別の物体や出来事の想起や認知においては、選択的な障害しか示さないのだ。

患者たちは、自分が見せられた映像の中身についてきわめて詳細に表現するし、その映像を正しく表現し、それが何かパーティー（誕生日や結婚式）の映像だということも指摘するが、それでもそれが自分の誕生日や結婚式のパーティーなのだということは認識できなかったりする。脳前部の損傷は、場面全体の統合的な知覚や、その意味の解釈を阻害したりはしない。また映像を構成する無数の物体の知覚を阻害することもないし、それらの意味——人、椅子、テーブル、誕生ケーキ、ロウソク、お祝い装束など——の読み取りも阻害されない。脳前部に損傷を受けても、統合された見方や部分ごとの見方は可能になる。別個の記憶コンポーネントへのアクセスを阻害するには、脳のまったくちがう部分を損傷させる必要がある。それは多様な対象や、対象の特徴、たとえば色彩や動きなどに対応する部分への損傷だ。そうしたアクセスは阻害されるが、そのためには大脳皮質の中でも、もっと脳の奥部、主要な感覚野や運動野に近い部分が損傷されねばならない。

結論として、統合的、連想的な皮質への損傷は、統合された知覚や、あるまとまりを構築する部分の想起、あるいは物体や特徴の特異性のないまとまりの想起を妨害しない。こうした損傷は、想起プロセスにある特定の大きな穴を作る。それはその物体や場面の独自性や個別性を思い出せなくしてししまうのだ。ある特定の誕生パーティーは、相変わらず誕生パーティーではあり続けるが、それはもはや、特定の場所と日付を持った、だれかの特定の誕生パーティーではなくなってしまうのだ。心を作る早期感覚野やその周辺に損傷が生じた場合に限って、そうした皮質で処理されてその付近に記録されている情報の想起は阻害される。

記憶の種類に関する余談

各種の記憶の分類は、想起の焦点となる対象に関係するだけでなく、ある特定の想起状況で表象された、その焦点を取り巻く状況の幅にもよる。こうして見ると、記憶につけられる伝統的なラベル（一般的な記憶と個別の記憶、意味記憶とエピソード記憶）は記憶という現象の豊かさを捉え切れていない。たとえば、昔住んでいたある家について、言語的な促しや写真を通じて尋ねられたら、たぶんその家での個人体験に関連する無数のメモを思い出すだろう。これは各種のモードや種類における感覚運動パターン再構築も含まれるので、個人的な感情すら呼び覚まされるかもしれない。だがもし家という一般概念を考えるよう言われたら、同じ個別の家を心の目の中で想起することもあるだろうが、それでも家という一般的な概念について説明をするだろう。こうした状況では、質問の性質が想起プロセスの方向性を変えてしまう。二番目の問いかけの目的だと、一番目の問いかけではきわめて大きかった豊かな個人的細部の喚起は阻害される。後者の場合なら、個人的な思い出よりは、単にその瞬間のニーズ、つまりは「家」というものを定義づける、事実の集合を処理するだけにとどめるだろう。

この二種類の質問のちがいは、想起プロセスの複雑度を左右する。その複雑度はある目標や出来事との関連で想起されるアイテムの数や種類で計測できる。言い換えると、呼び覚まされる感覚運動的な文脈が、その個別物体や出来事に比べて大きければ、それだけ複雑度も高まるというわけだ。個別の存在や出来事、つまり独自性を持った個人的な存在や出来事の記憶は、高い複雑度を持つ文脈を必要とする。ここに、複雑度の階層的な段階が得られる。独自の個人的存在や出来事は、最高の複雑度を必要とする。独自だが個人的でない存在や出来事がその次。独自性のない存在や出来事は複雑度が最低限だ。実務的な観点からすると、ある用語が上のどこかの水準――たとえば非独自とか独自&個人的とか――で想起されると言えれば役に立つ。この区別は、意味記憶／エピソード記憶という区別とだいたい対応する。あるいは一般的／文脈的記憶という分類にも対応しているだろう。

また事実的記憶と手続き的記憶という区別も維持できると便利だ。というのもこれは「モノ」――ある独自の構造を確固として持っているもの――と時空間内のものの「動き」との根本的なちがいを反映したものになるからだ。だがここですら、この両者の区別は曖昧になりかねない。

結局のところ、こうした記憶分類の有効性は、脳がそうした分類を守ってくれるかどうかにかかっている。おおむね脳は、想起の水準における独自性のある記憶と非独自性の記憶との処理水準は守るし、記憶の構成と想起の双方においては、事実記憶と手続き的な記憶との区別も守る。

問題の解法の可能性

こうした話を考えたうえで、想起と認識を説明するような神経アーキテクチャのモデルを提案してみよう[4]。このモデルは以下のことを実現する。

イメージは、知覚の間も想起の間も体験される。体験したあらゆるイメージの根底にある地図をすべて、元の形式のままで保存するのは不可能だ。たとえば、早期感覚野は絶えず現在の環境に関するマップを構築し続けており、捨てたマップを保存するリソースはまったく持っていない。だが人間の脳などでは、マップづくりの脳空間と性向的な空間との相互作用的な接続のおかげで、マップは性向的な形式で保管できる。こうした脳では、性向はまた情報保管のための空間節約メカニズムにもなる。最後に、性向はマップを早期感覚野で、最初に体験された形式で再構築するのに使える。

このモデルはこれまで説明した神経生理的な知見を考慮し、処理階層のてっぺんにある細胞群は物体や出来事のマップに関する明示的な表象を持っていないと考える。むしろこうした細胞群は、明示的な表象が必要になった場合に、やがてそれを再構築できるようなノウハウ、つまり性向を維持するのだ。言い換えると、これまでの私はさっき導入した単純な性向装置を使っていたが、性向は今回はつまらない動きを命令するのではなく、過去の知覚の側面を呼び出してまとめ直すというプロセスを命令していたのだ。そうした過去の知覚はどこで処理され、局所的に保管されていたかはここでは問わない。もっと具体的には、その性向はもともと知覚で動員されていた各種の早期感覚野に働きかける。このため性向は、性向サイトから早期感覚野まで分岐する接続経路の力を使うのだ。最終的に、記憶記録が実際に再生される場所は、もとの知覚の場所とはあまりちがわないものとなる。

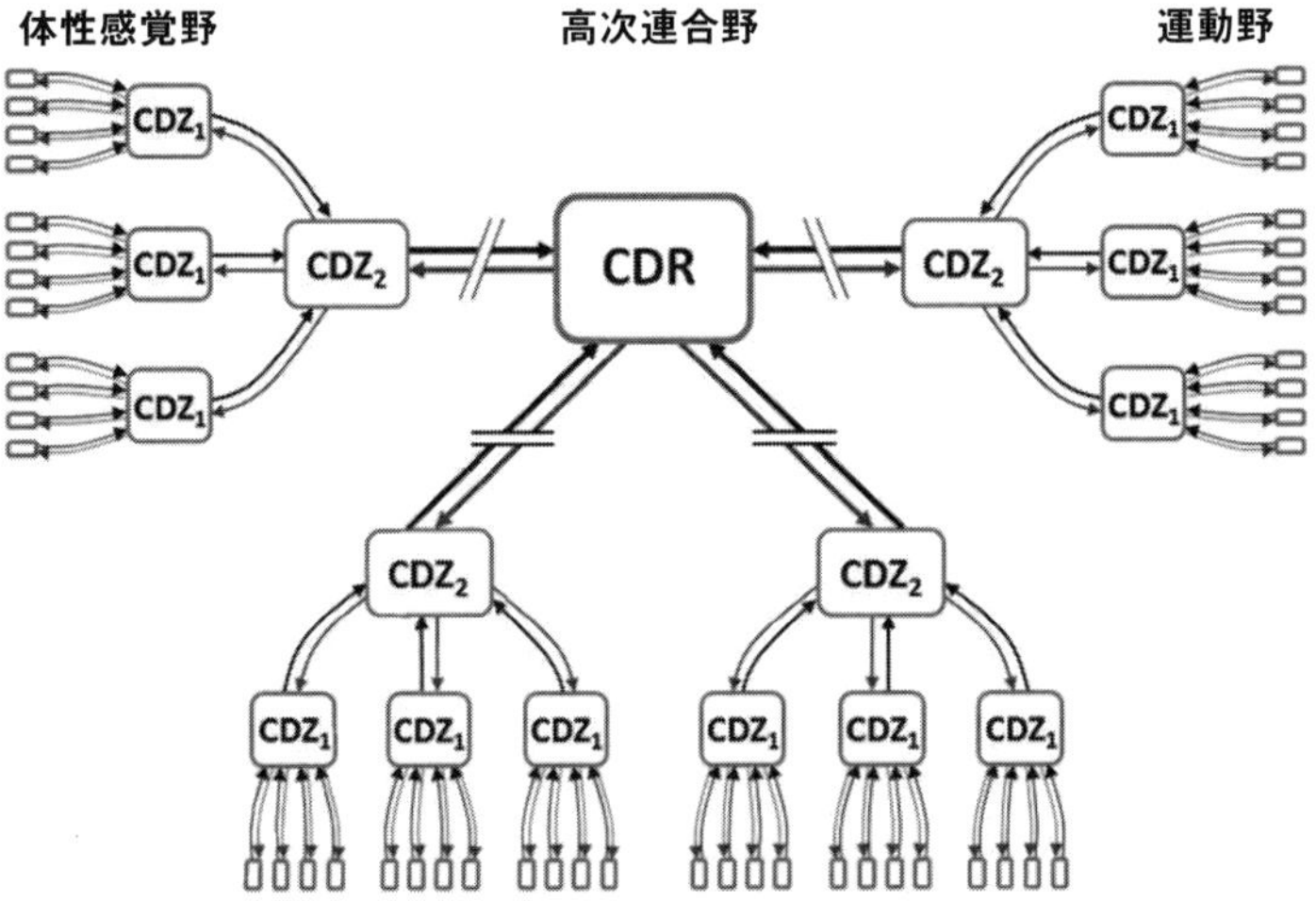

図6.1　収斂分散アーキテクチャの図式。4階層構造を示している、1次皮質レベルは小さな長方形で示され、収斂分散の3レベル（大きな長方形）は CDZ_1, CDZ_2, *CDR* と書かれている。CDZのレベルとCDRのレベル（間を切った矢印）の間には、無数の中間CDZがあり得る。なお、このネットワークを通じて、あらゆる前方への投射は、それに対応する後方への投射（矢印）が伴う。

収斂分散ゾーン（CDZ）

提案した枠組みの主要な部分は、あるノードに対して収斂シグナルと分散シグナルができる皮質接続の神経アーキテクチャだった。こうしたノードを私は収斂分散ゾーン（CDZ）と呼んだ。CDZは各種の脳部分からやってくるニューロン活動の同時発生を記録する。そうしたニューロンは、たとえばある物体のマッピングにより活性化したりするわけだ。物体の全体マップのうち、記憶に置かれるためにはどの部分であれ永続的に再表象される必要はない。マップにつながるニューロンからの信号で同時に発生したものだけを記録しておけばすむ。もとのマップを再構築して想起を生み出すために、私は時間ロック遡及活性化というメカニズムを提案した。遡及活性化というのは、必要とされるメカニズムが活動を引き起こすためには「さかのぼる」プロセスを必要とする点を意識したものだ。時間ロックというのは、別の要件を指している。マップの構成要素の遡及的な活性化は、だいたい同じ時間間隔内で実施する必要があるのだ。そうしないと、知覚の中で同時(あるいはほぼ同時)に起きたことが、想起の中で同時(あるいはほぼ同時)に復活させられない。

この枠組みでもう一つ重要な要素は、二種類の脳システムの間で分業を実現することだ。片方のシステムは、マップ/イメージを管理するもの、もう一つは性向を管理するものとなる。大脳皮質に関する限り、イメージ空間はいくつかの島皮質か想起感覚野で構成されるのではないだろうか——たとえば一次視覚野(17野またはVⅠ)を取り巻く視覚野の群れ、聴覚野の群れ、身体感覚野の群れといった具合だ。

皮質の性向空間は、側頭葉、頭頂間溝、前頭葉領域のあらゆる高次連合野を含む。さらに、前脳基底部、大脳基底核、視床、視床下部、脳幹など大脳皮質の下に残っている古い性向装置も含んでいる。要するに、イメージ空間とは、あらゆる感覚タイプの明示的なイメージが起こる場所となる。これは意識されるイメージも、意識されないままのイメージも含む。イメージ空間は、マップ作成脳に位置している。これはあらゆる早期感覚野と、視覚、聴覚などの感覚信号が脳に入ってくるエントリーポイントの中および周辺に位置する大脳皮質の領域の集合で形成される、巨大な領域だ。またここには孤束核、傍小脳脚核、上丘などイメージ作成能力を持つ領域も含まれる。

性向空間は、性向が知識ベースと、そうした知識を想起するときの再構築に必要な装置を保有している場所となる。これは想像や理由づけのプロセスで使われるイメージの源であり、動きの生成にも使われる。イメージ空間に占拠されていない大脳皮質（高次皮質や辺縁皮質）、無数の皮質下神経核群に存在しているのだ。性向回路が活性化すると、これらは他の回路に信号を送り、イメージや行動の生成を引き起こす。

イメージ空間に展示されるコンテンツは明確だが、性向空間のコンテンツは暗黙のものだ。イメージのコンテンツは、意識があるときにはアクセス可能だが、性向のコンテンツは絶対に直接アクセスはできない。性向のコンテンツは常に意識されないことが必要なのだ。それは暗号化された休眠状態で存在している。

性向は様々な結果を生み出す。基本的なレベルでは、多種多様で複雑度も様々な行動を生み出せる──血中へのホルモン放出、内臓や四肢や声帯などの筋肉収縮。だが皮質におさめられた性向はまた、どこか以前の機会に実際に知覚したイメージの記録も保有しており、そのイメージの素描を記憶から再構築しようという試みにも参加する。性向はまた、目下知覚しているイメージの処理も支援する。たとえば、現在のイメージに向けられる関心の度合いに影響を与えたりするわけだ。こうした作業のどれかを実行するのに必要な知識など、人は決して意識することはないし、ましてそこで行われている中間ステップなどまったく意識することはない。わかるのはその結果、たとえば幸せな状態、高鳴る心臓、手の動き、思い出した音の断片、継続中の風景知覚の編集版などだけだ。

物事の記憶、物事の性質の記憶、人々や場所の記憶、出来事や関係、技能、生命管理プロセスの記憶――つまりは進化で与えられた生得的なものにせよその後学習したものにせよあらゆる記憶――は、性向という形で脳内に存在し、明示的なイメージや行動になるのを待っている。人の知識ベースは暗黙で暗号化され、意識されない。

性向は言葉ではない。それは可能性の抽象的な記録だ。言葉や記号の実施の基盤も、発話や手話などのイメージや行動という形で現れるまでは、性向として存在しているのだ。ことばや記号を組み合わせるやり方、言語の文法もまた、性向として保有されているのだ。

さらに収斂分散ゾーン（ＣＤＺ）について

収斂分散ゾーン（ＣＤＺ）は、ニューロンの群れで、その中で多くのフィードフォワード／フィードバック・ループが接触している。ＣＤＺは信号処理の連鎖の中で「早期」に位置する感覚領域からの「フィードフォワード」接続を受ける。そうした早期の感覚領域は、大脳皮質における感覚信号のエントリーポイントから始まっている。ＣＤＺは双方向的なフィードバック投射をそうした起点領域に送る。ＣＤＺはまた、「フィードフォワード」投影を連鎖の中の次の接続レベルにある領域に送り、そこからお返しの投影を受け取る。

ＣＤＺはきわめて小さく、巨大な収斂分散領域（ＣＤ領域、ＣＤＲ）に存在する。私はＣＤＺの数が数千カ所単位になると思っている。一方、ＣＤ領域は数十単位だ。ＣＤＺはミクロノードだ。ＣＤ

領域はマクロノードになる。

　ＣＤ領域は、連合野の戦略的な領域に置かれている。いくつかの主要な経路が交差する領域だ。ＣＤ領域は、航空路線図におけるハブ空港のようなものと思えばいい。シカゴ、ワシントンＤＣ、ニューヨーク、ロサンゼルス、サンフランシスコ、デンバー、アトランタを考えてほしい。ハブ空港は、そのハブにやってくるスポークに沿って航空機を受け入れ、そして同じスポークで飛行機を送り返す。重要な点として、ハブ自体も相互に接続されているが、中には他と比べて周縁的なものもある。最後に、一部のハブは他よりも大きい。これは単に、その傘下にあるＣＤＺが多いということだ。

　実験的な神経解剖研究から、こうした接続パターンが霊長類の脳に実在することはわかっている。[5]また最近のスペクトル分散技法を使った磁気共鳴神経画像研究から、そうしたパターンが人間にあるのもわかっている。[6]この先の章で、ＣＤ領域が意識ある心の重要な中身を作りまとめるにあたって重要な役割を果たすことを示そう。その中身には、自伝的な自己を作るものも含まれる。

　ＣＤ領域もＣＤＺも、遺伝子のコントロールにより生じる。生命体が発達途中で環境とやりとりするにつれて、シナプスの強化／弱化が収斂領域を変え、ＣＤＺを大幅に改変する。シナプス強化は、外部条件が生命体の生存ニーズと一致したときに生じる。

　手短に言うと、私がＣＤＺの役割として考えているのは、もともと知覚の途中ではほとんど同時に発生していた――つまりわれわれが注意を向けてそれを意識化するのに必要な時間枠の中でいっしょに起きた――別個の神経活動集合を再生することなのだ。これを実現するために、ＣＤＺはきわめて急速に一連の活性化を促し、これにより別々の神経領域が何らかの順序で起動することになる。その順番は意識からはまったく見分けがつかないのだ。

このアーキテクチャでは、知識の復元は多くの早期皮質領域でおおむね同時に起こる、注意を向けた活動に基づいて起こる。それがそうした再活性化サイクルを何度か反復することで生み出されるのだ。こうした別々の活動が、再構築される表象の基盤となる。知識が引き出されるレベルは、活性化される領域がどのくらいあるかに左右される。そしてそれは、さらには活性化されるCDZのレベルも左右する。(7)

モデルの働き

この収斂分散モデルが現実に適合しているという証拠はあるのだろうか？　最近、同僚のカスパール・マイヤーと共同で、知覚、イメージ化、ミラー処理などに関する大量の研究をレビューして、その結果を収斂分散モデルの観点から検討してみた。(8) レビューした結果の多くは、モデルの興味深い検証となっていた。その例を挙げよう。

別の人物と話をしているとき、相手の声を聞いて、その唇が同時に動くのも見る。CDZモデルの予測では、特定の唇の動きが、その特定の音の対応物と並行して繰り返して起こると、その二つの神経事象は、早期視覚野と聴覚野で、それぞれ共通のCDZで連合させられることになる。後に、その場面の片方だけに直面したとき——たとえば、音声を消したビデオクリップでその唇の動きだけを見る場合——早期視覚野で引き起こされる活動パターンは共通CDZを引き起こし、そのCDZは早期聴覚野において、もともとその唇運動に伴っていた音の表象を遡及的に活性化することになる。

ＣＤＺの枠組みに沿えば、音がないときの読唇術は、聴覚野での活動を引き起こし、引き起こされた活動パターンは、話されたことばの知覚で引き起こされた活動パターンと重なるものとなる。[9]音の聴覚マップは、唇の動きの表象に不可分な一部となる。ＣＤＺの枠組みは、適切な視覚刺激を受けただけでどうして心の中で音が聞こえるのか、あるいはその逆のことがなぜ起こるのかを説明できる。

映像と音を同期させるという脳の偉業がつまらないことだと思う人がいたら、映画の上映が失敗して映像とサウンドトラックとがずれてしまったときの不快感といらだちを思い出してほしい。あるいはもっとひどい例として、すばらしいイタリア映画を、へたくそな吹き替えで観させられる場合を考えてほしい。他の感覚モード（匂い、触覚）についての様々な知覚研究や、ヒト以外の霊長類における神経生理学研究ですら、ＣＤＺモデルでうまく説明できる結果を出している。[10]

もう一つおもしろいデータが出ているのは、心的イメージの研究だ。想像（imagination）のプロセスは、この単語にimageと入っていることからもわかるように、イメージの想起と、そのイメージの操作――切ったり拡大したり並べ替えたりなど――で構成される。想像力を使うとき、そのイメージ化は「画像」（視覚、聴覚など）の形を取るのか、それとも言語に似た心的な記述に依存するのだろうか？[11]ＣＤＺの枠組みは、「画像」という説明のほうを支持している。物体や出来事が知覚されたときと、それが記憶から想起されるときには、似たような領域が活性化されるのだと説明するからだ。知覚のときに構築されるイメージは、イメージ化のプロセスで再構築されるのだ。それは複製というよりは近似で、過去の現実を取り戻そうという試みだから、実際ほどは鮮明でも正確でもない。

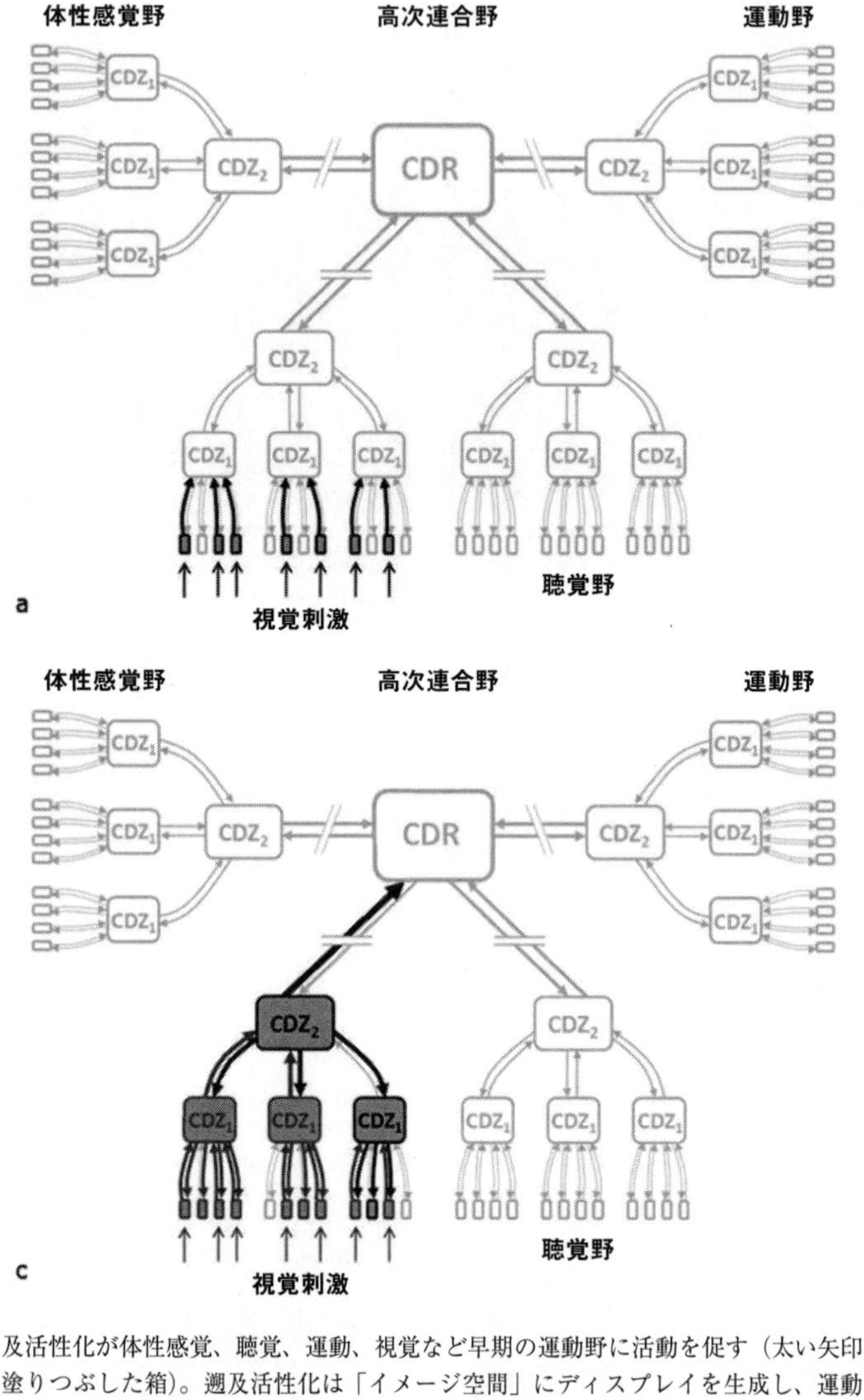

及活性化が体性感覚、聴覚、運動、視覚など早期の運動野に活動を促す（太い矢印、塗りつぶした箱）。遡及活性化は「イメージ空間」にディスプレイを生成し、運動も引き起こす（選択的に塗りつぶされた小さな箱）。

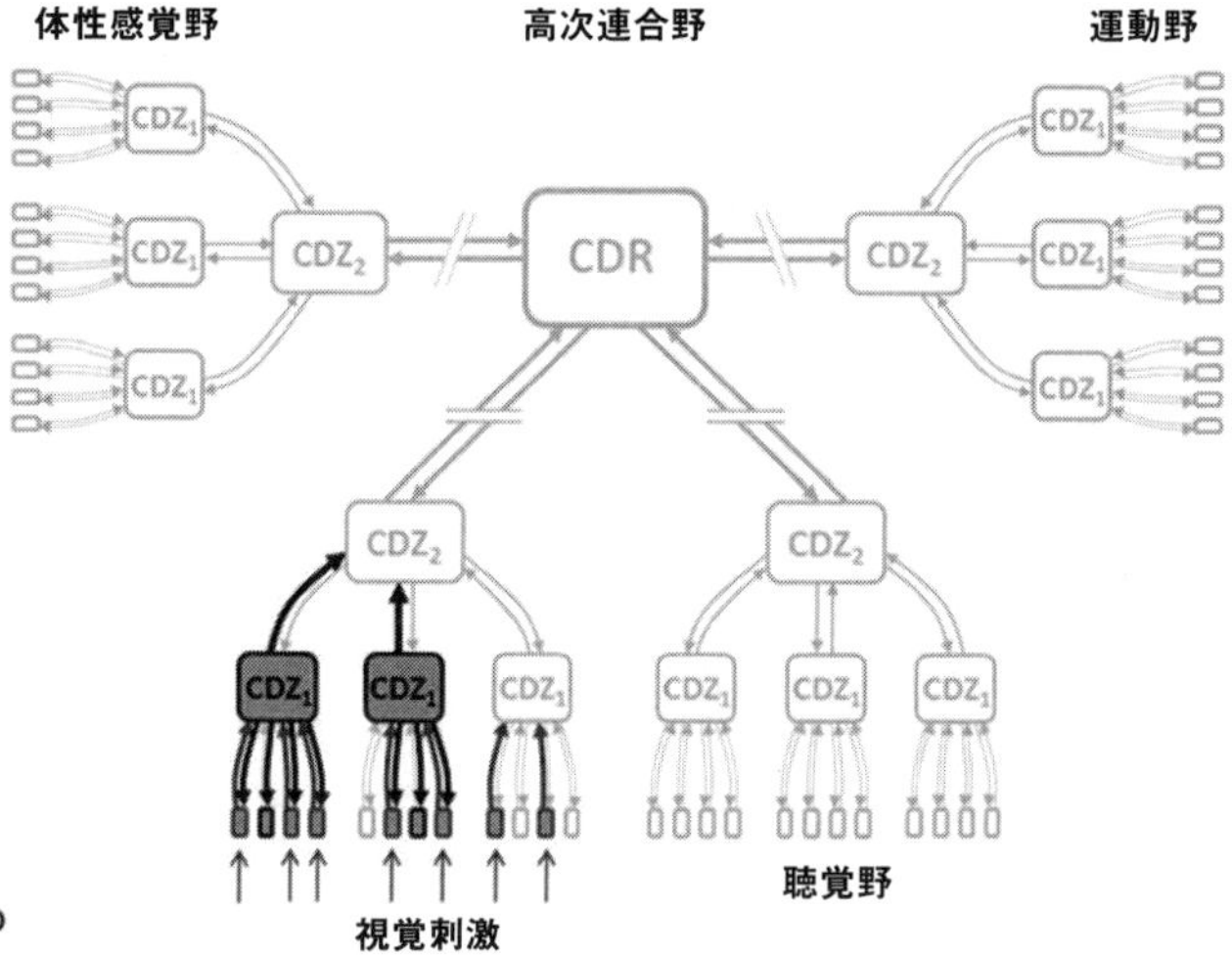

b

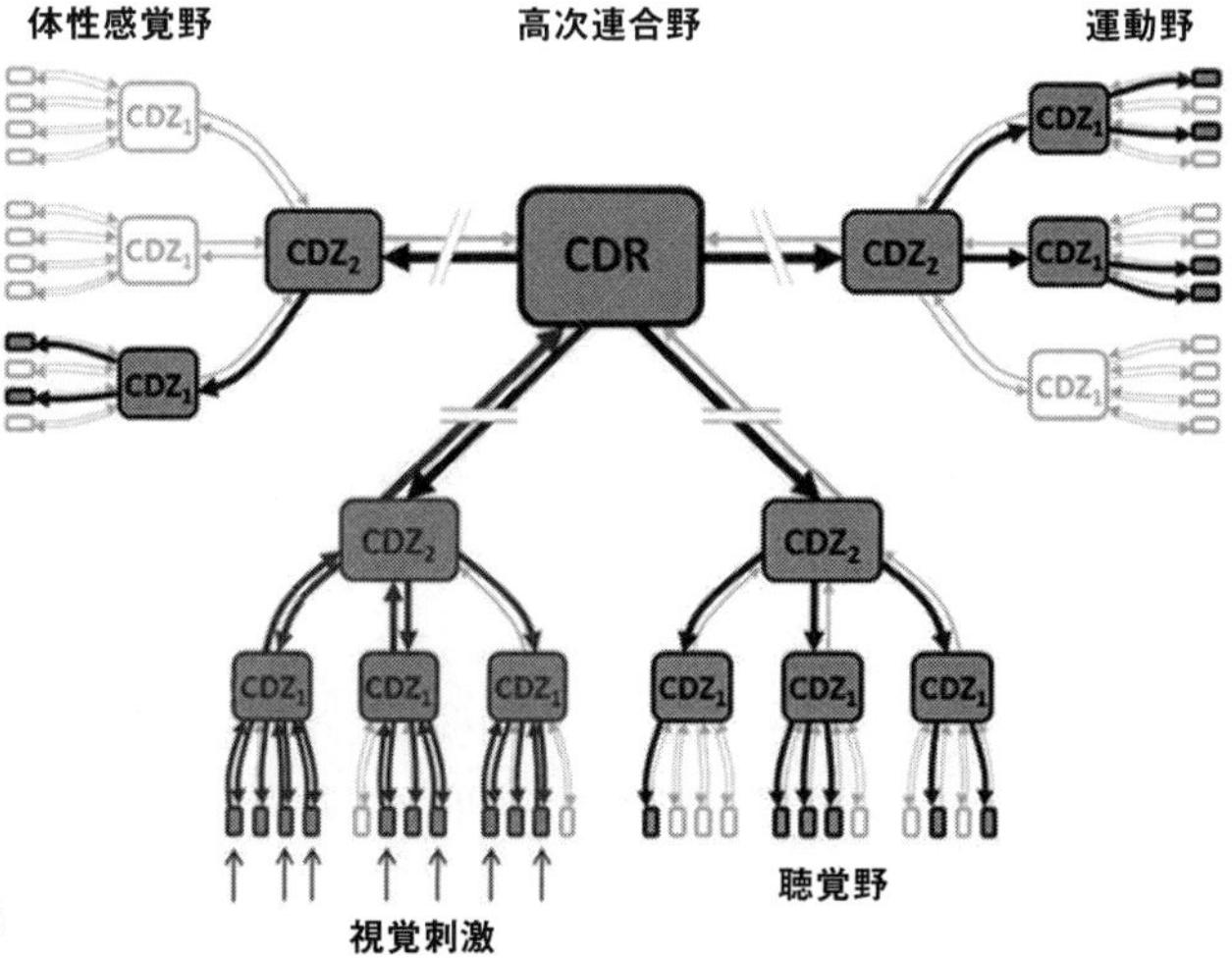

d

図6.2　CDアーキテクチャを使って、ある視覚刺激に促された記憶を想起する。パネルaとbでは、入ってくる視覚刺激（選択的に塗りつぶされた小さな箱の集まり）がレベル1と2のCDZ（太い矢印と塗りつぶした箱）に前方活動を促す。パネルcでは、前方活動は特定のCDRだけを活性化させ、パネルdではCDRからの遡

大量の研究により、視覚や聴覚といったモードにおけるイメージ化作業で引き起こされる脳活動パターンは、実際の知覚の途中で観察されるパターンとかなり重複しているのはまちがいないし[12]、外傷調査の結果を見ても、CDZモデルと想像力の映像的な説明についての説得力ある証拠が得られる。局所性脳損傷はしばしば、知覚とイメージ化に同時に損傷をもたらす。例としては、後頭葉側頭葉部への損傷により色彩を知覚することも想像することもできなくなってしまった症例がある。この領域への局所的損傷を受けた患者は、視覚世界を白黒で、文字通りグレーの階調として見ることになる。この患者たちは心の中で色彩を「想像」することもできない。血が赤いことは十分に知っているのに、心の中で赤を思い描けないし、赤いチップを見たときにも赤が見えない。

ｆＭＲＩと外傷研究からの証拠はどちらも、物体や出来事の想起は、少なくとも一部は感覚信号が皮質に入る点の近くと、運動出力位置近くの活動に依存していることを示している。こうした領域が、もともと物体や出来事の知覚にも関与している領域だというのは、どう見ても偶然ではない。

ミラーニューロン研究もまた、収斂分散アーキテクチャが複雑な行動や心的操作を説明するのに十分な方法だという証拠を与えてくれる。ミラーニューロン研究の主要な発見（第４章）は、単に行動を見るだけで、運動関連領域で活動が起きるということだった[13]。CDZモデルは、この観察を説明するのに理想的だ。人が行動するときに何が起こるか考えてみよう。行動は、単に脳の運動野が引き起こす一連の運動だけでできているわけではない。行動は、体性感覚野、聴覚野、視覚野で生じる同時発生的な感覚表象を包含している。CDZモデルは、ある特定の行動を表す各種の感覚運動マップが繰り返し同時発生することで、ある特定CDZに向けての収斂信号の繰り返しが起こるようになると示唆している。後になって、同じ行動がたとえば視覚的に知覚されると、視覚野で生成される活動がその問題のCDZを活性化させる。結果として、CDZは早期感覚野に向かっての分散的な後方投射を使い、身体感覚や聴覚といったモードでの関連した行動の連合を再活性化させる。CDZはまた、運動野のほうに信号を送ってミラー運動を生成させられる。われわれの視点からすると、ミラーニューロンは運動に関わるCDZニューロンなのだ。[14]

CDZモデルによれば、ミラーニューロンだけでは観察者は、ある行動の意味を理解できるようにならない。CDZはそれ自体では物体や出来事の意味を保持していないのだ。それは各種の早期皮質への時間ロック多領域遡及活性化を通じて意味を再構築する。ミラーニューロンはおそらくCDZなので、ある行動の意味はミラーニューロンだけでは包含されない。CDZのコントロール下で、その行動と過去に関連づけられた各種感覚マップの再構築が実施されねばならない。その中に、もとのマップとのつながりが記録されているのだ。[15]

知覚と想起の方法と場所

ほとんどの物体や出来事の知覚や想起は、脳内の各種のイメージ作成領域の活動に依存しており、運動に関わる脳の部分も含むことも多い。このきわめて分散した活動パターンは、イメージ空間内で起こる。人が物体や出来事のはっきりしたイメージを知覚できるのは、処理連鎖のフロントエンドにあるニューロンの活動ではなく、こちらの活動のおかげなのだ。機能的および解剖学的な立場からすれば、処理連鎖の末端での活動は、性向空間の中で起こる。性向空間は連合野の中のＣＤＺとＣＤＲで構成されている。連合野はイメージ作成皮質ではない。性向空間はイメージ作成を導くが、イメージの表示自体には関わっていない。

　この意味で、性向空間は「おばあちゃん細胞」を含んでいるといえるが、これはかなり広い定義をした場合で、ある特定の物体の存在と関連した活動を持つニューロンという意味では正しいのだが、そのニューロンの活動単独で物体や出来事の明示的な心的イメージを可能にするという意味ではない。前部、側頭、内側皮質は確かに特定の物体の知覚や想起にかなりの個別性を持って反応できるので、それが収斂信号を受信していることが示唆される。[16] だがそれらのニューロンが活動しただけで、それに続く遡及活性化がないと、おばあちゃんを認識することも思い出すこともできない。自分のおばあちゃんを思い出すためには、おばあちゃんの意味を全体として表す明示的なマップ集合の相当部分を復活させねばならない。ミラーニューロンと同じく、いわゆるおばあちゃん細胞はＣＤＺなのだ。それは早期感覚運動野において、明示的なマップの時間ロック多領域遡及活性化を可能にする。

　結論として、ＣＤＺの枠組みは二つのある程度分かれた「脳空間」を提起する。一つの空間は、物体や出来事を知覚している間に明示的なマップを構築し、想起の間にそれを再構築する。知覚と想起の両方で、物体の性質とマップの性質との間には明らかな対応関係がある。もう一つの空間はマップ

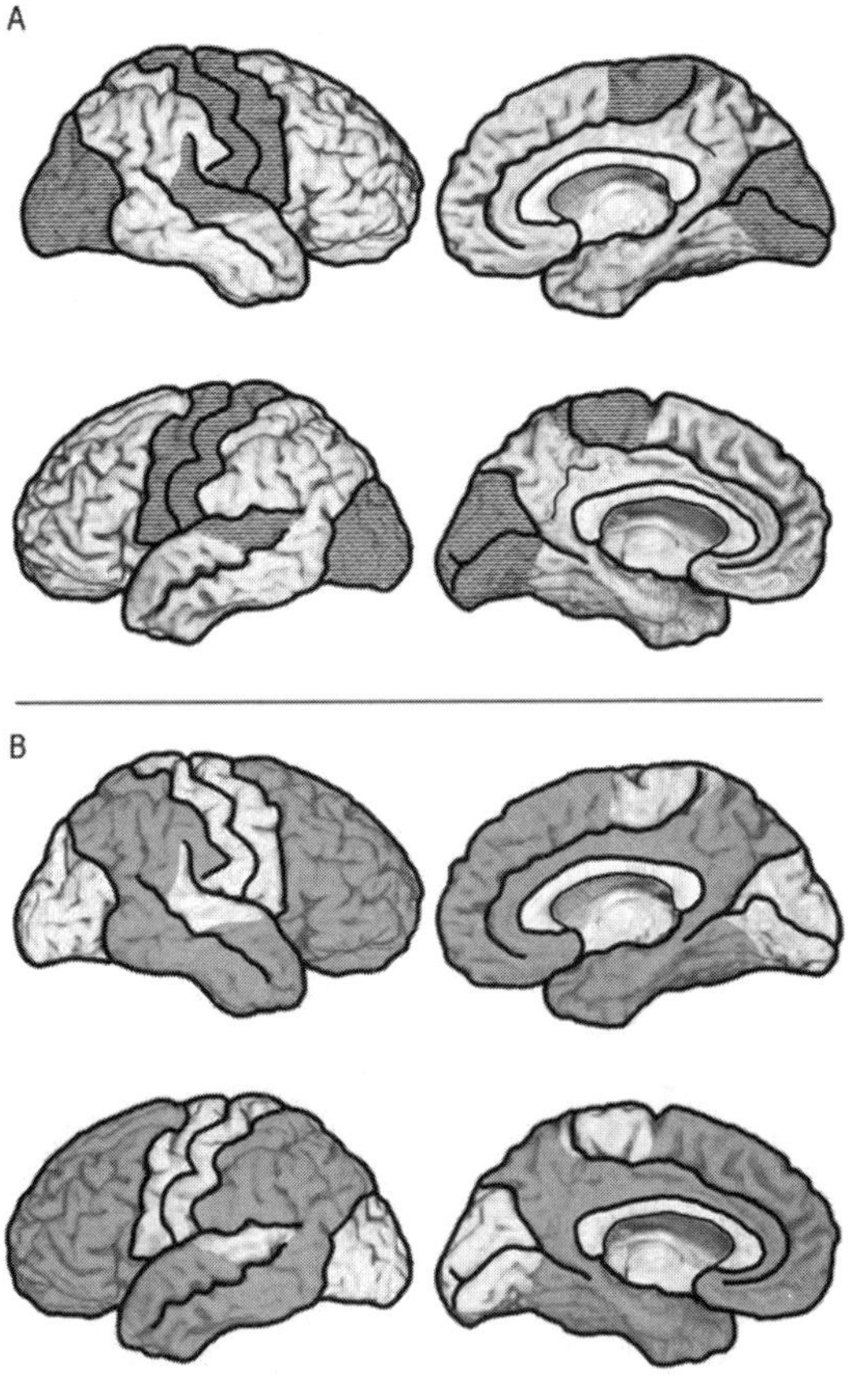

図 6.3　大脳皮質におけるイメージ空間（マッピングされたもの）と性向空間（マッピングされない）。イメージ空間は、１次運動野とともに４つのＡパネルの濃い部分で示されている。
性向空間は４つのＢパネルで、やはり濃い色で示している。
イメージ空間の個別コンポーネントは、下４枚のパネルで示した性向空間の海に浮かぶ島のようだ。

ではなく性向を保持している。性向とはつまり、イメージ空間にマップを再構築するための暗黙の方式だ。

明示的なイメージ空間は、早期感覚運動野の集まりで構成されている。イメージが組み立てられる場所との関連で「作業場」の話をするときに念頭にあるのは、そういう空間であり、意識ある心の中に持つ人形芝居の遊び場なのだ。暗黙の性向空間は、連合野の集まりで構成されている。これは多くの意図せぬ人形遣いたちが、目に見えない人形の操り糸を引っ張る空間なのだ。

この二つの空間は、脳の進化におけるちがった時代を示している。片方は、性向だけで適切な行動が導けた時代からのもの、もう一つはマップがイメージを生み出して、行動の質をアップグレードさせた時代からのものだ。今日では、この両者がシームレスに統合されている。

第Ⅲ部　意識を持つ

第７章　意識を観察する

意識を定義する

標準的な辞書で意識の定義を探すと、たぶん多少の差はあれ以下のような記述が見つかるだろう。「意識とは、自己と周辺について気がついている状態である」。ここで「気がついている」を「知っている」に置き換え、「自己」のかわりに「自分の存在」を入れれば、その結果としてできるのは、私の見た意識の本質的な側面をある程度は捉えている文だ。意識というのは、自分自身の存在についての知識と、周辺が存在することについての知識がある心の状態である。意識とは心の状態だ――心がなければ意識はない。意識は心の特定の状態であり、心が活動している特定生命体についての豊かな感覚のことだ。そしてその心の状態は、その存在がどこかに置かれているという知識、その周辺を取り巻く物体や出来事があるという知識も含む。意識というのは自己プロセスを追加した心の状態なのだ。

意識ある心の状態は、われわれ個々の生命体についての、独占的な一人称視点で体験され、他人には決して観察できない。その体験は個別生命体それぞれが所有しており、他人はだれも所有していない。だがその体験は独占的に私的なものであっても、それに対して比較的「客観的」な見方は採用できる。たとえば、「客体としての自己」の神経的な基盤、物質的な自分を見極めようとする試みでそうした見方を採用する。豊かになった物質的な自分もまた、心に知識を送り届けることはできる。言い換えると、客体としての自己は知る者としても機能できるのだ。

この定義をさらに拡大して、意識ある心の状態は常にコンテンツを持ち（つまり常に何かを意識している）、そのコンテンツの一部は部分の統合的な集まりとして知覚されがちなのだと言ってもいい（たとえば、ある人が話しながらこちらに歩いてくるのを同時に見聞きするなど）。また意識ある心の状態は、人が知る各種のコンテンツと比べて違った性質を明らかにするのだ、とも言える（見る、聞く、触る、味わうのは質的に異なる）。さらに意識ある心の状態は、感情の側面を必ず含むとも言える——それはわれわれに、何かの感じを与えるのだ。最後に、この暫定定義は、意識ある心の状態が目を覚ましているときにだけ可能だと言わなくてはならない。とはいえ、この定義への部分的な例外としては、眠っているときに起こるパラドックスめいた意識状態、夢がある。結論としては、標準的な形の意識とは、目が覚めているときに起こり、その瞬間になんであれ周囲の中に置かれた、自分自身の存在に関する私的で個人的な知識がある状態となる。必然的に、意識ある心の状態は、ちがった感覚材料——体性、視覚、聴覚など——に基づいて知識を扱い、それぞれの感覚の流れについて、ちがった品質的特性を示す。意識ある心の状態は感じられるのだ。

私が意識というとき、それは単なる覚醒状態のことを言っているのではない。これは覚醒状態が失われると意識も失われることが多いことからくる、ありがちな誤用だ（この問題については後で扱う）。この定義はまた、意識という言葉が自己を欠いた、単なる単純な心的プロセスを指すのではないことも明確にする。残念ながら、意識を単なる心として扱うのはよく見かける用法だ――私はそれは誤用だと思う。「何かを意識する」と言うとき、その何かが「心の中にある」あるいは心の重要なコンテンツになった、という意味であることが多い。たとえば「地球温暖化の問題はようやく西側諸国の意識に浸透した」というような言い方だ。現代の意識研究の相当部分は意識と心を同一視する。また本書で言う意識は「自意識」ということでもない。この場合の自意識とは「ジョンは彼女に見つめられ続けて、ますます自意識過剰になった」というような用法のものだ。あるいは「良心」という場合もそうだ。これは確かに意識を必要とする複雑な機能だが、意識をはるかに超えて、道徳的な責任まで含むようになる。最後に、この定義でいう意識は、ジェームズの「意識の流れ」という口語的な用法での意識を指すものでもない。この表現はしばしば、心のコンテンツがそのまま時間の中で前に流れていく状態を指すのに使われる。たとえば川を流れる水のような感じだ。そしてこの表現では、そうしたコンテンツが主観性という微細またはあまり微細でない側面を含んでいるという事実は扱っていない。シェイクスピアの独白やジョイスの場合における意識についての言及は、この単純な見方の文脈でなされていることが多い。だが当の作家たちは明らかにこの現象をその全面的な意味で検討していたのであり、ある登場人物の自己という観点から書いていた。それが非常に強力だったので、ハロルド・ブルームはシェイクスピアが意識という現象を独力で文学に持ち込んだのではないかとさえ主張している（だが、意識が文学に入り込んだのは独白を通じてではあるが、ずっと以前から行われていたというジェームズ・ウッドの説も参照。彼は祈りやギリシャ悲劇を挙げている[1]）。

意識を分解してみる

意識と覚醒状態は同じものではない。目を覚ましているというのは意識を持つ前提条件だ。自然に眠る場合でも麻酔で強制的に眠る場合でも、通常の形式での意識は消え失せ、唯一の部分的な例外は夢に伴う特別な意識状態だが、これは覚醒状態が前提だという話をいささかも否定するものではない。夢意識は通常の意識ではないからだ。

人は覚醒状態について、一かゼロかの現象として考えがちだ。寝ていればゼロ、起きていれば一、というわけだ。ある程度はその通りだろうが、この一かゼロかのアプローチは、だれでも知っている変化の連続性を隠してしまう。眠い状態や目が覚めきっていない状態は確かに意識を減らすが、でもいきなりそれをゼロにしてしまうわけではない。意識の明かりを消す、というのは正しい比喩ではない。調光機で暗くする、というほうが実態にあっている。

突然だろうと徐々にだろうと、明かりがつくと何が明らかになるだろうか？　多くの場合、「心」とか「心的コンテンツ」とよく言われるものが明らかになる。そしてそのようにあらわになった心は何でできているだろうか？　あらゆる可能な感覚――視覚、聴覚、触覚、筋肉、内臓、その他なんでも――のイディオムで、見事な段階や調子、変化、組み合わせによりマッピングされるパターンだ。

それが秩序立ったり、混乱したりする形で流れているもので、つまりはイメ、、ー、ジ、だ。前に私は、イメージの起源についての考えを述べた（第3章）が、ここではイメージが心の中の主要通貨であり、この用語は単に視覚だけでなく、あらゆる感覚モードを含み、具体的なパターンだけでなく抽象パターンも含むということさえ思い出していただければよい。

明かりをつける――つまりだれかを眠りから呼び覚ます――という生理的行動は、必ずしも意識状態と解釈できるだろうか？　絶対にそんなことはない。反証は手近なところで見つかる。だれでも、どこか海の彼方で疲れた時差ぼけ状態で目を覚ました経験があるだろう。そしてありがたいことに実際は短いが、主観的にはずいぶん長く思える数秒間ほどにわたり、自分がどこにいるかわからなかったこともあるはずだ。その短い間に、心はあっても、意識の性質すべてを備えた心はまだ存在していない。柔らかくない物体に頭をぶつけて気を失ったら、「我に返る」までにまたもやありがたくも短いながら、目に見える遅れが生じる。ちなみに「我に返る」とはつまり「意識が戻る」という意味だ。つまり自分指向の心に戻るということだ。あまり美しい言い回しではないが、しっかりした通俗理解を見事に反映したものだ。神経学の専門用語だと、頭部の外傷なしの怪我のあとで意識を回復するにはかなりの時間がかかり、その間、被害者は場所も時間もはっきりわからず、まして自分がだれかもおぼつかない状態なのだ。

こうした状況を見ると、複雑な心的機能は一枚岩ではなく、文字通り部分ごとに壊れたりすることがわかる。そう、明かりはついていて目は覚めている（これで意識の得点1だ）。はい、心が機能して目の前にあるものがなんであれイメージはできているが、過去から想起されるイメージは少ないしなかなか生じない（意識に0・5点追加）。でも、この不安定な心の持ち主がだれかを示すものは、まだほとんどなく、それを自分のものと主張する自己もない（意識に0点追加）。全体として、意識は不合格だ。この話の教訓。標準的な意識の得点で合格点を得るには、以下が必須だ：（1）目が覚めていて（2）機能する心があって（3）その心の中に、自動的で催促なしに出てくる、導出されたものではない自己の感覚が、体験の主人公としてあること。その自己の感覚はどれほど微細なものであってもかまわない。意識を持つための二つの条件である覚醒状態と心の存在があれば、意識についての決定的な特徴とは、詩的に言うなら、まさに自分自身についての考えだ。だが詩を正確にするためには、「まさに自分自身について感じられる考え」と言わねばならない。

覚醒状態と意識が同一のものではないということは、植物状態と呼ばれる神経状態を考えれば明らかだ。植物状態の患者は意識を示唆するような表現はまったく見せない。似てはいるがもっと深刻な昏睡状態の患者と同じく、植物状態の患者は診察者からのどんなメッセージにも反応せず、自己や周囲に関する自発的な徴《しるし》は一切見せない。それなのにその脳波またはEEG（生きた脳が絶え間なく創り出す電気波形）を見ると、睡眠か覚醒状態の特徴を持ったパターンが交互にあらわれる。覚醒状態の脳波パターンと共に、患者はしばしば目を開けるが、うつろに目の前を見るだけで、その視線を何か特定の対象に向けたりはしない。昏睡状態の患者ではそんな電気パターンは見られない。昏睡状態では、意識と関連したあらゆる現象（覚醒状態も心も自己も）が存在しないようだ。[2]

植物状態の不思議な活動はまた、私が明確にしたい区別の別の側面に関する貴重な情報を提供してくれる。正当にも大きな関心を集めた研究で、エイドリアン・オーウェンはｆＭＲＩを使って、植物状態の女性の脳が質問者の質問に対応した活動パターンを示すことを実証したのだった。言うまでもなく、その女性は意識がない状態と診断されていた。そして尋ねられた質問にはっきり回答したり、指示に対して行動を見せたり、心の活動について何か自発的な徴を見せたりしたわけでもない。それなのにｆＭＲＩ調査を見ると、質問を尋ねられたときには大脳皮質の聴覚領域が活性化している。活性化パターンは、通常の意識ある被験者が、似たような質問に答えるときに見られる活動に似ていた。もっと驚くのは、その患者が自分自身の家を歩き回っているところを想像するように言われると、その大脳皮質は同じことをやっている通常の意識ある被験者で見られるのと類似のパターンを示したということだ。他の場合には、この患者はこれとまったく同じパターンは見せなかったが、その後何人かの他の患者が研究され、やはり類似のパターンが見られた。とはいえ、あらゆる場合にそれが生じたわけではなかったが[3]。こうした患者の一人は特に、繰り返し練習することで、それまでイエスやノーに対応していた反応を引き起こせるようになった[4]。

この研究は、意識の行動的な徴がまったくないときでも、心的プロセスと相関するとされるような脳活動の徴は存在する場合がある、ということだ。言い換えると、脳を直接観察すれば覚醒状態と心がある程度保存されていると見られる証拠が得られるが、行動の観察では、さっき述べたような意味での意識がそうした活動に伴っているという証拠がまったく見られないということだ。こうした重要な結果は、心的プロセスが意識のないところでも機能するという豊富な証拠（本章と第11章で検討する）の文脈の中にもまったく問題なくおさまるものだ。そしてこの結果はまちがいなく、心的プロセスの存在や最小限の自己のプロセスの存在とも矛盾しない。だがこうした発見の科学的、医療マネジメント的な重要性は認めるものの、私はこれを意識あるコミュニケーションの証拠と見たり、さっき議論した意識の定義を放棄したりするための証拠と見たくはない。

自己を取り除いて心は残す

覚醒状態と、心や自己とが別物だという最も説得力ある証拠は、別の神経学的な症状であるてんかん性自動症から得られる。これはある種のてんかん発作の症例に続くものとなる。こうした状況では、患者の行動が突然短時間にわたって阻害され、その間は行動が完全に凍り付き、そしてその後、通常はこれまた短期間にわたり、患者は活発な行動に戻るが通常の意識状態の証拠がまったく見られなくなる。無言の患者は動き回るが、その行動は、手を振ったり部屋を出たりしても、全体として何ら目的を持っていない。そうした行動は「ミニ目的」は示すかもしれない。たとえば水の入ったコップを手にして飲む、といったことだ。でもその目的がもっと大きな文脈の一部だという兆候はない。患者は観察者とコミュニケーションを持とうとはせず、観察者が働きかけてもまったく応答しない。

病院に行くとき、その行動は病院にでかけた個別の目的や一日の全体計画、さらには様々な時間軸に沿った、もっと広い人生の計画や意図といったもっと大きな文脈の一部となっている。それに応じて、病院にでかけることが重要だったりあまり重要でなかったりするわけだ。病院の「現場」でやることはすべて、そうした複数のコンテンツに左右される。別に一貫性を持った行動をするためにそうした文脈すべてを意識する必要はないが、そうした文脈はある。同じことが医師のほうについてもいえて、医師は自分がその現場において果たす役割で行動を決める。だが意識が薄れている状態では、そうした背景からの影響が激減するかゼロになる。行動は目先の刺激だけに左右され、もっと広い文脈がまったく挿入されない。たとえばコップを手にして水を飲むのは、のどが渇いていれば筋がとおっているし、その行動はもっと広い文脈とつながる必要はない。

この症状を持った初の患者を観察したときのことは忘れられない。その行動は私にとって実に目新しく、予想外で、不穏に感じられたのだ。会話の途中で患者は話を止め、それどころかまったく動かなくなった。顔の表情がなくなり、目は私を通り越して背後の壁を見ていた。数秒にわたり、この患者は微動だにしなかった。椅子から転げ落ちることもなく、眠るわけでも、けいれんするわけでも、身体をぴくつかせるわけでもない。名前を呼んでも答がない。再び動き始めたときは、ごくわずかに、まず唇を吸うことから始めた。目はキョロキョロして、一時的に私たちの間にあったテーブルのコーヒーカップに注目した。空っぽだったが、それでも持ち上げてそこから飲もうとした。私は何度も患者に話しかけたが、答はない。どうしたんですかと尋ねたが、答えない。顔には相変わらず表情がなく、私を見もしない。名前を呼んだが、答えない。最後に立ち上がって振り返り、ゆっくりと出口に向かった。もう一度呼びかけた。すると立ち止まってこちらを見たが、困惑したような表情が浮かんだ。もう一度呼びかけると、患者は「なんですか？」と言う。

この患者は欠神発作（てんかん発作の一種）を体験し、その後にしばらく自動症を起こしたのだ。そこにいるのにいない。目を覚まして行動しているのは確かで、部分的には注意力も示し、身体的にはそこにあるが、ある個人としては存在していない。何年も後に私はこの患者が「お留守状態」なのだと述べたが、この記述はいまでも適切だ[5]。

この患者は文句なしに、あらゆる意味において目は覚ましていた。目は開いており、筋肉も適切な状態で動き回れた。行動を起こせたのもまちがいないが、その行動にはまとまった計画が見られなかった。全体としての目的もなく、状況の条件をまったく認知せず、適切性もなく、その行動には最低限の一貫性しかなかった。疑問の余地なく脳は心的イメージを構成していたが、それがどのくらい豊富で一貫していたかはわからない。コップに手をのばし、持ち上げて唇に運び、テーブルに戻すには、脳はイメージを作らなければならない。それもかなり大量に必要だ。最低でも視覚イメージ、運動イメージ、触覚イメージが必要となる。そうでなければ、この運動を正しく実行できない。だがこれは心の存在は物語るものの、自己については何の証拠も与えてくれない。患者は自分がだれだかわかった様子もなく、私がだれなのか、なぜ自分の目の前にいるかもわからないようだった。

それどころか、そうした明示的な知識の存在を示す証拠が欠けていただけでなく、その行動に対する暗黙の導きの様子もなかった。これはつまり、道筋を意識的に考えなくても家まで歩いて帰れるような、無意識の自動操縦のようなものを指す。さらに、患者の行動にはまったく感情の徴もなかった。これは意識の深刻な欠損があることを如実に物語る。

こうした症例は、覚醒状態と心という明らかに残っている二つの機能と、自己というどういう基準からしても残っていない機能との分離を示す強力な証拠だ。決定的な証拠としてはいまのところこれしかないかもしれない。この患者は自分自身が存在しているという感覚を持たず、自分の周辺についての感覚も欠損していた。

脳障害により崩壊した複雑な人間行動を分析するときにありがちなことだが、脳機能に関する仮説を作るときに使うカテゴリーと、観察結果を説明しようとして使うカテゴリーとは、まるで厳密なものではない。覚醒状態と心は一かゼロかの「モノ」ではない。自己も、もちろんモノではない。それは動的なプロセスで、目を覚ましている間はどこかかなり安定したレベルで保たれているが、その期間中も大なり小なり変動はする。特にその末尾近くになるとそうだ。ここで考えたような覚醒状態と心もプロセスで、がっちりしたモノではない。プロセスをモノ扱いするのは、複雑な概念をすばやく効果的に伝えるためでしかない。

いま述べたような症例だと、覚醒状態は無傷で、心的プロセスは存在していたと自信を持って言える。だがその心的プロセスがどのくらい豊かだったかは言えない。単にそれが、その患者が対応していた限られた世界を乗り切るには十分だったというだけだ。そして意識はといえば、明らかに通常の状態ではなかった。

今日知っている知識をもとにすると、この患者の状態はどう解釈されるだろうか？　たぶん、自己機能のとりまとめがきわめて阻害されていたのだと思う。自分の心について独占的なサーベイを自動的に与えてくれるような、自己の運用のほとんどをその瞬間ごとに生み出す能力が失われていたのだ。こうした自己の運用は、自分のアイデンティティの要素、直近の過去や意図した未来についての要素も含んでおり、エージェンシー／代理人の感覚も与えてくれたはずだ。自己プロセスがサーベイしたはずの心的コンテンツもおそらく欠損していただろう。あの状況で、患者は無目的で位置づけのない現在に閉じ込められていたはずだ。物質としての自分としての自己はほとんどなくなり、もっと確実なこととして、知る存在としての自己もなかったはずだ。

目を覚ますこと、心を持つこと、自己を持つことは、別々の脳のプロセスであり、ちがった脳部分の作用によって実現されている。それらはいつでもシームレスに融合しあい、脳の中で見事な機能的連続体となって、行動のちがった表出を可能にし、実現している。だがそれらは独立した専用の「小区画」ではない。しっかりした壁で隔てられた部屋ではない。生物学的プロセスは、人間が作る人工物とはまるでちがうからだ。だがごちゃごちゃしたあいまいな生物学的なやり方ではあっても、それらは別物であり、それがどうちがっていて、その微妙な推移がどこで生じるかをつきとめようとしなければ、全体がどう機能するか理解するのはまるで絶望的となってしまう。

もし目を覚ましていて心の中にコンテンツがあるなら、意識というのはその心的コンテンツを自分のニーズに向けて主観性を作り出す、自己という機能を心に付け加えた結果なのではないだろうか。自己機能は、何か全知のホムンクルスではなく、むしろ心と呼ばれるバーチャル上映プロセス内におけ**る**、これまたバーチャルな要素の創発現象なのだ。それは、心的事象のイメージ化された主人公なのだ。

作業上の定義を完成させる

神経障害が意識をばらばらにすると、情動反応が失われることは有名だし、それに対応する感情もおそらく欠けているのだろう。意識が阻害された患者たちは、進行中の情動の徴《しるし》を見せなくなる。その顔は白紙で空疎な表情となる。筋肉活動のちょっとした徴も消えてしまう。これは驚くべきことだ。いわゆるポーカーフェイスですら、感情的な動きを見せ、ちょっとした期待、不満、軽蔑などの細かい徴は出てしまうのだから。各種の無動無言症や植物状態の患者や、さらに昏睡状態の患者は、感情表現がほとんどまったくない。同じことが深い麻酔についても言えるが、予想どおり睡眠については言えない。睡眠中には、睡眠段階がパラドックス的な意識を許容するときには感情表現が現れたりする。

行動の観点からすると、他人の意識を持つ心的状態は、目が覚めた、一貫性ある、目的を持った行動が特徴であり、そこには継続中の情動反応の徴も含まれる。生まれてかなり早い時期に、人は耳にする直接的な口頭報告に基づいて、こうした情動反応に系統的に感情が伴っているかどうか確認するよう学ぶ。後にはまわりの人間たちを見ることで、一言も言わなくても、一言も声をかけなくても、その人々が何らかの感情を体験しているのだと想定するようになる。それどころか、どんなに静かにしていようと、実に微細な情動表現ですら、鋭く同調的で共感的な心からみれば感情の存在を伝えてしまうのだ。この感情属性のプロセスは、言語とはまったく関係ない。これは姿勢や顔が変化して動くのを、高度な訓練を通じて観察した結果に基づいている。

なぜ情動は意識をこれほど明白に表してしまうのか？　それはほとんどの情動の実際の実施が、孤束核（ＮＴＳ）や傍小脳脚核（ＰＢＮ）といった、身体感情（たとえば原初的感情）や情動的感情と呼ぶもののバリエーションを生み出すアンサンブル構造と密接に関連しあって中脳水道周囲灰白質

（PAG）で行われるからだ。このアンサンブルはしばしば、神経外傷により損傷し、意識欠損を引き起こす。またここに作用する一部の麻酔薬は、それを機能不全にしてしまう。

次の章では、情動の徴が外部から観察できる意識状態の一部なのと同様に、身体感情の体験は一人称の内省的観点から見た意識の深く重要な一部なのだ、ということを検討する。

意識の種類

意識は変動する。ある閾値《しきいち》を下回ると、意識は機能しなくなり、いくつかの水準段階に応じて意識は最も効率の高い形で機能する。これを意識の「強度」尺度と呼ぼう。そしてきわめて異なる各種の尺度水準を例示してみよう。ときに誰しも眠たくなり、夢の神モルペウスの腕の中に消え去るところとなる。別の瞬間には、激しい論争に参加していて、そこでは絶えず登場する細部に細かく注意を払わねばならない。意識の強度は、鈍重から鋭敏までの範囲で様々な水準がある。

だが強度以外にも、意識をはかる別の基準がある。それは視野に関係している。最小限の視野だと自己が感じられる。たとえば家でコーヒーを飲んでいて、コップやコーヒーがどこから来たのか、それが心拍数にどんな影響を与えるか、今日何をすべきかといったことをまるで気にしていない場合だ。ただまってその瞬間に存在しているだけで、それ以上はまったくない。さてレストランで似たようなコーヒーを飲みつつ兄に会おうとしている場合を考えよう。親の遺産の話や、最近ちょっと様子のおかしい腹違いの妹をどうすべきかといった話がしたいのだという。それでもその瞬間に存在はしているが（ハリウッドでよく使われる言い方だ）、いまや順番に、いろいろ他の場所にも飛ばされているし、兄以外にもいろいろな人々と相席していて、さらにまだ体験していないが、情報豊かな想像力の産物である状況にも直面させられることになる。自分の過去の人生が細切れに、急速に思い出されて頭に浮かび、過去現在に想像した将来の自分の人生になるかならないかわからないものが、これまた細切れにその瞬間の体験に入り込んでくる。忙しくあちこちをとびまわり、過去と将来の人生の様々な地点に存在しているわけだ。だが自分――自分の中にいる自己――は決して見失われない。こうしたコンテンツはすべて、単一の参照点に分かちがたく結びついている。遠く離れた出来事に意識を集中しても、そのつながりは残る。中心は保たれる。これは視野の広い意識であり、人間の脳の壮大な成果の一つで、人類を定義づける性質の一つだ。これこそ人類を、良かれ悪しかれ文明の現状にもたらした脳プロセスなのだ。これは小説や映画や音楽で描き出されたような意識であり、哲学的な思索によりほめそやされるものだ。

この二種類の意識に名前をつけてみた。最小限の視野のものは、中核意識と呼ぼう。いまここの感覚であり、ほとんどの過去にはとらわれず、将来にもほとんど、あるいはまったくとらわれない。それは中核自己のまわりをめぐるもので、自分性に関連はしていても、アイデンティティは必ずしも含まない。視野の大きなものは、拡張意識または自伝的意識と呼ぼう。なぜこの呼び名かといえば、それが最も強力に表現されるのは、その人の生涯の相当部分が関わってきて、生きられた過去と予測される未来の双方がその中身を支配する場合だからだ。これは自分性とアイデンティティ両方についてのものだ。それを司っているのは、自伝的な自己となる。

きわめてありがちなことだが、意識について考えるときには、この自伝的自己と関連した視野の広い意識が念頭にある場合が多い。ここで意識ある心は広がり、実際のコンテンツだけでなく空想上のコンテンツも楽々と含むものとなる。脳が意識状態を生み出す方法に関する仮説は、核水準だけでなくこの高次の意識も十分に考慮する必要がある。

今の私は意識の視野の変化が、当初思っていたよりもはるかに変幻自在なのだと考えるようになっている。その視野は、カーソルを滑らせて操作されているかのように、絶えず広がったり狭まったりする。その視野の上昇や下降は、ある事象の内部で実に急速に、必要に応じて起こる。この視野に関する流動性とダイナミズムは、一日を通じて起こる、前出の強度の急速な変化とそんなにちがうものではない。講義を聴いて退屈していると、意識は鈍くなり、うつらうつらして意識がなくなるかもしれない。いまの読者もそうなっていないことを祈るばかりだ。

ここで主張したい論点として圧倒的に重要なことは、意識の水準が状況に応じて変動するということだ。たとえば、本のページから目を離して考えにふけり、そして近くを泳いでいたイルカに気を取られたとしよう。すると私は自分の自伝的自己の視野を完全には使っていなかったことになる。その必要がないからだ。その瞬間のニーズを考えると、脳処理容量の無駄遣いになるし、燃料も無駄だ。また私は、いまの文を書くための思考に対処するには自伝的自己など必要なかった。だがインタビューアーが私と向き合って、なぜ私がエンジニアや映画作家ではなく神経学者や神経科学者になったのかと尋ねるときには、自伝的自己を使う必要が確かに出てくる。私の脳はその必要性に応えてくれるのだ。

意識の水準は、白昼夢でも急激に変動する。いまや白昼夢は心の彷徨と呼ぶのがファッショナブルだが、自己の彷徨と呼んでもいいかもしれない。というのも白昼夢は単に、目先の活動内容から水平方向にふらふら離れるだけでなく、中核自己への下降も必要とするからだ。われわれの「オフライン」想像力の産物が前景に移行する——計画、こだわり、妄想、サンタモニカフリーウェイで渋滞につかまっているときにわき上がってくるようなイメージだ。だが中核自己にシフトダウンして、別の話に注意が逸れている意識は、それでも相変わらず正常な意識だ。夢遊病の人の意識や、催眠術にかけられた人、「意識変容」物質を使っている人の意識についてはそうは言えない。後者について言えば、異常な意識の結果として生じる状態のカタログは長く多様で、心と自己に関する最も独創的な逸脱が含まれる。覚醒状態も崩壊し、こうした冒険の終着点は、睡眠や昏睡となる部分があまりに多い。

結論として、主人公となる自己が心の中にどの程度いるかは、状況に応じて大いに変わる。豊かな細部を持ち完全に位置づけられた自分の存在に関する描写から、自分が心や思考や行動を所有しているという実にかすかなほのめかしだけの場合まで様々だ。だが、最も微細でかすかな状態であっても、自己の存在は心が存在するのに必要なのだという考えにはこだわらざるを得ない。山を登るとき、あるいはまさにこの文を書いているとき、自己がどこにもないというのはまったく正しいとは言えない。そうした状況では、自己は確かに前面に表示されているわけではない。背景に退いて、処理空間を必要とする他のもののために、イメージ作成脳の場所を譲っている——たとえば山肌の状況や、ページに書き留めたい考えなど。だが、もし自己プロセスが崩壊して完全に消えたら、心は方向性を失い、部分をまとめ上げられなくなるはずだ。思考は勝手に突っ走り、持ち主として名乗りを挙げる存在に回収されなくなってしまう。われわれの現実世界での有効性は激減してゼロになり、こちらを観察している人から見ると、正気を失ったも同然となる。どのように見えるだろうか？　そうだな、意識がないように見えるだろう。

自己と対処するのが難しいのは、視点に応じて自己が実に多種多様なものとなるからだ。心理学者や神経科学者にとって、それは研究「対象」だ。それはその自己が創発する心に知識を提供するものとなる。精妙なものとしてカーテンの背後に隠れるときもあれば、しっかりとスポットライトの中で自己主張することもある。いまここに限定されることもあれば、全生命史を包含することもある。最後に、こうした特徴が混合することもある。たとえば知る者としての自己は精妙だが自伝的でもあったり、あるいは前面に大きく出ているのに、いまここでのことしか見ていなかったり。自己とはまさに、移動可能な祝宴なのだ。

人間の意識と人間以外の意識

意識がモノでないのと同様に、中核意識や拡張／自伝的意識はがっちりしたカテゴリーではない。私はずっと、この尺度は核と自伝的を両極端として、多数の段階があるものと見てきた。だがそうしたちがう種類の意識を明確にすると、実用面でのメリットがある。意識尺度の低い状態が、どう見ても人間だけのものではないと提案できるのだ。どう考えても、それは意識を構築できるだけの複雑な脳を持つ、数々の人間以外の生物にも存在しているのだろう。人間の意識がその一番高い部分できわめて複雑で、視野も広く、したがって他の動物とはまったくちがうという点はあまりに自明なので、言うまでもない。だが読者は、これに似た私の発言が過去に一部の人間を怒らせたと知ったら驚くだろう。ある人は、私が人間以外の生物にあまりにわずかな意識しか認めていないと怒り、別の人は意識に動物も含めることで、人間意識の非凡な性質を矮小化していると怒るのだ。こんどはうまくいきますように。

人間以外の言語を持たない生命体に、中核意識だろうと他のものだろうと、意識があることを疑問の余地なく証明することはだれにもできない。だが手持ちの大量の証拠をもとに三角測量して、一部動物には意識がある可能性がきわめて高いと結論づけることは十分可能だ。

その三角測量はこんな具合にできる。（1）もしある生物が、単に行動の性向（たとえば反射）だけの脳よりも、心的プロセスを持つ脳でうまく説明できる行動を持っていて、さらに（2）その生物がこれからの章で述べるあらゆる構成要素を持つ脳を持っている場合、（3）親愛なる読者よ、その生物は意識を持っているのです。結局のところ、私は感情が存在することを示す各種の動物行動表現は、その動物が意識にかなり近いところまできている証拠だと主張してよいと思っているのだ。

中核意識は言語を必要としないし、言語に先立って存在していたはずだ。これは人間以外の生物では当然だが、人間でも同じことだ。要するに、中核意識のない個人に言語はたぶん進化することはなかっただろう。中核意識がないのに言語が必要なはずもないからだ。その一方で、尺度の最高点となる自伝的意識は、言語に大幅に依存している。

意識をめぐる誤解

意識の重要性を理解し、生命体で意識が創発したメリットを理解するためには、その前に何があったかを十分に理解しなければならない。その生物が意識を持ち、それを持つ個体の精神生活が意識に支配されるようになるまで、通常の脳を持ち完全に機能する心を持った生物に何ができたかについての把握が必要なのだ。てんかん患者で意識が溶解するのを見たり、植物状態の人間を見たりすると、何も知らない観察者は、通常は意識の下にあるプロセスはつまらないもので、ほとんど役に立たないのだというまちがった印象を受けてしまうかもしれない。だが明らかに、われわれ自身の心の無意識空間はそうした印象を否定するものだ。ここで言っているのは、かの有名な（そして悪名高い）フロイト的無意識の伝統だけではない。フロイトの無意識は、特定の内容、状況、プロセスだけを扱っている。私が言っているのはむしろ、二つの中身で構成されている大きな無意識だ。一つの中身は活発な内容としてあらゆる種類のあらゆるトピックについて形成されるイメージ、自己に気に入ってもらおうと競争するなどあり得ないため、もっぱら知られないままのイメージなどで構成されるもの、そしてもう一つの中身は休眠している内容として、明示的なイメージを形成できる符号化された記録の保管庫で構成されるものだ。

ありがちなカクテルパーティー現象が、無意識の存在をかなり明らかにしてくれる。主催者と会話しているときには、厳密には他の会話も聞こえている。こっちの断片、あっちの断片といったものが、意識の流れの縁に入ってくるわけだ――それも意識の主流に。だが聞こえてはいても、必ずしも聴いていることにはならないし、まして注意を向けていたり、聴いたことを意に介しているわけではまったくない。つまり、自分の自己の動員を必要としない多くのことが耳に入ってくるわけだ。だが突然何かがカチリとはまり、会話の断片の一部が他の断片とはまりあい、実にぼんやりと耳に入っていたことの一部について、理解可能なパターンが生まれてくる。その瞬間、自己を「惹きつける」意味が形成され、それが文字通り、こちらの関心を主催者の最後の一文から引き離してしまうのだ。ちなみに主催者はこちらの注意が一瞬それたのに気がついたので、こちらは自分の意識の川に割り込んでくる話をなんとか撃退しつつ、主催者の話に戻って申し訳なさそうに、間抜けに「すみません、今なんとおっしゃいました?」と言うことになるのだ。

この現象はどうやらいくつかの条件の結果だ。まず、脳は絶えず過剰なほどの大量イメージを創り出している。見ること、聴くこと、触るもの、加えて絶えず想起しているもの――新しい知覚イメージに促されるものや、まったく理由なしに出てくるもの――が、大量の明示的なイメージを生み出し、それに伴い、こうしたイメージ作成が展開する中で、身体状態に関連した他のイメージも同じくらい大量にそれに伴うことになる。

第二に、脳はこうした大量の材料に対し、映画編集者と同じようなまとめを行うことが多い。つまり、そこに一貫した物語構造を与えて、ある行動が何らかの影響を生み出したと言えるようにするわけだ。このためには、適切なイメージを選んでそれを時間単位と空間フレームの連続として並べることが必要だ。これは容易な作業ではない。どのイメージも、持ち主の視点から見て等価というわけではないからだ。一部は他よりも持ち主のニーズと結びついており、したがってちがう感情が伴っている。イメージの価値付けはちがってくる。ちなみにここで「自己がまとめる」と言わず「脳がまとめを行うことが多い」という表現をしたのは意図的なものだ。時にはこの編集は自然に進み、自己が行う誘導は最小限ですむ。そうした場合に編集がうまくいくかどうかは、無意識プロセスが成熟した自己によりどれくらい「うまく教育されたか」にかかってくる。この問題については最終章でまた触れる。

第三に、イメージのうち各時点ではっきり表示できるのはごく少数だ。これはイメージ作成空間が実に希少だからだ。いつの時点でも、活性化できるイメージ、つまり注意を向けられるイメージは限られている。これはつまり、脳が選択して時間順に並べたイメージを表示するための、脳の中の比喩的な「スクリーン」はきわめて限られているということだ。現代のコンピュータ専門用語で言えば、画面上で開けるウィンドウの数は限られているということだ（デジタル時代にマルチタスクの「ながら作業」で育った世代は、人間の脳内で関心を向けられる上限数は急速に引き上げられている。これはかなり近い未来に意識のある側面を変えることになりそうだ。いやすでにそうなっているかもしれない。関心のガラスの天井を破るのは明らかにメリットがあるし、マルチタスクで生じる関連づけ能力はすばらしい長所となる。だが学習や記憶の集約、情動などの面でトレードオフが生じるかもしれない。そのコストがどんなものか、いまは見当もつかない）。

この三つの制約（イメージの豊富さ、それを一貫した物語にまとめがちだということ、明示的な表示空間の希少性）は進化上、長いこと続いていたものであり、したがってそれが生じる生命体に損傷を引き起こさないためには、有効な管理戦略が必要とされた。イメージ作成が進化において自然選択されたのは、イメージが環境についてもっと正確な評価を可能にし、したがってもっとよい対応を可能にするからだ。するとイメージの戦略的管理は早期から、意識発生のずっと前にボトムアップで進化した可能性が高い。戦略としては、継続中の生命管理にとって最も価値が高いイメージを自動的に選ぶというものだ――まさにイメージ作成装置の自然選択を司ったのと同じ基準だ。特に価値の高いイメージは、生存にとっての重要性を考えれば、情動的な用意により「ハイライト」された。脳はおそらくこのハイライトを行うのに、イメージに伴う並列トラックで情動状態を生成するのだろう。情動の度合いは、そのイメージの相対的な重要性の「マーカー」として機能する。これは「ソマティック・マーカー仮説」で述べた仕組みだ[6]。ソマティック・マーカーは、完全に形成された情動でなくてもよく、明示的に感情として体験される必要もない（これが虫の知らせというものだ）。暗黙の、情動に関連した信号でもよく、主体がそれを意識する必要もない。この場合はそれをバイアスと呼ぶ。ソマティック・マーカーの概念は、高次知覚だけでなく、進化のもっと早期段階にもあてはまる。ソマティック・マーカー仮説は、脳が価値に基づくイメージ選択を行うための仕組みを提供し、その選択がどのように編集されたイメージ連続体に翻訳されるかも説明する。つまり、イメージ選択の原理は生命管理のニーズと結びついていたのだ。たぶん同じ原理が原初的物語構造の設計も司っていたのではないだろうか。そうした物語構造は、その生命体の身体、状態、相互作用、環境の中での彷徨が関係しているのだ。

上の戦略はどれも、意識ができるよりはるか前から進化を開始していたのだろう。十分なだけのイメージが作られるようになるのとほぼ同時で、たぶん本物の心が初めて華開いたのと同時だったかもしれない。広大な無意識はおそらく、はるか昔から生命をまとめあげる作業の一部だったのだろう。そして興味深いのは、それがいまだに人とともにあるということだ。限られた意識的存在の大いなる地下生活者として。

なぜ意識は、選択肢として生命体に与えられて栄えたのだろうか？　なぜ意識を作る脳が自然選択されたのか？　考えられる答の一つは、本書の最後で検討するものだが、生命体のニーズに応じて身体と外界のイメージを生成し、方向付け、とりまとめるのは効率的な生命管理の可能性を高めて、結果として生存確率を高めた、というものだ。やがて意識は、生命体の存在について知る可能性や、生き延びるための闘争について知る可能性を追加した。もちろん、知ることは単に明示的なイメージの想像と表示だけに依存するのではなく、それを暗黙の記録として保存することも必要だ。知ることの力を通して、「統合された同定可能な生命体」というものが生存闘争と結びつくようになった。そうした知る状態が記憶にコミットされたら、それは他の記録された事実と接続され、個人の存在に関する知識が蓄積されはじめる。すると、知識に蓄えられたイメージが、理由づけプロセスでも想起されて操作されるようになり、それが思索と熟慮の道を開く。するとイメージ機構は思索に導かれるようになり、状況の有効な予想、可能な結果の予告篇、可能な未来のナビゲーション、管理上の解決策発明などに使えるようになる。

意識は生命体が自分の運命を認識できるようにしてくれた。生命体はもはや、感じられるただの感情を持つに留まらない。ある特定文脈において、知ることのできる感情を持つようになるのだ。存在することに、やることに留まらず、知ることができるようになったのは決定的な進歩だった。

自己と標準的な意識の登場以前に、生命体は生命制御の機械を完成させつつあったので、意識はその肩に乗って構築されることになった。懸念される前提のいくつかが意識ある心に知られる前に、そうした前提はすでにあり、そして生命制御の機械はそれを核にして進化した。意識前の生命制御と意識後の生命制御のちがいは、単に自動化と熟慮とのちがいだ。意識前の生命制御は完全に自動化されていた。意識が始まってからは、生命制御は自動部分も残しつつ、だんだん自己中心の熟慮の影響下に置かれるようになった。

したがって、意識プロセスの基盤は、生命制御を統括する意識無きプロセスだ。代謝機能を制御し、脳幹核種と視床下部に宿る盲目の性向だ。報酬と処罰をもたらし、衝動、動機、情動を動かす性向だ。そして知覚と想起においてイメージを作り、心として知られる映画の中でそうしたイメージを選び編集できるマッピング装置だ。意識は生命制御における新参者だが、その作業全体をレベルアップさせる。賢明にもそれは古い技はそのままにして、その職人芸をそのままやらせておくのだ。

フロイトの無意識

フロイトが意識に対して行った最も面白い貢献は、その最後の論文にある。これは一九三八年後半に書かれ、フロイトの死により未完に終わった(7)。この論文を読んだのはごく最近のことで、フロイトと神経科学というテーマでの講演を依頼されたためだった。本当なら絶対に断るべき種類の依頼なのだが、なぜか引き受けたい誘惑にかられたのだった。それから何週間もフロイトの論文を読み返し、フロイトを読むときはいつもそうだが、苛立ちと感心とを往き来することになった。この苦闘の最後にやってきたのが最後の論文で、フロイトはこれをロンドンで英語で書いており、意識について私がまともだと考える唯一の立場をここで採用しているのだ。心は進化の最も自然な結果であり、その大半は意識がなく、内面のもので、外には出ない。それが知られるようになったのは、意識という狭い窓のおかげだという。これはまさに私の見方だ。意識は心の直接体験を提供してくれるが、その体験の仲介者は自己であり、これは外部の信頼できる観察者というよりは、内部の不完全に構築された通報者なのだ。心の脳性は自然の内部観察者や外部の科学者には直接認識できない。心の脳性は、第四の視点から想像されなくてはならない。その想像上の視点をもとに、仮説を構築しなければならない。そこに接近するためには研究プログラムが必要となる。

無意識に関するフロイトの見方はセックス偏重だが、意識という海面レベルの下の海で動いている心的プロセスのすさまじい範囲と力については認識していた。ちなみに、これはフロイトの独創ではない。無意識処理という発想は、一九世紀最後の二五年でかなり人気のあるものだったからだ。またセックスに肩入れしたのもフロイトだけではない。当時はセックスの科学も探究されていたのだ(8)。

フロイトは、夢に注目したときに無意識の大量の証拠をつかむことになった。この動きはフロイトの狙いにとって絶好のもので、研究材料を提供してくれた。この同じ源泉は画家、作曲家、作家など、意識の縛りから己を解放して目新しいイメージを探していた各種の創作者たちも使ったものだ。実におもしろい緊張関係がここには働いている。きわめて意識的な創作者たちが、意識的に無意識を源として求め、特には意識的な探究の手法としてもそれを使ったのだ。これは、創造性というものが意識なしでは華開くどころか始まりもしなかっただろうという考え方とはちっとも矛盾しない。それは単に、人間の精神生活がいかにハイブリッドで柔軟なものかを強調するだけだ。

夢の論理は、柔軟などというものではない。これはよい夢でも悪夢でも同じで、因果関係は尊重されることもあるが、想像は自由奔放で現実など気にしない。だが夢は、意識の支えがない心的プロセスの直接的な証拠を提供してくれる。夢が探究する無意識プロセスの深みは相当なものだ。これを認めたがらない人々には、最も説得力のある例は単純な生命制御問題に関わる夢からくるものかもしれない。例を挙げると、とてもしょっぱい夕食を食べたあとに、真水とのどの渇きについての細やかな夢を見る場合だ。だがこう言うと、読者の「ちょっと待った！」という声が聞こえる。夢の心が「意識の支えがない」というのはどういう意味？　夢を思い出せるなら、それが起きたときには意識があったということじゃないの？　はい、確かに多くの場合はその通りだ。夢の間に、何らかの標準的でない意識が起こっている。これはまさに、矛盾という言葉にふさわしい表現である。だが私の論点は、夢で描かれる想像のプロセスは、人が思索して熟慮するときに使うような、通常のきちんと機能した自己には導かれていないということだ（例外は、通称明晰夢と呼ばれる状況で、この間に夢を見ている人はある程度は夢を自分で左右できる）。人間の心は、意識のあるときも無いときも、おそらくは外部世界に突き動かされており、そこからの入力がコンテンツのまとめ方を支援する。そうした外部のペースメーカーなしでは、心は楽々と奔放な夢見に精を出せるのだ[9]。

夢を覚えておけるというのは実に悩ましい問題だ。人はＲＥＭ睡眠中には活発に夢を見るし、一晩に何度も見ているし、また徐波睡眠またはノンＲＥＭ（ｎ‐ＲＥＭ）睡眠中でも、ずっと頻度は下がるが夢を見る。だが最も記憶に残るのは、睡眠から目を覚ましかけてだんだん水面下から、徐々にまたは急激に水面、つまり意識状態に戻ってくるときの夢らしい。

自分でも夢を忘れないようにしようとはするが、書き留めておかない限り跡形もなく消え失せてしまう。これは昔からそうだ。目が覚めるときには記憶集約装置がほとんど機能しておらず、夜明け一番のパン屋のオーブンみたいな状態だということを考えれば、さほど驚くべきことでもない。

多少なりともよく覚えている種類の夢といえば、たぶん実に何度も見たからだろうが、講演の前の晩にやってくるしつこいちょっとした悪夢だ。細部は変わるが基本はいつも同じ。私は遅刻しており、しかもかなりの遅刻で、何か重要なものがないのだ。靴がなくなっている。あるいは無精髭を二日も剃っておらず、ひげそりがどこにも見あたらない。あるいは空港が霧で閉鎖され、飛行機が出ない。ひどい目にあって時には恥ずかしい思いをする。たとえば（もちろん夢の中でだが）ステージ上に裸足で上がったりした（そして上はアルマーニのスーツを着ている）。だからこそ、今日に到るまで、私は決してホテルの部屋で靴をドアの外に出して磨いてもらうことはしないのだ。

第８章　意識ある心を作る

作業仮説

言うまでもなく、意識ある心の構築は非常に複雑なプロセスで、何百万年にもわたる生物学的進化を通じた脳機構の足し引きの結果だ。意識ある心の複雑さを、どれか一つの装置や機構だけで説明できるはずもない。全体としての扱いを試みるに先立って、意識というパズルの各種のパーツそれぞれを別個に扱って適切な評価をしなければならない。

それでも、一般的な仮説から始めると便利だ。この仮説は二部構成となる。第一部では、脳が覚醒した心の中の自己プロセスを生成することで意識を構築するのだと述べる。自己の本質とは、心をそれが宿っている物質的な組織に注目させることだ。覚醒状態と心は意識の不可欠な構成要素だが、決定的な要素は自己なのだ。

仮説の第二部では、自己が段階的に構築されると提案する。最も単純な段階は、生命体のために存

第１段階：原自己
原自己とは生命体の比較的安定した側面の神経的な記述
原自己の主要な産物は、生きた身体の自発的な感情（原初的感情）
第２段階：中核自己
生命体と物体の間の相互作用で原自己が変わり、物体のイメージも結果として変化したときに中核自己のパルスが生じる
物体と生命体のイメージが一時的に一貫性あるパターンとして結びつく
生命体と物体の関係はイメージの物語シーケンスで記述され、その一部は感情である
第３段階：自伝的自己
自伝的自己とはその生命体の電気が中核自己のパルスを生じさせ、それが結果として一時的に大規模な一貫したパターンに結びつくときに生じる

図 8.1　自己の３段階

在する脳の一部から創発するもの（原自己）で、身体の比較的安定した側面を記述するイメージを収集し、生きた身体の自発的な感情（原初的感情）を生み出す。第二段階は、生命体（原自己で表されたもの）と、これから知られる物体を表象する脳の各種部分との関係を確立することで生まれる。その結果は中核自己だ。第三段階は、それまでに生きられた経験や予測された将来として以前に記録された、複数の物体と原自己との相互作用を可能にして、大量の中核自己パルスを生み出す。その結果が自伝的自己だ。この三段階すべては別々の、協調した脳作業空間で構築される。これらはイメージ空

間であり、継続中の知覚と収斂分散領域に含まれた性向の影響の遊び場となる。

背景として、そしていくつか一般的な作業仮説を構築するのに必要となる仮説的な仕組みを提示する前に、進化論的な観点からすると自己プロセスは、脳の活動として心と注意力が確立した後で初めて起こり始めたのだと言っておこう。自己プロセスは特に、生命体の恒常性ニーズに心が向くよう組織するときにきわめて効果を発揮し、生存確率を高めた。当然ながら、自己プロセスは自然選択され、進化の中で栄えた。初期段階では自己プロセスはたぶん意識を全面的にはつくりださず、原自己レベルにとどまっただろう。進化が進むと、もっと複雑な自己の水準――中核自己以上――が心の中に主観性を生み出すようになり、意識と呼べるものになってきた。もっと後には、ますます複雑な構築物が使われて、個々の生命体やその環境についての追加情報を入手蓄積していった。その知識は脳の中にある記憶に保管され、収斂分散領域に保たれたり、外部の文化という道具の中に保存されたりした。完全な意味での意識は、そうした知識が分類され、各種の形で表象化され（これは再帰的な言語も含む）、想像力と理性により操作されるようになってから生まれた。

追加の但し書きを二つつけておくべきだろう。まず、処理の個別レベル――心、意識ある心、文化を創れる意識ある心――は順番に登場した。だからといって、心が自己を獲得したら、心としての進化をやめたとか、自己がやがて進化をやめたとかいう印象を持ってはいけない。それどころか、進化プロセスは継続してきたし（いまも継続しており）、おそらく自己知識が創り出す圧力によりもっと豊かになって加速しているかもしれない。そしてまだまだ果ては見えない。進行中のデジタル革命、文化情報のグローバル化、来たるべき共感の時代は、おそらく心と自己の構造的変化につながるはずだ。これはつまり、心と自己を形成する脳プロセス自体が変わるということだ。

第二に、本書ではこの先、意識ある心を作るという問題に対して人間の視点から取り組むことにする。もちろん必要で適切なときには、他の生物種についても言及は行う。

意識ある脳へのアプローチ

意識の神経科学はしばしば、自己からではなく心のコンポーネントからアプローチされることが多い[1]。自己から意識にアプローチするのは、心の全容の持つ複雑性と広がりを矮小化するものではないし、まして無視しようというものではない。だが自己プロセスの場を最も重要視するというのは、当初から採用された視点に沿ったものであり、その視点によれば、意識ある心が進化の中で栄えた理由は意識が生命制御を最適化したという事実のおかげだ。それぞれの意識ある心における自己は、個人の生命制御メカニズム、つまり生物学的価値の守護者にしてキューレータをまっ先に表したものだ。かなりの点まで、現在の人間の意識ある心を特徴づける莫大な認知的複雑性は、価値の代用指標として、自己により動機づけられとりまとめられている。

覚醒状態、心、自己の三角関係の中で研究の主眼をどこに置きたいにしても、意識の謎が覚醒状態にあるのではないことは明らかだ。それどころか、覚醒状態プロセスの背後にある神経解剖学や神経生理学については、すでにかなりの知見が得られている。脳と意識の研究史の発端が、覚醒状態というテーマから始まっているのは、おそらく偶然ではないのだ(2)。

意識の三角関係で、二番目は心だ。そしてその神経基盤についても、何もわかっていないというわけではない。数多くの疑問は残っているとはいえ、第３章で述べたように、多少の進歩は見られている。すると残るは三角関係の第三の中心的なコンポーネントである自己だ。これに対するアプローチは、複雑すぎて現在の知識水準では扱えないという理由でしばしば先送りされる。本章と次章はおおむね自己を扱っており、自己の生成メカニズムと、それを覚醒した心に挿入する仕組みについて述べている。狙いは、自己プロセスを生み出せそうな神経構造と仕組みをつきとめることだ。これは行動を適応的に振り向ける単純な種類の自己から、自分という生命体の存在を知り、それに応じて生命を導ける、複雑な種類の自己まで含まれる。

意識ある心の予告篇

自己の多くの水準の中で最も複雑なものは、単純なものについての見方を曇らせてしまい、知識のすさまじいひけらかしで頭をいっぱいにしてしまいがちだ。だが、この自然な目くらましを克服し、こうした複雑性をうまく利用する方法がある。どうやって？　複雑な水準の自己に対して、もっと単純な水準で何が起きているか観察するよう頼むのだ。これはむずかしい手法だし、それなりのリスクもある。内省はすでに見た通り、誤解を招くような情報をもたらしかねない。だが説明したいものについての唯一の直接的な観察方法が内省である以上、このリスクを冒す価値は十分にある。それに、集まった情報のためまちがった仮説ができてしまっても、将来の実証検証でそのまちがいはわかる。そしておもしろい点として、内省を行うというのは実は、複雑な脳が進化の中で長いことやってきたプロセスを、心の中で翻訳したものとなるのだ。それはつまり、文字通り自分に語りかけ、そして神経活動の言語で自分に語りかけるということなのだ。

では、自分の意識ある心の中をのぞいて、心がどんなものか観察してみよう。その豊かな多層の肌《き》理《め》の底にある、アイデンティティや生きられた過去、予測した未来といった余計なものをはぎとられた、現在についての現在の意識ある心とはどんなものだろうか。もちろん私とて自分のことしかわからないが、偵察してみた結果は以下の通り。まず奥底では、単純な意識ある心というのは、ウィリアム・ジェームズが述べたような、物体が浮かんだ水流のようなものというのが当たらずといえども遠からず。だがその流れの物体の重要度はそれぞれちがう。一部は拡大されたかのようで、一部はちがう。またその物体は、自分から見て同じ距離に置かれているわけでもない。一部は物質的な自分との相対関係で、ある特定の視点に置かれているので、ほとんどの場合には、それを自分の身体に対して位置づけるよりもっと厳密に、目の間と耳の間のちょっとした空間に位置づけられる。同じくおもしろいこととして、全部ではないが一部の物体は、それを議論の余地なく自分の身体や心に結びつける感情が伴っている。その感情は、一言も発しないが、私がその物体を今のところ所有し、望むままにそれに対して行動できると告げている。これこそ文字通り「起こることの感情」、つまり私が過去に書いたことのある物体関連の感情なのだ。だが心の中の感情について言うと、一言付け加える必要がある。起こることの感情が話のすべてではない。もっと推察すべき深い感情があり、それが意識ある心の深みで見つかるのだ。それは自分自身の身体が存在し、現存して、相互作用する他の物体とは独立だという感情であり、自分が生きているという言葉のない確固たる肯定だ。この根本的な感情は、これまでこの問題に対するアプローチではあえて書く必要もないと思っていたものだが、いまや自己プロセスの決定的な要素として導入しよう。私はこれを原初的な感情と呼び、それが実体的な性質、快楽から苦痛の軸上におけるある数値を持っていると考えている。これは、物体と生命体との相互作用から生じるあらゆる感情の背後にある原初的なものだ。これから見るように、原初的な感情は原自己が生み出す[3]。

要するに、意識ある心の深みに沈降する中で、私はそれが各種イメージの複合物だということを発見したのだ。そうしたイメージの一群は、意識の中の物体をあらわす。別のイメージ群は自分をあらわし、その自分に含まれるのは以下の通りだ。（1）物体がマッピングされるときの視点（私の心が見たり触ったり聞いたりなどする際の立ち位置を持っているという事実と、その立ち位置というのが自分の身体だという事実）（2）その物体が表象されているのは、自分に所属する心の中でのものであって、その心は他のだれにも属さないという感情（所有権）（3）その物体に対して自分が発動力（agency）を持っており、自分の身体が実施する行動は心に命じられたものだという感情（4）物体がどう関わってくるかとはまったく関係なしに、自分の生きた身体の存在をあらわす原初的感情。（1）から（4）までの要素の集合が、単純版の自己を構成する。自己集積体のイメージが非自己物体のイメージとあわせて折りたたまれると、その結果が意識ある心となる。

こうした知識はすべて、そこにあるものだ。それは理性的な推論や解釈で得られる知識ではない。

そもそもそれは言語的なものですらない。ほのめかしや直観、生きた身体との相対関係や、物体との相対関係で起こる感情により作られるものだ。

心の底にある単純な自己は、音楽とかなり似ているが、まだ詩にはなっていない。

意識ある心の中身

意識ある心の基本的な内容物は、覚醒状態とイメージだ。覚醒状態についていえば、それが脳幹被蓋《ひがい》と視床下部の一部核種の働きによるものだとわかっている。神経と化学の両方を使って、こうした核種は大脳皮質に影響を与える。結果として、敏感性は下がったり（睡眠）、上がったり（覚醒）する。脳幹核種の働きは、視床に支援を受けるが、一部の核は大脳皮質に直接作用する。視床下部の核種だと、もっぱら化学分子の放出により作用し、それが神経回路に作用してその働きを変えるのだ。

覚醒状態の微妙なバランスは、視床下部、脳幹、大脳皮質の密接な相互作用にかかっている。視床下部の機能は光の量と密接に関連しており、この覚醒プロセスの部分が阻害されると、時間帯をいくつかまたがって飛行機に乗ったときに時差ぼけが起きる。この作用がさらに、昼間と夜間の周期と関連したホルモン分泌パターンと密接に関連していて、影響を及ぼす。視床下部の核種は、生命体の全身にある内分泌腺の働きをコントロールしている——下垂体、甲状腺、副腎、膵臓、精巣、卵巣などだ。(4)

覚醒プロセスの脳幹部分は、その時進行中の状況における自然値と関連している。自発的に意識されないまま、脳幹はだれも問いかけない質問に答える。たとえば、この状況はその観察者にとってどのくらい重要か？　ある状況に対する感情反応の信号と度合い、さらにはどのくらい目を覚まして集中すべきかは、その状況の価値によって決まる。退屈は覚醒状態を台無しにするが、代謝レベルもまた大きく影響する。食べ過ぎたときの消化期間中に何が起こるかは誰でも知っているし、まして赤身肉から放出されるトリプトファンなど、ある種の化学含有物があった場合にはなおさらだ。アルコールは最初は覚醒状態を高めるが、血中アルコール濃度が上がると眠くなってしまう。麻酔薬は覚醒状態を完全に停止させる。

覚醒状態について最後に一つ警告を。覚醒状態に関連する脳幹の部分は、神経解剖学的、神経生理学的に、自己の基盤たる原自己（これについては次の節で論じる）を生み出す脳幹の部分とははっきり分かれている。脳幹覚醒状態核種は、解剖学的に脳幹原自己核種の近くにあるが、これは十分にうなずけることだ。どちらの核種も生命制御に参加するからだ。でも、制御プロセスへの参加の方法はそれぞれちがうのだ[5]。

イメージの話となると、すでに第3章から第6章でその神経学的な基盤について論じたことでもあるし、すでに知るべきことはわかっているように思えるかもしれない。だがもっと語る必要がある。イメージは確かに意識ある心の中で、知られるべき対象の源となる。その対象は外界（身体の外部）にあることもあれば、身体内部（私の痛む肘や、うっかり火傷した指など）にある場合もある。イメージは視覚のみならず各種の感覚について生じるもので、脳内で処理されるあらゆる対象や行動について作られる。それが実際に存在する場合でも想起されたものでも、具体的でも抽象的でも構わない。これは脳の外から発するあらゆるパターンについて言える。そのパターンが身体の中だろうと外だろうと関係ない。また他のパターンの組み合わせの結果として脳内で生じたパターンもカバーする。実際、脳は貪欲なマップづくり中毒ぶりのおかげで、自分自身の働きすらマッピングしてしまうのだ——ここでもまた、脳は自分自身に話しかけることとなる。脳が自分の活動をマッピングするのは、たとえば物体の空間的な配置や動き、物体同士の関係、動いている物体の速度や軌跡、時空間内での物体の発生パターンなどといったものを記述する、抽象的イメージの主要な源なのだろう。この種のイメージは、数学的記述や、さらには音楽的な曲や演奏に変換もできる。数学者と作曲家はこの種のイメージ作成が得意なのだ。

さっき提示した作業仮説は、意識ある心が生命体と知られるはずの物体との間に関係を確立することから生じるのだと主張した。だが、生命体と物体とその関係は脳内でどう実装されているのだろうか？　三つのコンポーネントはすべてイメージでできている。知られるべき物体はイメージとしてマッピングされている。生命体だって、そのイメージが特殊なものとはいえ、イメージには変わりない。自己状態を構成して主観性の創発を可能にする知識となると、これまたイメージでできている。意識ある心の織物すべては同じ布でできている——脳のマップづくり能力が生み出したイメージだ。

意識のあらゆる側面はイメージで構築されているとはいえ、あらゆるイメージが神経的起源や生理的特徴の点で平等というわけではない（図３．１参照）。ほとんどの知られるべき物体を記述するのに使われるイメージは伝統的なものだ。これはつまり、それが外部の感覚について論じたようなマッピング操作から生じるものだということだ。だが生命体についてのイメージは特別なクラスを作っている。身体内部から始まり、活動している身体の側面を表す。特別な地位が与えられ、特別な成果を持つ。それは当初から、意識構築に関わる他のどんな操作よりも先に、自発的かつ自然に感じられるのだ。それは身体について感じられるイメージ、原初的な身体感情、情動の感情を含む他のあらゆる感情のプリミティブだ。後で見るように、生命体と物体との関係を記述するイメージは、この両方のイメージ——伝統的な感覚イメージと身体感情の変種——を利用する。

最後にあらゆるイメージは、大脳皮質における各種の早期感覚領域の総和として形成される作業場所で起こるし、感情の場合だと脳幹の一部領域で起こるものもある。このイメージ空間は各種の皮質および皮質下のサイトにコントロールされており、その回路は第6章で論じた収斂分散神経アーキテクチャの中に休眠状態で記録される性向的知識を含んでいる。こうした領域は、意識的にも意識がなくても機能できるが、どちらの場合でも、まったく同じ神経基質の中でそれを行う。関与する領域における作用の意識モードと無意識モードとのちがいは、覚醒状態の度合いと、自己処理のレベルに左右される。

神経上の実装で言うと、ここで提示したイメージ空間の概念は、バーナード・バース、スタニスラス・ドゥアンヌ、ジャン゠ピエール・シャンジューの研究に見られる概念とは大きくちがっている。バースは、グローバル作業空間という概念を考案したが、これは純粋に心理学的なもので、心的プロセスにおける各種コンポーネントの強烈な相互交信に注目を集めようとして名付けたものだ。ドゥアンヌとシャンジューは、神経学的な意味でグローバル作業空間という用語を使い、意識の根底にあるはずの、きわめて分散化して相互関連性の強い神経活動を指した。脳でいえば、これは意識コンテンツの提供者としての大脳皮質に注目しており、特に連合野、中でも前頭葉を、そうしたコンテンツへのアクセスに必須の要素として特別視している。バースのその後の研究も、グローバル作業空間の概念を意識コンテンツへのアクセスに供されるものとして使っている。

私はといえば、むしろイメージづくり領域に注目している。これはショーの中の人形たちが実際に遊ぶ遊び場なのだ。人形遣いたちとその操り糸は、イメージ空間の外にあり、前部、側部、頭頂部にある連合野に位置する性向空間に置かれている。この見方は、この二つのちがった領域（イメージ空間と性向空間）が意識的イメージVS意識のないイメージとの関連で示す行動を記述する、イメージ化研究と電気生理学研究とも一致している。こうした研究としては、ニコス・ロゴテティスやジュリオ・トノーニなどの両半球競合の研究、あるいはスタニスラス・ドゥアンヌとライオネル・ナカシュによる言語処理研究などがある。意識状態は早期の感覚活用が必要となり、また連合野も動員しなくてはならない。なぜなら私の見るところ、人形遣いはそこからショーをとりまとめなくてはならないからだ。[6]私のこの問題へのアプローチは、グローバル神経的作業場アプローチと対立するものというより、それを補うものだと考える。

原自己

原自己は、中核自己の構築に必要な踏み石だ。それは生命体の物理構造の最も安定した側面を、一瞬ごとにマッピングする別個の神経パターンを統合して集めたものだ。原自己マップは、それが身体イメージだけでなく感じられた身体イメージも生み出すという点に特色がある。こうした身体の原初的感情は、通常の目を覚ました脳には自発的に存在している。

原自己に貢献するのものとしては、マスター内知覚マップ、マスター生命体マップ、外的に向けられた感覚ポータルのマップがある。解剖学的観点からすると、こうしたマップは脳幹と皮質領域の両方から生じる。原自己の基本的状態は、その内知覚コンポーネントと感覚ポータルコンポーネントの平均だ。こうした多様で空間的に分布したマップの統合は、同じ時間の窓の中での相互信号により実行される。多様なコンポーネントをマッピングしなおすための、単一の脳サイトは必要としない。では原自己に貢献しているものをそれぞれ別個に検討しよう。

マスター内知覚マップ

これらは内部状態と内臓から出てくる内知覚信号からコンテンツを組み立てられるマップやイメージとなる。内知覚信号は中枢神経系に、生命体の状態を継続的に伝える。その状態には最適状態から平常、問題あり、といったバリエーションがあり、器官や組織の総合性が損なわれて体内で損傷が起こった場合などを告げる（ここで言っているのは侵害受容信号であり、これは痛覚感情の基盤となる）。内知覚信号は、生理的補正の必要性を報せる。これが心の中で具体化すると、飢えやのどの渇きといった感情となる。温度を伝えるあらゆる信号や、内部状態の働きについての無数のパラメータ

脳幹レベル	
孤束核（NTS） 傍小脳脚核（PBN） 中脳水道周囲灰白質（PAG） 嘔吐中枢 視床下部 上丘（深層）	内知覚的統合
大脳皮質レベル	
島皮質 前帯状皮質	内知覚的統合
前頭眼運動野（BA 8） 体性感覚皮質	外部感覚ポータル

図 8.2　原自己の主要コンポーネント

もこの分類に入る。最後に、内知覚信号は快楽状態とそれに対応する快感感情の構築に貢献する。

あらゆる瞬間に、こうした信号のサブセットが上部脳幹核類のどこかでまとめられて変調され、原初的感情を生み出す。脳幹は身体信号を大脳皮質に伝える際の単なる通過点ではない。それは決定を下す場で、変化を検出して、まさに自分の水準で、あらかじめ決まっているとはいえ変調された形での対応もできる。その決定機構の仕組みは、原初的感情の構築、に貢献するので、こうした感情は単なる身体の「描写」以上のものであり、単なるマップよりはもっと入念なものとなる。原初的な感情は、脳幹核種の構成やその身体との分かちがたいループのあり方の副産物だ。この活動に関連する個別ニューロンの機能的な特徴もおそらくは貢献している。

原初的な感情は、その他のあらゆる感情に先立つものだ。それは、脳幹と相互接続されている、生きた身体だけを独自に参照している。あらゆる情動の感情は進行中の原初的感情の変種だ。物体と生命体との相互作用により生じるあらゆる感情は、継続中の原初的感情の変種だ。原初的感情とその情動的な変種は、心の中で起こる他のあらゆるイメージに伴う忠実なコーラスを生み出す。

意識ある心の力にとっての内知覚の重要性は、どんなに強調しても足りないくらいだ。このシステム内のプロセスはそれが生じる構造の規模とはほとんど無関係で、発達初期段階から子供時代や思春期を経てずっと存在する、特別な種類の入力を構成する。言い換えると、内知覚はいずれ自己を構成することになるもののための、一種の安定した足場を作るのに必要となる、相対的な不変性の源としておあつらえ向きなのだ。

この相対的不変性の問題はきわめて重要だ。というのも自己は単一のプロセスであり、その単一性を基礎づける生物学的な可能性を突き止める必要があるからだ。表面的に見れば、生命体が単一の身体を持っていることで、その大いに必要とされる生物学的な単一性も得られそうなものだ。人は単一の身体で暮らしており、二つの身体では暮らしていない（シャム双生児でもこの反例にはならない）し、その身体に対して単一の心を持ち、その双方について一つの自己を持っている（多重自己や多重人格は、通常の心の状態ではない）。だが基礎となる単一のプラットフォームは、全身に対応することなどあり得ないはずだ。というのも全体として身体は絶えずいろいろな行動を実行していて、それに伴い形も変えるし、言うまでもなく誕生から大人になるまで成長を続けているからだ。単一のプラットフォームは別のところになくてはならない。それは一つのユニットとしての身体ではなく、身体内の身体の一部でなければならない。身体の中でも最小限しか変わらなかったり、まったく変わらなかったりするところでなくてはならない。内部状態とそれに関連する多くの内臓パラメータは、生命体の中でどんな年齢でも生涯を通じて最も不変の部分を提供するが、それはこれらが変わらないからではなく、その働きのために、その変化がきわめて狭い範囲でしか起こってはならないせいだ。骨は発達期を通じて成長するし、それを動かす筋肉も成長するが、生命が生じる化学溶液の本質――そのパラメータの平均的な範囲――は、その人が三歳だろうと、五十だろうと八十だろうとほぼ同じだ。また身長が六〇センチのときも一八〇センチのときも、恐怖の状態や幸せの状態の生物学的な本質は、おそらくそうした状態が内部状態の化学としてどう構築されるか、そして内臓における平滑筋の収縮や延伸の度合いから見れば、ほぼまちがいなく同じままだろう。恐怖や幸福といった状態の原因――そうした状態を引き起こす考え――は生涯でかなり変わるが、そうした原因に対するその人の情動的な反応は変わらないということは指摘しておこう。

マスター内知覚システムはどこで動作しているのだろうか？　その答は、過去一〇年で細胞レベルの生理学記録から、動物における実験神経解剖学研究や人間での機能性神経画像研究に到る様々な研究のおかげで、かなり細かいところまでわかってきた。こうした研究の結果をまとめると（第4章で論じた）、そうした信号を中枢神経系に運ぶ経路に関する、異様に詳しい知識が得られた。[7] 神経状態を記述する神経信号や化学信号は、脊髄の様々なレベルや脳幹の三叉神経核、脳室の縁あたりをうろうろしている特別なニューロンの集まりから中枢神経系に入る。すべての入り口で、信号は脳幹における主要な統合核種に中継される。その中で最も重要なのは孤束核、傍小脳脚核、視床下部となる。そこから、その場で処理され生命プロセスの制御に使われたり原初的感情の生成に使われたりした後で、それらはまた内知覚と最もはっきり結びついた部分である島皮質に中継されるが、その途中で視床中継核種にも立ち寄る。このシステムの中での皮質コンポーネントが重要なことは認めるが、自己プロセスの基盤となるのは脳幹コンポーネントだと私は見ている。それは仮説の中で指摘したように、皮質コンポーネントが大幅に損傷した場合でも、機能する原自己を提供できる。

マスター生命体マップ

マスター生命体マップは、全身の模式図を主要コンポーネントつき——頭、体幹、四肢——で、落ち着いた状態で記述する。身体の動きは、このマスターマップとの比較でマッピングされる。内知覚マップとはちがって、マスター生命体マップは発達の途中で劇的に変わる。というのもこのマップは骨格筋システムとその動きを描くからだ。必然的に、こうしたマップは身体の大きさが増大したり、動きの幅や質が変わったりすれば、それに応じて変わる。赤ん坊、思春期の若者、成人の各段階でそれが同じなどということは考えられない。もちろん、何らかの一時的な安定性にはやがて到達するのだが、結果としてマスター生命体マップは、原自己を構成するのに必要となる単一性の源としては理想的とは言えない。

マスター内知覚システムは、マスター生命体模式図で作られた全般的な枠組みの中におさまらなければならない。ざっとした素描が、マスター生命体枠組みの外周部の中に、マスター内知覚システムを描き出す。片方がもう片方におさまるからといって、実際にマップが移転されるわけではないが、両方のマップが動員できるような協調は可能になる。たとえば、身体のある特定内部領域のマッピングは、マスター生命体枠組みの中で、全体的な解剖学的図式に最もあてはまる領域の部分に信号が送られる。人が吐き気を感じるとき、それが身体のある部分との関連で体験される——たとえば胃、などだ。漠然としてはいても、内知覚マップは全体としての生命体マップにおさまるように作られる。

外的に向けられた感覚ポータルのマップ

感覚ポータルについては第4章で、感覚プローブ——ダイヤモンド——がはめこまれている補強枠の話をすることで間接的に触れた。ここではそれを自己に奉仕するものとして描こう。身体内の各種感覚ポータル——たとえば目、耳、舌、鼻を収めている身体領域——の表現は、マスター生命体マップの別個で特殊な事例だ。感覚ポータルマップがマスター生命体マップの枠組みにおさまるのは、マスター感情システムがそこにおさまるのと同じで、実際のマップの移転よりはむしろ時間的な調整によって起こるのだと思う。こうしたマップの一部がずばりどこにあるのか、というのが、いま検討したいことだ。

感覚ポータルマップは二重の役目を果たす。まずは視点を構築すること（意識においては大きな側面となる）および心の質的な側面の構築だ。物体の認識について興味深い側面の一つは、その物体を記述する心的なコンテンツと、その知覚を行っている身体部分に対応する心的コンテンツとの間に構築される、見事な関係性だ。見るのは目で行うことは知っているが、自分が自分の目で見ていることも感じられる。聴くのは耳であって、目や鼻でないのは知っている。そして外耳や鼓膜で音を感じもする。指で触れ、鼻で嗅ぎ等々。これは一見するとどうでもよさそうだが、でも実際はきわめて重要だ。だれでもこの「感覚器官所在地」をすべて幼い頃から知っているし、それはある知覚をある動きとつなげるような憶測で発見する以前にわかるものだろうし、感覚がどこから情報を得るかという無数の詩や歌を通じて学校で教わるよりもさらに前のことだと思う。それでも、これは奇妙な種類の知識だ。視覚が網膜のニューロンからやってくるが、それは網膜がたまたま存在している身体の部分については何も教えてくれるわけではない——目玉の内部で、それが眼窩の中にあって、それが顔の特定の場所にあることは、それだけではわからない。網膜がどういうものか、どうやって人間は知ったのだろうか？　もちろん、子供は目を閉じたらモノが見えなくなり、耳をふさぐと音が聞こえにくくなることには気がつくだろう。だが問題はそういうことではまったくないのだ。問題は、われわれが耳にやってくる音を「感じ」、自分があたりを見回して目で見ていると「感じる」ことなのだ。鏡の前の子供は、網膜の「まわりの」身体構造から発する付加的な情報を通じて、すでに獲得している知識を再確認することになる。こうした身体構造のアンサンブルは、私が感覚ポータルと呼んでいるものをつくりあげる。視覚の場合、感覚ポータルに含まれるのは目を動かす眼筋だけでなく、レンズの大きさを調整することでモノに焦点をあわせる仕組みすべて、瞳孔の直径を増減することで、光量を変える装置（目のカメラシャッター）、そして目のまわりの筋肉、顔をしかめたりまばたきしたり、笑いを表現したりするための筋肉などもある。目の動きやまばたきは、自分の視覚イメージの操作に重要な役割を果たすし、驚異的なことだがフィルムイメージの有効で現実味ある編集にも一役買っている。

見るというのは、単に網膜に適切な光のパターンを得るというだけではない。見るというのは各種の随伴反応も含んでいる。その一部は網膜にはっきりしたパターンを生成するのに欠かせないし、一部は見るというプロセスにいつも伴うものだし、一部はパターン自体の処理に対する、すでに急速な反応なのだ。

聴覚の場合も似たような話となる。音そのものの処理は内耳の蝸牛で行われ、音の周波数、時間、振幅がマッピングされるが、それに伴って鼓膜の振動と中耳のいくつかの小骨振動も脳に伝えられる。感覚ポータルの複雑な動作は、ある事象の知覚について子供だけでなく大人もやりがちな間違いの原因ともなる――たとえば、ある物体について、本当はまずそれを聴いてから見たのに、それが逆に起こったと報告するような場合だ。その現象は情報源誤帰属エラーとして知られる。

縁の下の感覚ポータルは、心が他の世界に対して持つ視点を定義するのに決定的な役割を果たす。ここで言っているのは、原自己が提供する生物学的な単一性ではない。だれもが心の中で体験する効果のことだ。つまり、心の外で起きていることがなんであれ、それに対する立場を持つということだ。これは単なる「視点」ではないが、目の見える大半の人間にとって、確かに視覚は心の提供物のなかで、他を圧して大きな存在である場合が多い。だが人は、世界の中の音に対する立場も持っているし、触るものに対する立場、体内で感じる物体に対する立場なども持っている――さっき挙げた、肘とその痛み、砂の上を歩くときの足の感覚などだ。

人は、自分がヘソで見るとか腋の下で音を聞くとか思うようなまちがいはしない（そういう可能性は実に魅惑的だが）。イメージを作るためのデータを集める場所に近い感覚ポータルは、心に対してその生命体がある物体との相対関係でどういう位置にあるかという立場を提供する。その立場は、知覚が生じる部分の周辺にある身体領域の集まりから引き出される。その立場が破られるのは、異常な状態（幽体離脱体験）などの場合だけで、これは脳の病気や心理的なトラウマ、バーチャルリアリティ装置を使った実験的な操作だけでしか生じない(8)。

私は、生命体の視点は各種の源に根ざしたものだと考えている。視覚、音、空間バランス、味、匂いはすべて相互にあまり離れていない、感覚ポータルに依存しており、それがすべて頭にある。頭こそは世界をいつでも相手にできる多次元情報収集装置だと思えばいい。触覚は、全身にあるという意味でもっと広い感覚ポータルを持っているが、触覚に関連した視点はやはり、まちがいなく情報収集をする存在としての単一の生命体を指しており、そしてそれは、情報収集者の表面に場所を同定する。同じような全身性は、自分自身の動きについての知覚も集めており、これも全身に関連しているが、やはり単一の生命体から発するものだ。

大脳皮質に関する限り、ほとんどの感覚ポータルデータは、体性感覚系に落ち着くことになる——そして島皮質よりはSⅠ、SⅡが好まれる。視覚の場合、感覚ポータルデータは通称前頭眼野にも伝えられる。これはブロードマン8野に存在し、前頭葉の上面観と側面観に位置している。ここでも、こうした地理的に別個の脳領域は、機能的に何らかの統合メカニズムによってまとめられる必要がある。

最後に、体性感覚皮質の例外的な状況について一言述べておくべきだろう。こうした皮質は外界からの信号（たとえば触覚マップなどが好例）、身体（内知覚の場合）、感覚ポータルからの信号を伝える。感覚ポータルコンポーネントは、正当にも生命体構造に、つまりは原自己に帰属している。するとと、二つのちがったパターン群の間に、驚くようなコントラストがあることになる。一方では、ありふれた物体（その一部は視覚や音、味、匂いなど身体の外にある。一部は実際の身体部品で、関節や皮膚の一部などだ）を記述する無限に多様なパターンがある。その一方で身体の内部とその緊密にコントロールされた制御とに関する狭い範囲のパターンには無限の同一性がある。生命体内部に存在する、厳密にコントロールされた生命プロセスの側面と、世界やその他身体にある、想像可能なあらゆるモノや出来事とには、見逃しようがない根本的なちがいがある。このちがいは、自己プロセスの生物学的基盤を理解するにあたっては欠かせないものとなる。

この多様性と同一性とのコントラストと同じものが、感覚ポータルのレベルでも維持されている。感覚ポータルが、見たり眺めたりすることとの関連でその基本状態から見せる変化は、別に大規模なものである必要はないが、大規模であってもいい。その変化は単に、生命体と物体との接触があったと記すだけでいい。その接触の対象となる物体については何ら伝える必要はない。

要するに、内部状態、内臓構造、外部指向の感覚ポータルの基本状態の組み合わせは、動きの海の中で安定性の島を提供してくれる。それはかなりの変動を見せるダイナミックなプロセス群に取り巻かれる中で、比較的一貫性のある機能状態を保存する。通りを行進している大きな群集を想像してほしい。その群集の真ん中にいる小集団は、安定した一貫性ある隊列を組んで移動しており、残りの群集はかなりだらしなくあちこち駆け巡るブラウン運動を見せ、その要素の一部は他の要素を後にひきずったりして、一部は中核集団を制圧したりなどしている。

内部状態の比較的変わらない世界が提供する足場には、もう一つ要素を付け加える必要がある。身体そのものは、脳にあらゆる時点で不可分な形でつながったままだという点だ。この接続性は、原初的感情の生成の根底にあり、物体としての身体と、物体をあらわす脳との間の独自の関係の根底にある。外界の物体や出来事のマップを作るとき、こうした物体や出来事は外界に残ったままだ。身体の物体や出来事をマッピングすると、それは生命体の内側に残ったままで、どこかに消えるわけではない。それは脳に作用するが、いつの時点でもそれら自身が作用を受けることもできて、共鳴ループを作り、身体と心の融合に類するものを実現する。それは心の他のコンテンツすべてにとっての不可欠な文脈を提供する、活発な基層を構築するのだ。原自己は単に、私が脳内に運んでいる素敵な抽象表現主義絵画のコレクションの画像と比肩するような、身体マップの集合体にとどまるものではない。原自己はマップの集合物で、その源とインタラクティブに接続されたままとなり、その深い根を疎外するのは不可能だ。残念ながら、私が脳内に抱えている大好きな抽象表現主義絵画の画像は、その源とまったく物理的に接続する様子がない。接続してくれれば嬉しいが、でもそれはわたしの脳内にしかない。

最後に、原自己はホムンクルスと混同すべきではないことも述べておくべきだろう。さらに、原自己が変化して生まれる自己もホムンクルスではない。伝統的なホムンクルスの概念は、脳の中にすわっている小人を指す。この小人は全知全能で、心の中で何が起きているかについて答え、進行中の出来事に解釈も加えられる。ホムンクルスについてのよく指摘される問題は、それが無限後退を創り出してしまうことだ。意識を与えてくれるような知識を持つ小人は、その小人の中にもまた別の小人がいて必要な知識を提供してあげねばならず、その小人の中にはさらに、と無限に続くわけだ。これではうまくいかない。人間の心の意識を与える知識は、ボトムアップで構築しなければならない。ここで提示した原自己という概念は、ホムンクルスとはほど遠いものだ。原自己はかなり安定したプラットフォームで、したがって連続性の源となる。このプラットフォームを使って、人間は生命体がその周辺とやりとりしたことで生じた変化（たとえば物体を見て把握するなど）を記述したり、生命体構造や状態の変化（たとえば傷を負ったり血糖値がひどく下がったりした場合など）を記述したりする。その変化は原自己の現在の状態との相対関係で記録され、その乱れが生理的な事象を引き起こすことになるが、原自己自体は、そのマップに含まれる以上の情報は一切含んでいない。原自己は、デルファイ神殿にすわって、自分がだれかについての質問に答える賢人のような存在ではないのだ。

中核自己を構築する

自己を構築するための戦略を考えるなら、中核自己の要件から始めるのがいいだろう。脳は心に、それまでは存在しなかったものを導入する必要がある。それはつまり主人公だ。いったん主人公が他の心のコンテンツの中に現れ、その主人公が現在の心コンテンツと調和して結びつけられれば、プロセスの中で主観性が生じることになる。まずはこの主人公の閾《しきい》に専念しなければならない。つまり、知識の不可欠な要素が、主観性を生み出すためにいわば膠着するのはどの地点においてなのか、ということだ。

　生命体の一部に対応する比較的安定した統合的な島が得られたら、そこから自己がいきなり現れるのだろうか？　それなら原自己の根底にある脳領域の解剖学と生理学だけで、自己がどう作られるかという物語のほとんどは語り尽くされることになる。自己は生命体の最も安定した側面についての知識を貯め込んで統合するという脳の能力から生じるものである、話はそれでおしまいだ。自己は生命についての脳内部における、ありのままの感じられた表象ということになり、自分自身の身体以外の何にもつながっていない単なる体験にすぎないということになる。自己は、原自己がその本来の状態で自発的かつ絶え間なく、瞬間ごとに配信する原初的な感情で構成されることになる。

　だが、われわれ誰もがいまこの瞬間に経験している複雑な心的生活となると、原自己と原初的感情だけでは、われわれが生成している自己現象の説明には不十分だ。原自己と原初的な感情は、物質的な自分の基盤のようだし、おそらくは多くの生物において、意識の重要かつ最大の表現になっているものと思われる。だが、一方の原自己とその原初的感情、そしてもう一方でわれわれに個人性とアイデンティティを与えてくれる自伝的な自己との間には、何か中間的な自己プロセスが必要だ。まともな意味での自己、つまり中核自己になるためには、原自己の状態そのものにおいて、何か重要なものが変わらなければならないのだ。一つには、原自己の心的特性を引き上げて、突出するようにしなくてはならない。もう一つ、それは自分が参加している出来事と接続しなくてはならない。その瞬間の物語の中で、それは主人公化しなくてはならないのだ。私の見たところ、原自己の決定的な変化は知覚される各種の対象との瞬間ごとの関与から来るのだ。その関与は、その対象の感覚的な処理と時間的にきわめて近い範囲で生じる。生命体が対象に遭遇すると、それがどんな対象であれ、原自己はその遭遇で変化を被る。なぜなら物体をマッピングするためには、脳は身体を適切な形で調整しなくてはならないからで、さらにそうした調整の結果とマッピングされたイメージのコンテンツも原自己に信号として送られるからだ。

原自己への変化は、瞬間的に中核自己の創出を開始させ、一連の出来事を引き起こす。その一連の中で最初の出来事は、原初的感情の変化であり、それが「その対象を知っているという感情」をもたらす。これは、その対象をその瞬間の間は他の対象と区別する感情だ。第二の出来事は、知っているという感情の結果となる。それは接触している対象に対する「重要性」を生み出す。この場合の関心／注意のためには、ある特定の対象に対して他の対象よりも処理リソースを注ぎ込まねばならない。つまり中核自己は、変化した原自己を、その変化の原因となった対象と結びつけることで生み出される。その対象は、いまや感情によって重要なものとされ、関心／注意によって拡張されることとなる。

このサイクルの終わりで、心は単純でとてもありがちな出来事のシーケンスに関するイメージを含む。その対象は、ある特定の視点から見られたり触られたり聞かれたりしたときに身体を関与させた。その関与は身体に変化を引き起こした。その対象の存在が感じられた。その対象が重要とされた。この一連のシーケンスだ。

こうしたいつまでも起こり続ける出来事の非言語的な物語は、心の中でそうした出来事が起こっている主人公がいるのだという事実を描き出す。その主人公とは物質的な自分だ。この非言語的な物語での描き方は、主人公を造って明らかにすると共に、その生命体により造り出された行動をその主人公に結びつけ、そしてその対象と関与することで生み出された感情とともに、所有の感覚を生み出すのだ。

単純な心的プロセスに追加され、意識ある心を生み出しているのは、一連のイメージ、つまり生命体のイメージ（これは変更された原自己という代理物が提供している）、対象に関連した情動反応（つまりは感情）のイメージ、瞬間的に強調されたその原因たる対象のイメージだ。自己が心にやってくるのは、イメージという形を取ってのことだ。そのイメージは、絶え間なくこうした関与の物語を語り続けている。変化を受けた原自己と、知っているという感情は、ことさら強いものである必要さえない。どんな微妙な形であれ単に心の中にあって、ほのめかしより多少は強く、対象と生命体との間のつながりを提供すればいい。結局のところ、プロセスが適応性を持つためには、最も重要なのはその対象なのだから。

私はこの言葉なき物語が、脳内だけでなく生きる中でも生じていることの記述なのだとみているが、でもこれはまだ解釈にまでは至っていない。これはむしろ、出来事の未整理な描写であり、脳がだれも尋ねていない質問に答えるのに耽溺しているだけだ。マイケル・ガザニガは、意識の生成を説明する方法として「通訳」という概念を提示している。さらに彼は、賢明にもそれを脳の左半球とその中の言語プロセス機構に関連づけている。私はこのアイデアがとても気に入っている（実はこれには明らかに真実の響きがある）が、これが完全にあてはまるのは自伝的な自己の水準だけであって、中核自己には十分にはあてはまらないと考えている[9]。

大量の記憶、言語、理性を与えられた脳では、この同じ単純な起源や輪郭を持つ物語は豊かにされ、もっとたくさんの知識を表示することが許され、これによりとても明確に定義された主人公である自伝的な自己が生み出される。憶測も追加できるし、提出されたものについての実際の解釈も生み出せる。それでも、次章で見るように、自伝的な自己は中核自己のメカニズムがないと構築できない。いま述べたような、原自己とその原初的感情に根を持つ中核自己のメカニズムは、意識ある心を生み出す中心的なメカニズムなのだ。このプロセスを自伝的な自己にまで拡張するために必要となる複雑な装置は、すべて中核自己メカニズムの平常運転に依存している。

自己と対象を結ぶメカニズムは、実際に知覚される対象のみにあてはまり、想起された対象にはあてはまらないのだろうか？　あてはまらない。対象について学ぶときには、その外見の記録だけでなく、それとの相互作用についての記録も残すので（たとえば眼球や頭の動き、手の動きなど）、対象を想起するというのは、各種の記憶された運動相互作用のパッケージを思い出すのも含む。対象との実際の運動相互作用の場合と同じく、想起された、あるいは空想された運動相互作用でも原自己を即座に改変できる。この考えが正しければ、なぜ静かな部屋で目を閉じて白昼夢にふけるときに意識を失わないかも説明がつく――これはずいぶんほっとする考えではないだろうか。

結論として、生命体と相互作用する大量の対象との相対関係で中核自己のパルスを生み出すことで、対象に関連した感情の生成が保証される。するとこんどは、こうした感情は覚醒状態の維持に貢献する頑健な自己プロセスを構築することになる。中核自己パルスはまた、それを引き起こした対象のイメージに対して価値の重み付けを行い、そこに大なり小なり重要度を与える。このイメージの流れの差別化は、心の風景を組織化して、それを生命体のニーズや目標に関連づけて形成するのだ。

中核自己状態

脳はどのように中核自己状態を実装しうるだろうか？　これを考えるには、まずかなり局所的で、限られた数の脳領域しか関与しないプロセスを検討し、それから脳すべてを使う多くの領域が同時に関与するプロセスに移ろう。原自己に関わるステップは、神経的に実現するのはむずかしくない。原自己の内知覚コンポーネントは、上部脳幹と島皮質に根ざしている。感覚ポータルコンポーネントは、伝統的な体性感覚皮質と前頭眼野に根ざしている。

こうしたコンポーネントの一部の状態が変わらないと中核自己が生まれない。知覚される物体が情動的な反応を引き起こしてマスター内知覚マップを変えるとき、原自己の改変が生じて、原初的感情も変化を被ることはすでに見た。同様に、原自己の感覚ポータルコンポーネントは、対象が知覚システムと関与すると変化する。結果として、身体イメージづくりに関わる領域は原自己サイト——脳幹、島皮質、体性感覚皮質——などでどうしても変化することになる。こうした各種の出来事は、心のプロセスに導入されるイメージのマイクロシーケンスを生み出す。これはつまり、それが早期感覚皮質や特殊な脳幹の領域（感情状態が生み出されて改変される領域）によりイメージ作業場に導入されるということだ。イメージのマイクロシーケンスは、音楽のビートのパルスのようにお互いに続いて起こり、不規則だが確実で、出来事が起こり続けて覚醒水準がある閾値以上に維持されている限り続く。

ここまで述べた中核自己状態の最も単純な例では、たぶん中央協調装置は必要ないし、単一のスクリーンにイメージを映し出す必要もない。物事（イメージ）は、必然的にある場所（イメージを作る領域）に落ち、適切な時間と順番で心の流れに入り込む。

だが自己状態の構築が完成するためには、改変された原自己がそれを引き起こす対象のイメージと結びつけられなくてはならない。これはどのように起こるだろうか？ そしてこうした共通点のないイメージ群のアンサンブルが、どのようにまとめあげられて、一貫した場面を造り上げ、したがって、完全な中核自己のパルスを構築するようになるのだろうか？

ここではタイミングも関係ありそうだ。原因となる対象が処理されはじめ、原自己への変化が生じはじめるときだ。こうしたステップは、時間的に間《ま》をおかない形で生じ、リアルタイムの生起が課す物語のシーケンスという形を取る。改変された原自己と対象とのつながりの第一レベルは、それぞれのイメージが生成され心の行列に組み込まれる時間シーケンスから自然に生じる。要するに、原自己は営業中でなくてはならない――つまり十分覚醒していて、身体との対話の中から存在の原初的感情を生み出せなくてはならないのだ。そして対象の処理は、原自己の各種側面を改変せねばならず、こうした出来事は相互につながらなくてはならない。

原自己を定義づける一貫性ある物語を作り出すために、神経協調装置が必要なのではないか？ 答は、その場面がどのくらい複雑で、それが複数の対象と関わっているかどうかによる。そこに複数の対象が関わり、そしてその複雑性が、次章で扱う自伝的自己の足下にも及ばないものだとしても、一貫性を実現するには協調装置が必要になるだろう。その役割を果たすよい候補がいくつかある。どれも皮質下部のレベルにあるものだ。

最初の候補は上丘だ。これが候補だと聞いて、笑ってしまう人もいるだろう。この質実剛健な装置の調整能力についてはまったく疑問の余地がなくてもだ。第3章で概説した理由から、上丘の深層はこの役割に向いている。内部世界や外部世界のちがう側面に関するイメージを重ねる可能性を提供することで、上丘の深層部は心を作る脳、自己を作る脳の後の姿にとってモデルとなったのだ[10]。だがその限界は明らかだ。自伝的自己の複雑性までくると、上丘が皮質イメージの主要な調整役を果たすとはとても期待できない。

第二の調整役候補は視床部、特に視床の連合核種だ。この立場は核種の皮質活動群に機能的なつながりを確立するのに理想的なものだ。

意識ある心を作り出している脳のツアー

こんな状況を想像してほしい。私はペリカンが自分のヒナたちに朝食をやるのを見ている。ペリカンたちは優雅に海上を飛び、時には水面すれすれで、時には少し高めに飛んでいる。魚を見つけると、突然海面に突っ込んで、コンコルドのようなクチバシを着陸状態にして翼は畳んで見事なデルタ形を作る。そして水に突っ込んで数秒後にあらわれたときには、勝ち誇ったように魚をつかまえている。私の目は忙しくペリカンを追いかけている。ペリカンが動き、近づいたり遠ざかったりすると、目の水晶体が焦点距離を変え、瞳孔は光の変化に伴って調節し、眼筋は忙しく働いて鳥の素早い動きを追おうとする。首は適切な調整を支援し、好奇心と関心はこんな見事な儀式を観察したことで正の報酬を受けている。私はその光景を楽しんでいるのだ。

こうした現実の活動と脳の活動のおかげで、ペリカンをプロットしてその外見を知られるべき対象として定義づける網膜マップから、新鮮な信号が視覚野に到着する。動くイメージが大量に作られる。それと並行して、各種の脳領域でも信号が処理されている。前頭眼野（眼球運動とは関連しているが、視覚イメージそのものとは関連していない8野）、水平体性感覚皮質（これは頭、首、顔の筋肉活動をプロットする）、脳幹や前脳基底部、大脳基底核、島皮質（これらの組み合わさった活動はこの場面についての私の喜びの感情生成を助ける）、上丘（ここでのマップは視覚場面、眼球運動、身体状態に関する情報を受け取っている）、こうした皮質や脳幹領域における信号トラフィックに動員された、視床部の連合核種などがそうした領域となる。

そしてこうした各種の変化は結局どうなるのか？　感覚ポータルの状態をプロットするマップや、生命体の内部状態に関わるマップは心の動きを記録している。原自己の原初的感情の改変はいまや、注目されている対象との相対関係で差分化された知ることの感情となる。結果として、知られるべき対象（エサをやるペリカンの群れ）の視覚マップは、私の心の中では意識の外で処理されている他の材料よりも重要なものとされる。意識的な処理を求めて他の対象が競合するかもしれないが、それが成功しないのは、各種の理由からペリカンが私にとっては興味深く、つまりは価値が高いからだ。脳幹の腹側被蓋野、脳幹神経節、大脳基底核は、イメージ作成領域に選択的に神経調整物質を放出することで、ペリカンのイメージを特別扱いさせる。イメージの所有感、および発動力（agency）の感覚が、こうした知ることの感情から生じる。同時に、感覚ポータルでの変化は、その知られるべき対象を自分との相対関係で明確に視野に収める。(11)

この巨視的スケールの脳マップから、中核自己がパルス状の形で創発される。だが突然電話がなって、その魔法は破れる。私の頭と目は渋々、だが着実に受話器に向かう。立ち上がる。そして意識ある心づくりのサイクルは一から出直しで、いまはもっと電話に集中している。ペリカンたちは視野から、そして心から消えている。こんどの注目対象は電話となる。

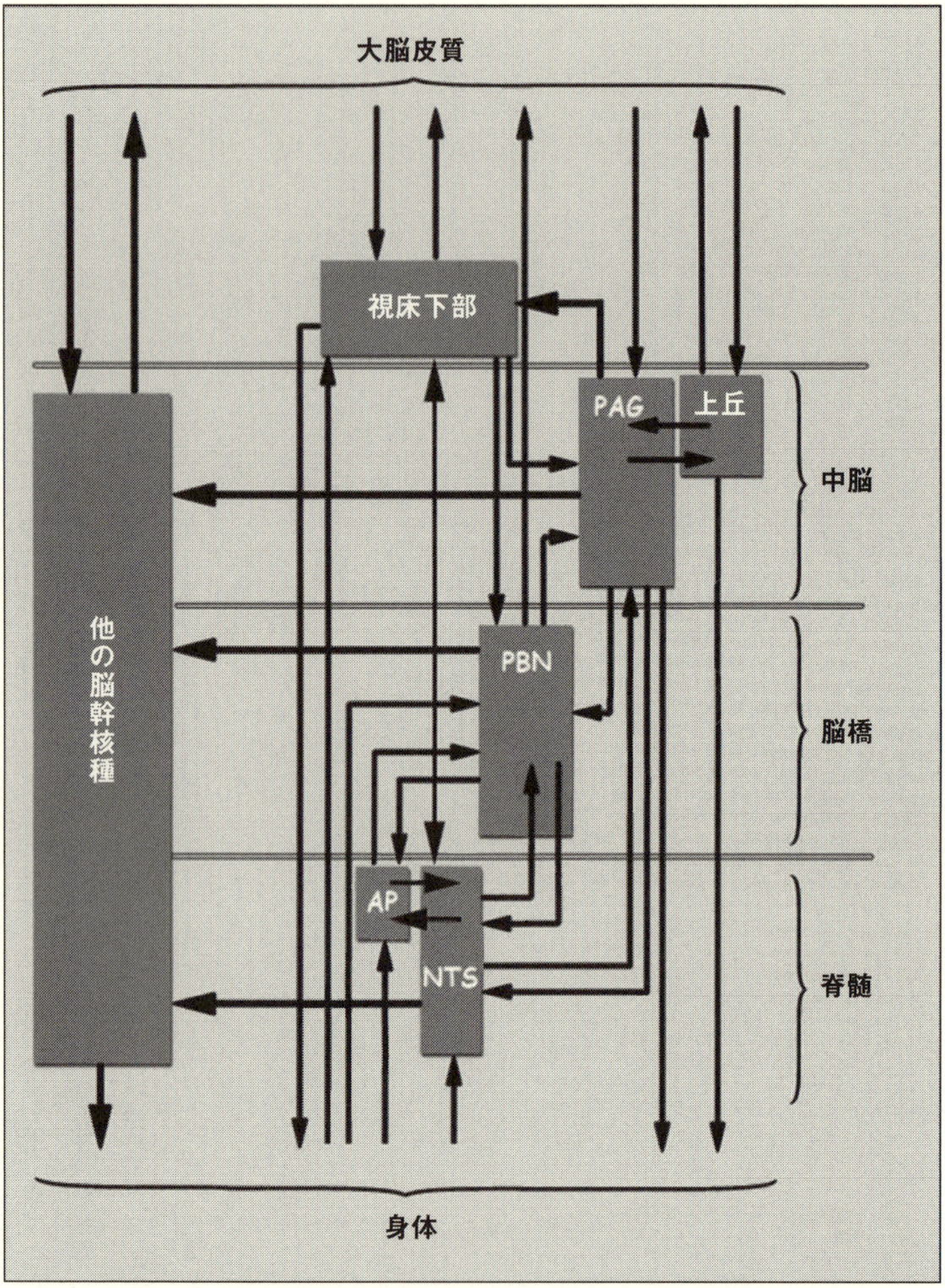

図 8.3　中核自己の生成に関わる脳幹核種。図 4.1 で示したように、いくつかの脳幹核種が協力して恒常性を確保している。だが恒常性に関する核種は他の脳幹核種群（図では「他の脳幹核種」）に投射を行う。こうした単核種は機能の種類別にグループ化されている。網様体の古典的な核、たとえば視床の視床髄板内核群を通じて大脳皮↖

↘質に影響を与える吻側橋網様核や楔状核；ノルアドレナリン、セロトニン、ドーパミンといった分子を大脳皮質の広範な領域に放出するモノアミン作動性核；アセチルコリンを放出するコリン性核種などだ。

ここで提示している仮説では、恒常性の核種は中核自己の中の「知っているという感情」のコンポーネントを生成する。そしてこんどは、そのプロセスの根底にある神経活動は他の非恒常的な脳幹核種を動員して、「対象の重要性」を生成する。

略語は図4.1と同様。

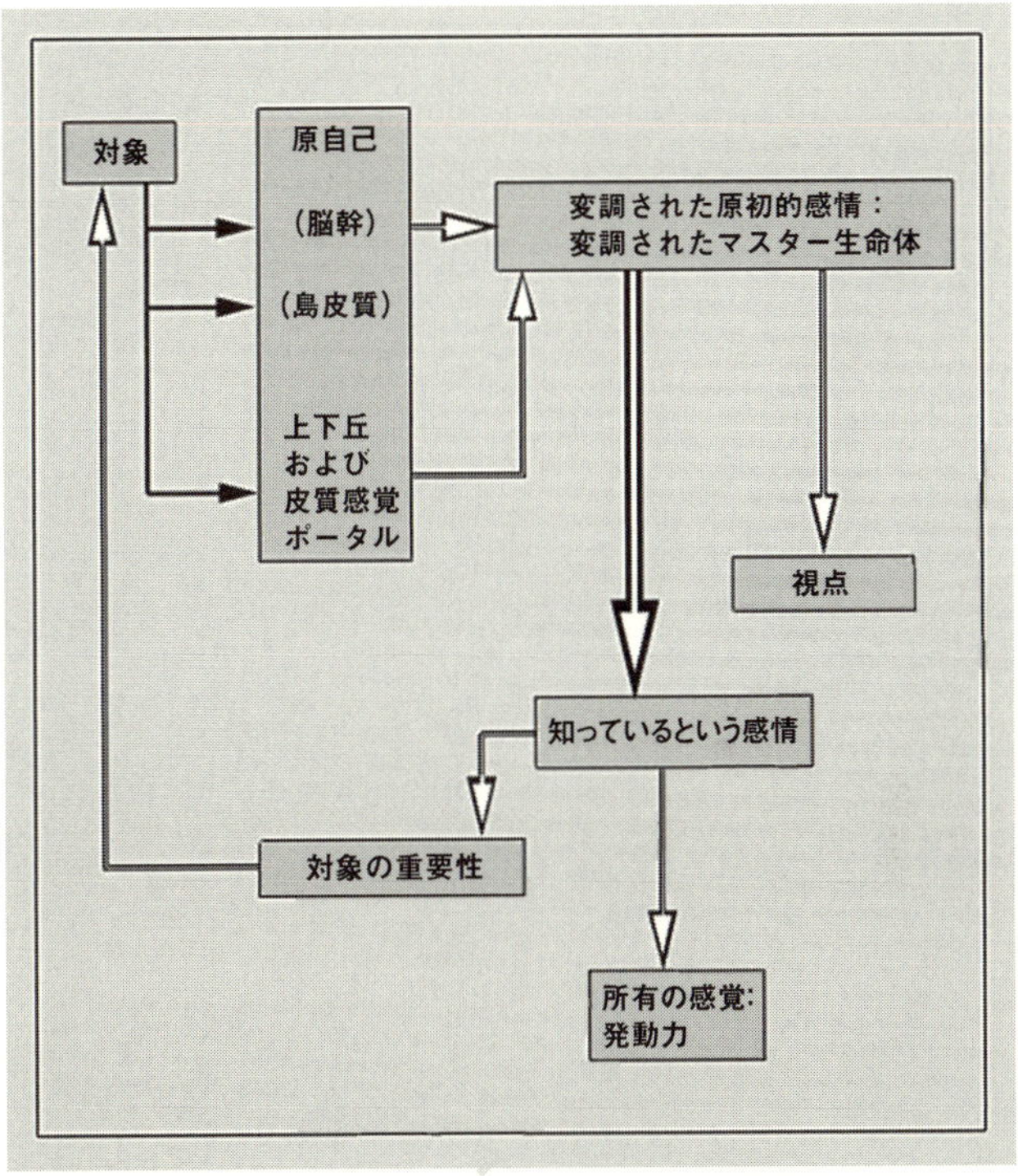

図8.4　中核自己メカニズムの模式図。中核自己状態は複合体だ。主要コンポーネントは、知っているという感情と対象の重要度となる。他の重要なコンポーネントは、視点と所有の感覚と発動力（agency）だ。

第９章　自伝的な自己

記憶を意識化する

自伝は個人的な記憶で構成される。人生体験の総和であり、これは将来についてたてた（具体的だったりあいまいだったりする）計画の体験も含まれる。自伝的な自己は意識化された自伝だ。それは記憶された歴史についてのあらゆる記憶を、手近なものから遠くのものまですべて利用する。自分が参加した社会体験や、参加したいと思った社会体験もその歴史に含まれるし、情動体験の中で最も洗練されたものをあらわす記憶、つまり霊的なものとさえいえる情動体験を記述する記憶も含まれる。

中核自己は絶え間なくパルスを発信し続け、常に「オンライン」で、中途半端なほのめかしから文句なしの存在までいろいろだが、これに対して自伝的な自己は二重生活を送っている。一方ではそれは明示的で、最も壮大かつ人間的な形で意識的な心を決める。一方でそれは休眠状態にもなれる。その無数のコンポーネントは、自分が活性化されるのをじっと待っているのだ。こちらの自伝的自己はオフスクリーンで起こり、アクセス可能な意識とは離れていて、これがおそらくは自己が成熟する時であり場所なのだろう。この際に、記憶はだんだん落ち着いてきて、再構築されるのだ。生きられた体験が、意識的な回想であれ無意識的な処理であれ再構築されて再生されるとき、その内容は再評価され、確実に再配置され、その事実面での内容や付随する情動という点でわずかに、あるいは大幅に改変される。このプロセスの過程で、存在や出来事は新しい情動的な重みを獲得する。一部の想起におけるフレームが心の編集室で削除され、別のものは復活強調され、あるものはこちらの願望や偶然の結果として大胆に組み合わされて、実際には撮影されていない新しい場面を作ってしまう。このようにして、年月がたつにつれて自分自身の歴史は微妙に書き換えられる。だからこそ事実が新しい意義を持つようになり、記憶という音楽はいまと去年とでは響きがちがうのだ。

神経学的にいえば、この構築と再構築の仕事はもっぱら意識外の処理で起きるし、われわれの知る限りでは、それは夢の中でも起こるかもしれないが、時には意識にも顔を出したりする。これは収斂分散アーキテクチャを使って、性向空間に含まれる暗号化された知識を、イメージ空間の中の明示的で復号された表示に変えるのだ。

ありがたいことに、生きられた過去や予測された未来の記録は実に豊富なので、自己が自伝モードで機能するときにも、そのすべてはおろか、大半を思い出したりする必要もない。プルーストですら、全幅の自己プルースト性の瞬間を構築するのに、豊かな細部を持つはるか昔の過去をすべて引き出す必要はなかった。ありがたいことに、重要なエピソードにだけ頼ればいい。実際にはその集合物だ。そして、その瞬間のニーズ次第で、そのごく少数だけを思い出し、それを新しいエピソードと関連づける。状況によっては、呼び出されるエピソードの数はきわめて多く、まさに記憶の洪水とそれを最初に体験したときに伴っていた情動や感情が一斉にわいてくることもある（そんな状況をつくりたければ、バッハを聴けばまちがいない）。だがエピソードの数が限られていても、自己の構築に関わるメモの複雑性は、控えめにいってもきわめて大きい。ここに自伝的自己を構築するときの問題がある。

自伝的な自己を構築する

自伝的自己を構築するための脳の戦略は、以下のようなものではないかとにらんでいる。まず、鍵となる自伝的記憶のかなりの集合をまとめて、それぞれがすぐに個別の対象として扱えるようにしなくてはならない。そうした対象のそれぞれは、原自己を改変してその中核自己パルスを生産できて、それに伴う知っているという感情や結果としての対象の重要性もついてくる。第二に、われわれの伝記にある対象はあまりに多数なので、脳は記憶の誘発を調整し、それを必要な相互作用向けに原自己に配信し、その相互作用の結果をその原因たる対象と接続した一貫性あるパターンとして保持するための装置を必要とする。これは容易なことではない。要するに、自伝的自己の複雑な水準——たとえば、かなりの社会的側面を含むもの——はあまりに多くの伝記的な対象を含むので、そのためには膨大な数の中核自己パルスが必要となるのだ。結果として、自伝的な自己構築には複数の中核自己パルスを短期間のうちに、大量の数のコンポーネントについて集めて、その結果を一時的にしっかりと保持できる神経装置が必要だ。

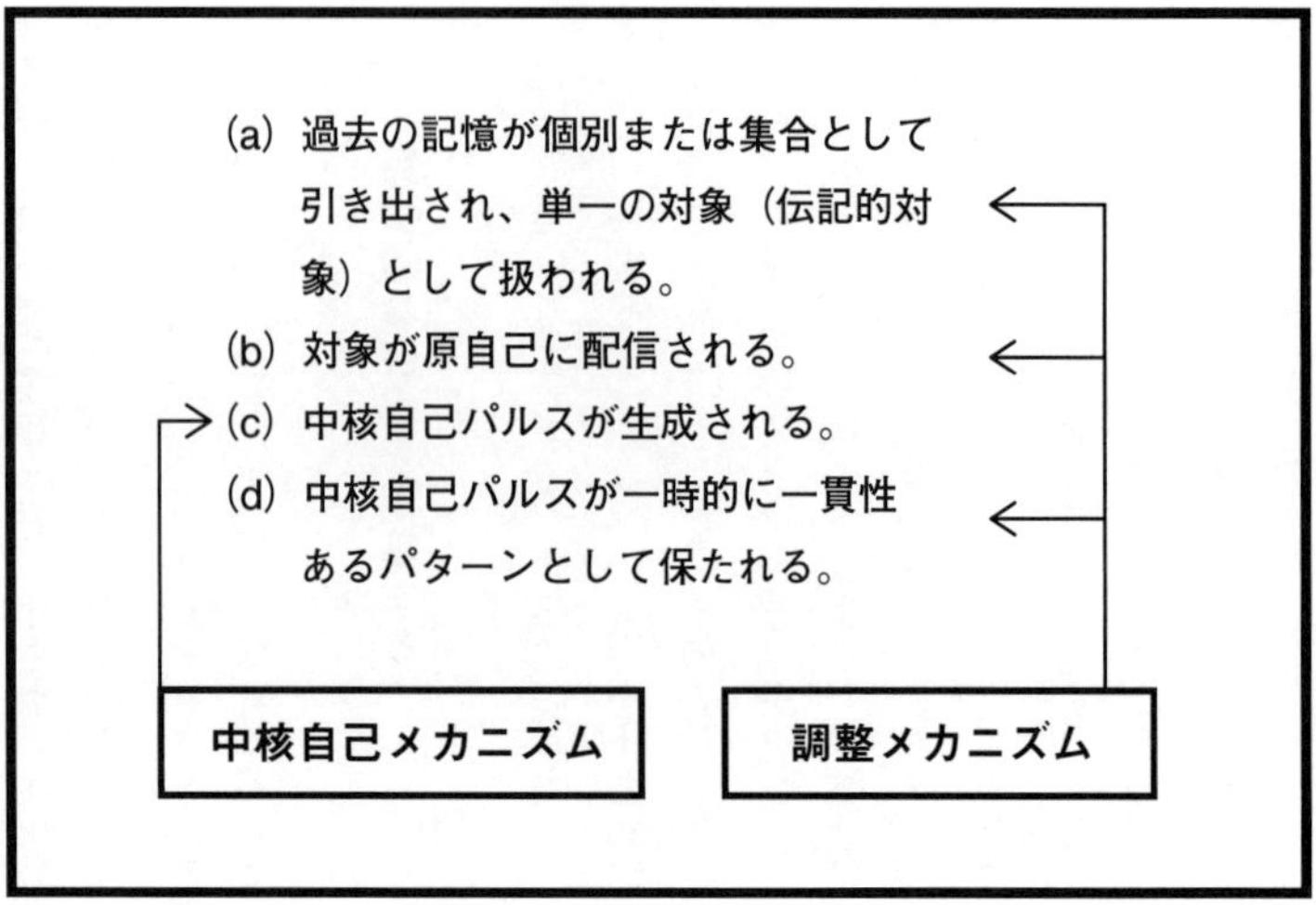
(a) 過去の記憶が個別または集合として引き出され、単一の対象（伝記的対象）として扱われる。
(b) 対象が原自己に配信される。
(c) 中核自己パルスが生成される。
(d) 中核自己パルスが一時的に一貫性あるパターンとして保たれる。
中核自己メカニズム
調整メカニズム

図 9.1　自伝的自己：神経メカニズム

神経的な観点からすると、この協調プロセスをなおさらややこしくする事実がある。自伝を構成するイメージは大脳皮質のイメージ作業場で実装されるもので、それが性向皮質からの想起に基づいている。だがそれが意識化されるためには、その同じイメージが原自己の仕組みと相互作用しなくてはならないのだが、原自己はこれまで見た通り、もっぱら脳幹レベルにあるのだ。自伝的な自己の構築は、中核自己の構築ではほとんど必要ないような、かなり入念な協調メカニズムを必要とする。

すると作業仮説として、自伝的な自己の構築は二つのつながったメカニズムに依存していると言えるだろう。最初のものは、中核自己メカニズムの下位にあり、それぞれの伝記的な記憶集合が対象として扱われ、中核自己パルスで確実に意識化されるようにする。二番目のものは全脳的な協調操作を実現するもので、以下のステップを経る：

（1）一部のコンテンツが記憶から引き出されてイメージとして表示される。（2）イメージは脳の別の場所にあるシステム、つまり原自己と秩序立った形で相互作用を許される。（3）相互作用の結果はある期間にわたり一貫性を持って維持される。

自伝的自己の構築に関わる構造は、中核自己のために必要なものをすべて含んでいる。それは脳幹、視床、大脳皮質に位置しており、さらに以下で述べるとりまとめメカニズムに関わる構造も含まれるのだ。

とりまとめの問題

とりまとめについてこれ以上述べる前に、まず私の考えについて誤解がないようにしたい。私がここで提案している協調装置はデカルト劇場ではない（その内部で何か芝居が演じられているわけではない）。意識の中枢ではない（そんなものはない）。解釈するホムンクルスでもない（その装置は何も知らないし何も解釈しない）。私が仮説として述べたもの自体であり、それ以上のものではない。それは自然発生的なプロセスとりまとめ役なのだ。その働きの結果は、その協調装置の中ではなく別の場所、具体的には脳のイメージ作成、心の生成を行う、大脳皮質と脳幹にある構造の中に生じる。

とりまとめを動かしているのは、脳の外にあるなにやら謎のエージェントではなく、心的プロセスへのイメージされたコンテンツ導入や、そうしたコンテンツ付随の価値の導入といった自然要因だ。

その価値評価はどう実現されるのか？　脳が処理するイメージはすべて、脳のもともとの性向（その生物学的な価値付けシステム）や、生涯にわたる学習の結果として獲得した性向に基づくプロセスで自動的に評価されることを考えてほしい。マーク付けを行うスタンプは、当初の知覚の途中で追加され、それがイメージと共に記録されるが、でも想起のたびごとにそれは復活させられる。一言で言うと、ある出来事のシーケンスと、価値によりフィルタリングされて徴《しるし》をつけられた大量の過去の知識に基づき、脳のとりまとめ装置は目下のコンテンツのとりまとめを支援するのだ。さらに、とりまとめ装置は原自己システムにイメージを配信し、最終的にその相互作用の結果（中核自己のパルス）を一時的に一貫性を持つパターンとして保持する。

とりまとめ担当役

ここで提示した作業仮説において、神経的な自伝的自己の実装における第一段階は、中核自己ですでに論じた構造や機構を必要とする。だがプロセスの第二段階、つまりさっき述べた脳全体のとりまとめを実装するのに必要な構造や機構については、特徴的な点がある。

大規模システムとりまとめ役の候補としては何があるだろうか？　いくつか考えられる構造はあるが、本気で検討に値するのはほんの数個だ。重要な候補は視床で、特にその連合核種の集まりは、意識の神経的な基盤の議論では常に登場する。大脳皮質と脳幹との中間という視床核種の位置は、信号の仲介ととりまとめに最適だ。連合視床はあらゆるイメージの背景となるものを構築するのでかなり忙しいが、自伝的な自己を定義づけるコンテンツをとりまとめるにあたり、主役ではないにしてもきわめて重要な役割を果たす。視床とそのとりまとめについては次章でもっと述べよう。

他に考えられる候補はあるだろうか？　強力な対抗馬は、脳の両半球にある領域の複合的な集まりで、その接続アーキテクチャを特徴とする部分だ。それぞれの領域は巨視的なノードで、収斂分散シグナリングの主要交差点に位置している。これは第６章で、収斂分散領域またはＣＤ領域として説明したもので、そこで示したように無数の収斂分散ゾーンで構成されている。ＣＤ領域は高次連合皮質の中に戦略的に位置しているが、イメージを造る感覚野の中には位置していない。これは側頭頭頂接合部、側頭葉内側部と側頭葉外側部、前頭葉内側部と前頭葉外側部、後内側皮質といったサイトで表面化する。こうしたＣＤ領域は、きわめて多様なテーマについてそれまで獲得した知識の記録を保持する。こうした領域のどれでも活性化すると、イメージ作成領域への分散と遡及活性化を通じて、過去の知識の各種側面の再構築をもたらす。そこには、その人の伝記に関わるものや、遺伝的で個人に限らない知識なども含まれる。

おそらく、主要ＣＤ領域はジュール・デジェリンが一世紀前に初めて指摘したような、長距離皮質間接続でさらに統合できる。こうした接続は、さらなる領域間のとりまとめ水準を導入することになる。

主要ＣＤ領域の一つ、後内側皮質《こうないそくひしつ》（ＰＭＣ）はどうやら他に比べて高い機能階層にあるらしく、他とはちがった解剖学的、機能的な性質をいくつか示す。一〇年前に私は、ＰＭＣ領域が自己プロセスと関連しているのではと示唆したが、そのときはいま考えているような役割だとは思っていなかった。近年集まってきた証拠から見ると、ＰＭＣ領域は確かに意識に関連しており、それもかなり明確に自己関連のプロセスに関わっていると示唆され、そしてその領域の神経解剖学と生理学に関していままでなかった情報が得られている（その証拠は本章最終節で論じている）。

最後の候補はダークホースで、前障と呼ばれる謎の構造であり、ＣＤ領域と密接に関連している。前障は、左右双方の脳半球で、島皮質と大脳基底核の間にあり、皮質的な接続を見ると、とりまとめ役を果たす可能性がある。フランシス・クリックは、前障が感覚操作の監督役のようなもので、多感覚知覚のバラバラなコンポーネントを束ねるのが仕事なのだと確信していた。実験神経解剖学からの証拠を見ると、確かにここと各種の感覚領域とがつながっているし、したがってとりまとめ役もかなりあり得る話だ。おもしろいことに、前障はさっき私が挙げた重要なＣＤ領域であるＰＭＣに頑強な投射を行う。この強いつながりはクリックの死後に発見されたもので、したがってクリックがクリストフ・コッホと共著して死後刊行された論文（ここで彼はこの説を発表した）には含まれていない[1]。前障をとりまとめ役候補とする問題点は、やるべき仕事に比べてここが小さいという点にある。一方で、ここまで挙げてきた構造のどれも、単独でこの作業を実施するとは期待できないので、前障が自伝的自己の構築に関与して貢献してはいけない理由もない。

後部内側皮質（ＰＭＣ）の役割として考えられるもの

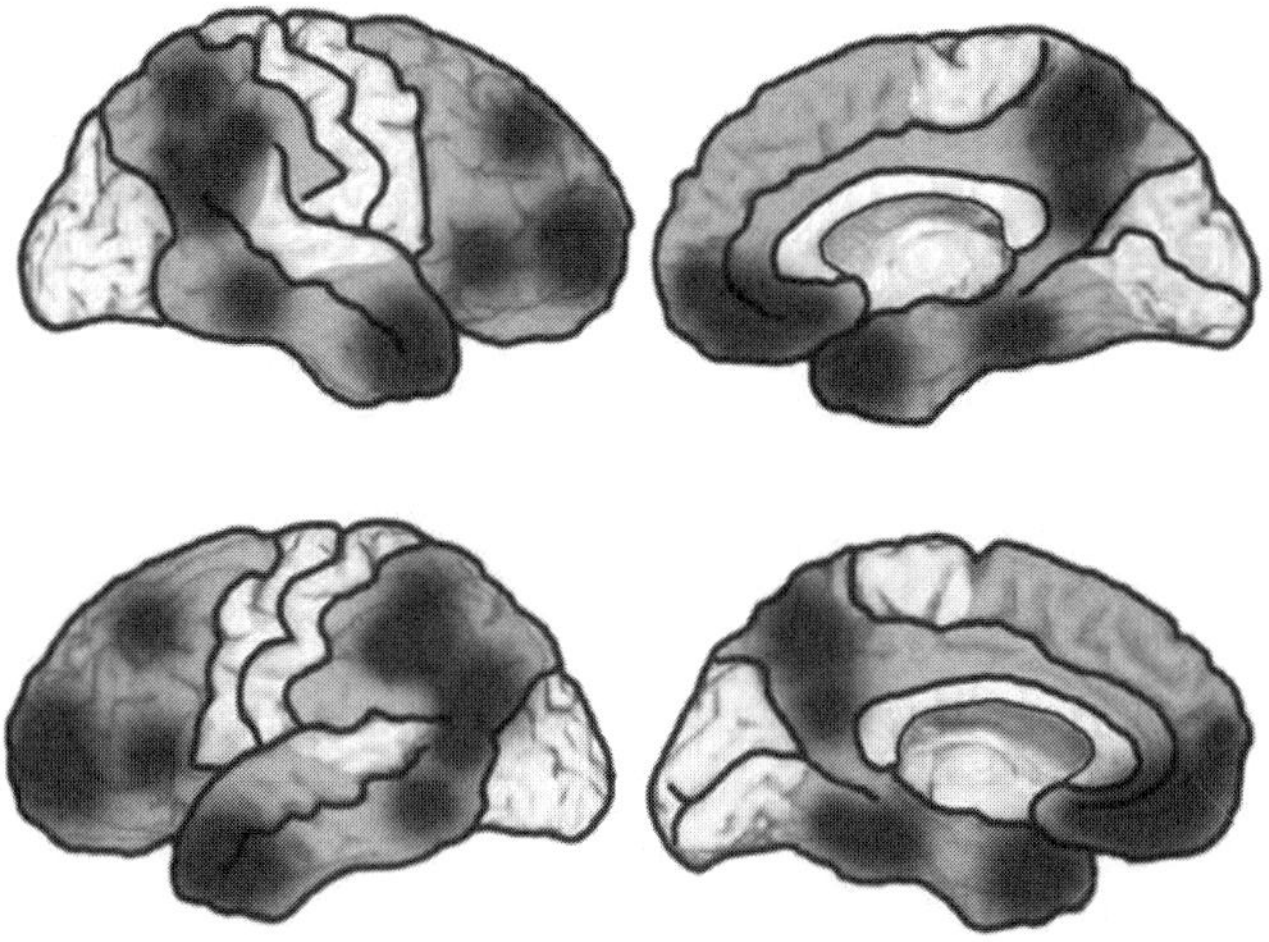

図 9.2　継続中の知覚と想起により生成された各種イメージをとりまとめる作業は、収斂分散領域（CD 領域）の支援を受ける。これはマッピングされていない連合野の中に位置している。主要 CD 領域のおおむねの場所が図で示してある（黒い影の部分）。側頭葉内側部、側頭葉極皮質、内側前頭前皮質、側頭頭頂接合部、後内側皮質（PMC）だ。おそらくかなり確実に、こうした領域は他にもある。図に示した CD 領域は本章後出のレイクルの「デフォルトネットワーク」の一部だ。こうした領域のアーキテクチャについては図 6.1 と 6.2 を参照。CD 領域の１つ、PMC の接続詳細に関しては図 9.4 参照。

ＰＭＣが意識構築に果たす具体的役割をつきとめるには、さらなる研究が必要だ。この章では後で、各種の分野からの証拠をレビューする。麻酔研究、睡眠研究、神経学的状態（昏睡状態から植物状態アルツハイマー病まで）の研究、自己関連プロセスの脳機能イメージング研究などからの成果をもってこよう。だがまずは、最もしっかりして解釈がしやすいＰＭＣの証拠を見てみよう――実験神経解剖学からの証拠だ。ＰＭＣの基本的な働きと、それを検討すべき理由について考察してみよう。

主観性を造るのにＰＭＣが役割を果たすと提案したとき、その背後には二種類の考えがあった。一つの流れは、この領域に集中した損傷を受けた、神経学的な患者の行動やそこから推測される心的状態についてのものだ。そうした損傷としては、後期アルツハイマー病で引き起こされるものや、きわめて珍しい脳卒中やガンの脳転移などがある。もう一つの流れは、生命体と、その生命体が相互作用を行う対象や出来事との情報をまとめあげるのに生理学的に見て適した脳領域を理論的に探したことだ。ＰＭＣ領域を候補としたのは、それが内臓内部からの情報（内知覚）、骨格筋系からの情報（深部感覚と筋運動感覚）、外界からの情報（外知覚）と関連した経路の交差点にあるように見えるからだ。事実関係のほうは疑問の余地はないが、今の私はもはやかつて考えていた機能的な役割は必要ないと考えている。それでも、この仮説から発した探求のおかげで、重要な新しい情報が得られた。

この仮説を実際に深掘りするのは容易ではなかった。大きな問題は、この領域に関する神経解剖学的な情報がかなり限られているということだった。ＰＭＣの一部の接続が明らかになり始めたところではあったが(2)、この領域全体としての配線図はまだ研究されていなかった。それどころか、この領域

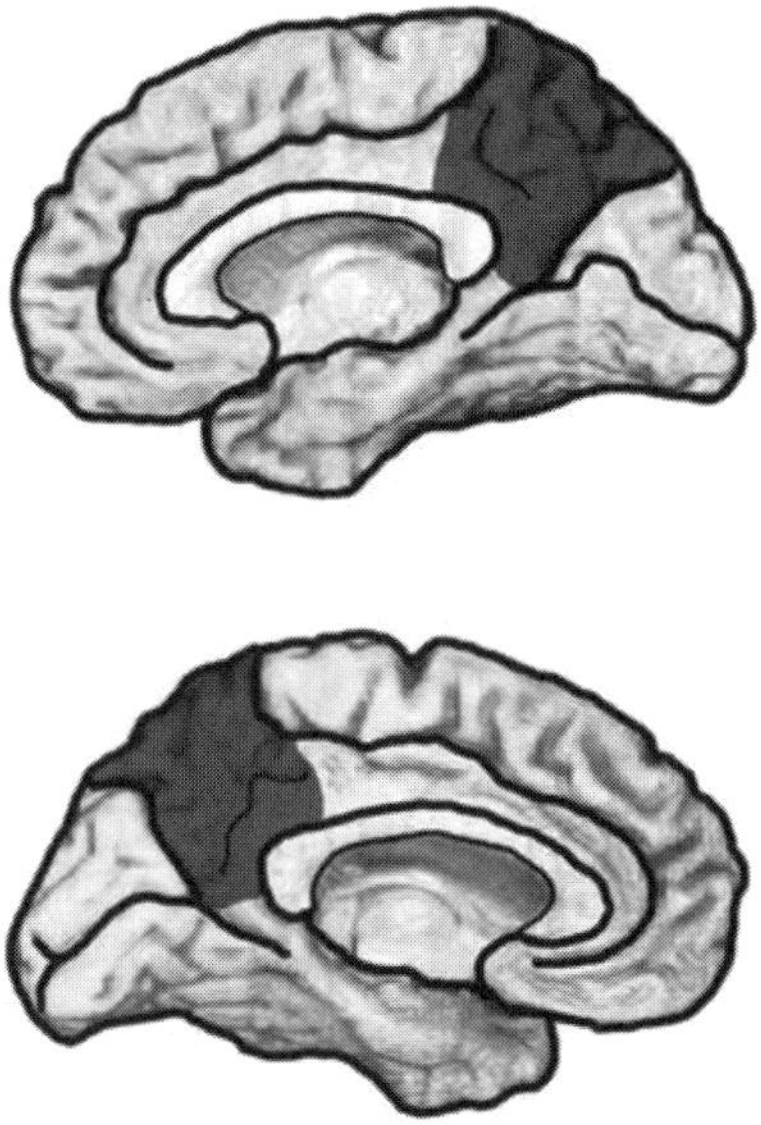

図9.3　ヒトの脳における後部内側皮質（PMC）の位置

全体をまとめて指す用語も知られておらず、むしろその個別コンポーネント、たとえば後帯状皮質、脳梁膨大後部皮《のうりょうぼうだいこうぶひ》質《しつ》、楔前部《けつぜんぶ》などとして呼ばれていた。つまりＰＭＣは、どんな呼び名であれ、特筆すべき脳の領域としてはまだまったく注目されていなかったのだ。

意識にＰＭＣが関わっているという仮説を検討するには、ＰＭＣの接続性神経解剖学について、新たな知識を得ることが必要だった。このため、われわれの研究グループはヒト以外の霊長類に対し、神経解剖学研究実験を行った。この実験は、ジョセフ・パルヴィツィの研究室で、ゲーリー・ヴァン・ヘーゼンと協力して行われた。要するにこの研究は、マカクザルを実験動物として、神経接続の検討が必要な領域すべてに生物学トレーサーを大量に注入するというものだった。生物学トレーサーは、いったんある脳領域に注射されると、個々のニューロンに吸収されて、軸索を通じて運ばれ、そのニューロンがいま接続している自然な目的地までずっと運ばれる。これらは順行性トレーサーと呼ばれている。別の生物学トレーサーは逆行性トレーサーで、軸索末端に吸収されて、逆方向に運ばれ、その末端がどこにあっても、その起源となるニューロンの細胞体に戻る。こうしたトレーサーの移動を調べることで、結局それぞれの標的領域について、その領域が受けている接続の起源となるサイトと、そしてその領域がメッセージを送る先のサイトをつきとめられるのだ。

ＰＭＣはいくつかのサブ領域で構成される（ブロードマンの細胞構築マップでは、23ａ／ｂ、29、30、31、７ｍ野に相当する）。こうしたサブ領域の相互接続はあまりに込み入っているので、ある程度まではこれを機能的なユニットとして扱うのが合理的だ。サブセクター同士の接続面での近接性は、その一部が明確な機能的役割を果たすのではという可能性を示す。このアンサンブルのためにわれわれが導入した包括的な呼称は、少なくとも今のところは正当化されるようだ。

こうした手間暇かかる調査から生まれた初の論文で報告されたＰＭＣ接続のパターン(3)は、図9．4にまとめられる。それは以下のように説明できるだろう：

1　頭頂連合野や側頭葉連合野、嗅内皮質、前頭皮質からの入力は、ＰＭＣに収斂する。それ以外にも、前帯状皮質（島皮質からの投射の主要な受信箇所）、前障、前脳基底部、扁桃核、運動前野、前頭眼運動野からの入力もやってくる。また視床髄板内核類や背側視床核類もＰＭＣに投射する。

2　わずかな例外はあっても、ＰＭＣに収斂する入力を発するサイトは、そこから分散する出力を受信もする。例外は前頭前野腹内側部、前障、視床髄板内核類。ＰＭＣに投射しない一部のサイトは、ＰＭＣからの投射を受信はする。これは具体的には尾状核、被核、側坐核、水道周囲灰白質となる。

3　ＰＭＣと早期感覚皮質や一次運動野との間には接続はない。

4　1番と2番で描いた結果から、ＰＭＣは高次の収斂分散領域なのだということは明らかだ。意識ある心のコンテンツとりまとめ役のよい候補だと私が思っている、ＣＤ領域群の重要なメンバーだ。そして他のとりまとめ役候補である前障とも重要な接続を持っている。前障はＰＭＣに大量に投射するが、それに対して戻ってくる情報はほとんどない。

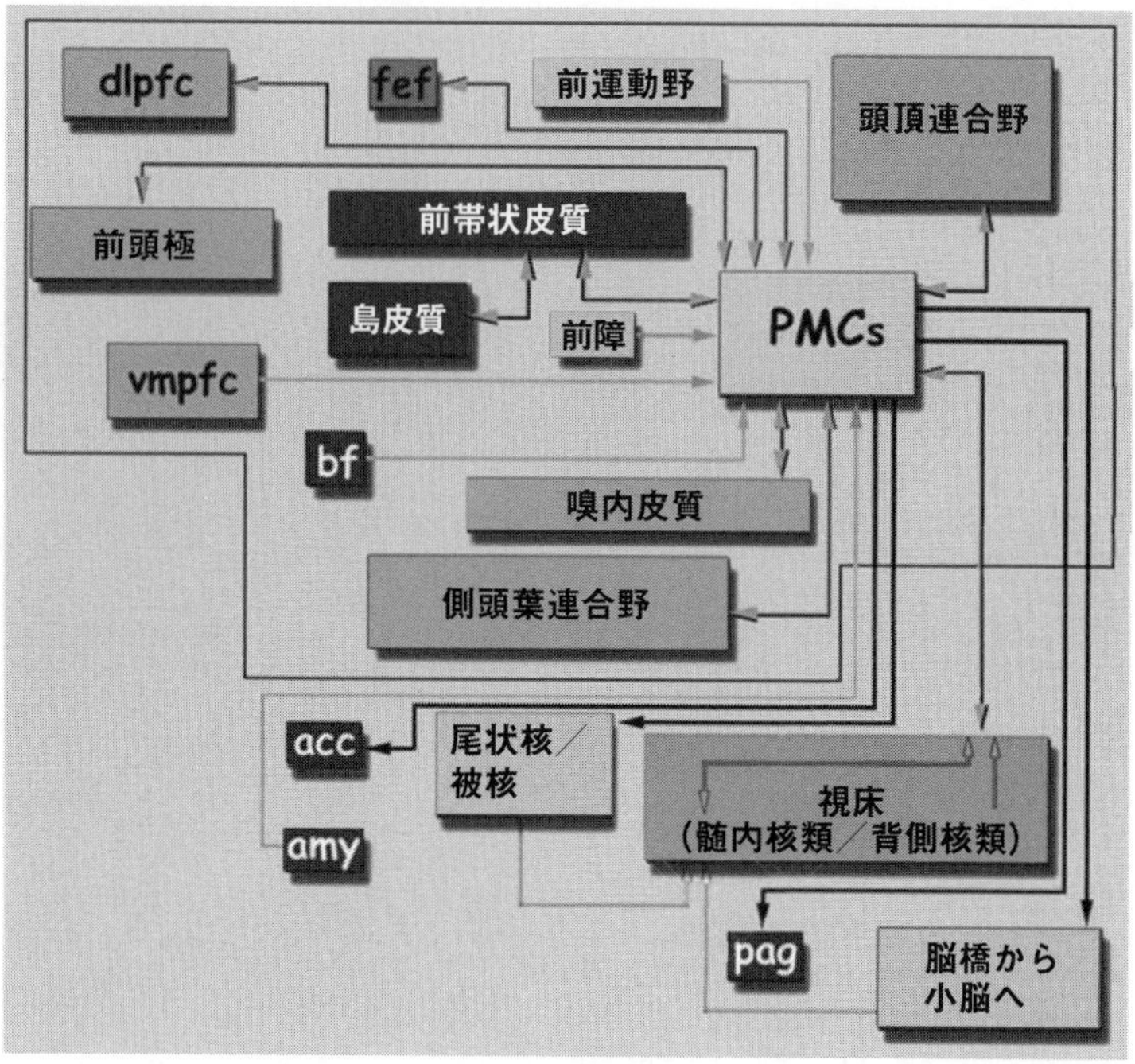

図 9.4　サルで行った実験で同定された、後部内側皮質（PMC）に出入りする神経接続パターン。略語：dlpfc = 前頭前野外側部（dorsolateral prefrontal cortex); fef = 前頭眼運動野（frontal eye fields); vmpfc = 前頭前野腹内側部（ventromedial prefrontal cortex); bf = 前脳基底部（basal forebrain); acc = 側坐核（nucleus accumbens); amy = 扁桃核（amygdala); pag = 水道周囲灰白質（periaqueductal gray).

ヒトに対する最近の実験で、ＰＭＣが神経解剖学的に特別だという発想にさらなる裏付けができた[4]。この研究はオラフ・スポーンズが率いたもので、最新の核磁気共鳴画像法、拡散テンソル画像を使い、神経接続とその空間分布概略を描き出している。著者たちは画像データを使ってヒトの大脳皮質全体の接続図をマップとして構築した。大脳皮質全体に接続ハブがいくつかあり、その一部は私が説明してきたＣＤ領域に対応している。またＰＭＣ領域が独特なハブとなっており、他のどんなものよりも他のハブと強く相互関連性を持っているのだとも結論づけている。

ＰＭＣの働き

これでＰＭＣが意識ある心に貢献する方法をもっと想像しやすくなった。ＰＭＣは大脳皮質の中でそこそこの割合を占めるが、その威力は自分で持っている領土よりは、他の部分とのつきあいにあるのだ。ＰＭＣは他のほとんどすべての高次感覚連合領域や、前運動領域から信号を受け、そしてそのほとんどのところに自分からも信号を送る。収斂分散ゾーン（多モード情報の複合化の鍵を握る）の豊富な脳領域は、このおかげでＰＭＣに信号を送り、おおむねお返しの信号も受けられる。ＰＭＣはまた、覚醒状態に関連した皮質下神経核群からも信号を受けて、関心や報酬に関連した各種の皮質下領域（脳幹や前脳基底部にある）に信号を送れる。加えて運動ルーチンを作れる領域（たとえば大脳基底核や水道周囲灰白質）にも信号を送れる。

受信される信号は何についてのものだろうか、そしてPMCはその信号をどうするのだろうか？　はっきりしたことはわからないが、PMCに対する投射の豊富さと強度に対して、それが実際に到達する領域の広さとのすさまじい不釣り合いぶりが答を示唆している。PMCは主に古い年代からのもので、おそらくは明示的なマップを持つのではなく、性向を持つための領域だったようだ。PMCは視覚や聴覚のような、モノや出来事の詳細なマップが組み立てられるような、最近の早期感覚皮質ではない。PMC画廊は巨大な絵が展示できるほどの壁面がない、あるいは人形劇を上演するほどの場所がないとでも言おうか。だがそれは問題にはならない。PMCに信号を送る皮質は、早期感覚皮質ともちがうからだ。こちらもPMCと同じく、大きな絵画や人形劇は展示できない。こちらもほとんど性向的であり、記録された情報の収斂拡散ゾーン保持領域なのだ。

その設計からして、PMC全体やそのコンポーネントとなるサブモジュールは、それ自体も収斂分散領域としてふるまう見込みが高い。私は、PMCやそのパートナーが保有している情報は、仲間の他のCD領域に対して信号を返すことによってのみ再生できるのだと思っている。この他のCD領域が、かわって早期感覚皮質に信号を送るのだ。こうした早期感覚皮質は、イメージを作り表示できる皮質だ——つまり大きな絵を展示したり人形劇を上演したりできるということだ。早期感覚皮質とつながっている他の収斂分散領域と比べて、PMCは特別な階層ランクを持っている。PMC領域はトーテムポールのもっと高いところにいて、他のCD領域との双方向信号送受ができるのだ。

ではPMCはどのように意識を支援するのだろうか？　自伝的自己状態の組み立てに貢献することで貢献するのだ。私の見立てはこうだ：個人体験と関連した個別の感覚活動や運動活動は、もともとは通常の皮質や皮質下の脳領域にマッピングされる。そしてデータは、収斂分散ゾーンや収斂分散領域に記録される。これに対して、ＰＭＣは他のＣＤ領域と相互接続された高次のＣＤ領域記録を構築する。この仕組みはＰＭＣでの活動が、もっと巨大で高度に分散されたデータ集合にアクセスできるようにするが、アクセス命令を出すのが比較的小さく、したがって空間的に手に負える領域だという利点がある。ＰＭＣは瞬間的で一時的に一貫性を持つ知識ディスプレイ確立を支援できる。

ＰＭＣの神経解剖学的接続パターンは特筆すべきものだが、その解剖学的な位置も特筆すべきだ。ＰＭＣは正中線《しょうちゅうせん》近くに位置しており、左半球の一群は脳梁越しに右半球の一群と向き合っている。脳内のこの地理的な位置は、皮質マントルのほとんどの領域に対する収斂分散接続に便利だし、視床からの信号を受けてそれを伝達するにも理想的な場所だ。おもしろいことに、この場所はまた外部からの衝撃に対して保護されており、そして大きな血管三種類で別々の血液供給を受けているので、すさまじい破壊をもたらすような血管の損傷や衝撃に対してもそれなりに保護されている。

前に強調したように、意識関連構造には共通の解剖学的な性質がいくつかある。まず、大脳皮質下だろうと皮質レベルだろうと、進化の時代的に古いものが多い。これは驚くことでもないだろう。意識の始まりは生物進化のかなり後期に起こったとはいえ、進化の発達の中ではとても最近とはいえないものなのだから。第二に、大脳皮質にある構造も皮質下にある構造も正中線上かその近くに置かれがちで、ちょうどＰＭＣのように、脳の正中線をはさんで双子のように向かい合っている場合が多い――これは視床核種や視床下部の核種、さらに脳幹被蓋核にもいえる。進化的な年代と広範な信号分布から見た位置の便利さは、ここでは密接に関連しあっている。

ＰＭＣは大脳皮質のＣＤ領域ネットワークのパートナーとして機能する。だが他のＣＤ領域の役割と、原自己システムの重要性はきわめて大きいため、ＰＭＣ領域が仮にすべて破壊されても、他のＣＤ領域や原自己システムさえ無事ならば、意識は影響は受けてもなくなることはない。意識は、最高の状態ではないにしても復元される。末期アルツハイマー病だと、次節でも述べるが、すでに段階的な破壊プロセスの中で他のＣＤ領域や原自己システムが機能不全になった後で、ＰＭＣ傷害が実質的に最後のダメ押しとしてやってくるという意味で、話がちがってくる。

後部内側皮質（ＰＭＣ）に関するその他の考察

麻酔研究

ある意味で、全身麻酔は意識の神経生物学検討にとって理想的な手段だ。これは医学の最も驚異的な成果の一つであり、何百万人もの人がこれがなければ手術を受けられなかったという意味で、大量の命を救ってきた。全身麻酔は通常は痛み止めと思われている。というのも麻酔の影響で、手術による傷が引き起こす痛みが排除されるからだ。でも実は、麻酔が痛みを排除するやり方は、考えられるなかで最も過激な方法なのだ。それは意識そのものを停止させる。単に痛みだけでなく、意識ある心のあらゆる側面を止めるのだ。

表面的な麻酔は意識を軽く減らすだけなので、意識のない学習も起きるし、ときどき意識処理が「噴出」したりもする。深い麻酔は意識プロセス深くにまで切り込み、実際問題として薬学的にコントロールされた植物状態や昏睡状態の一種と見ていい。外科医が患者の心臓の中や腰骨に安心して作業を加えるためには、これは必須だ。患者にはそこからはるか遠くに行っていてもらう必要があり、実に深い睡眠に入って筋肉はゼリーのごとくグニャグニャでなければならず、身動きがあっては困る。第三段階麻酔がこれを実現してくれる。この段階にくると、患者は何も聞こえず、何も感じず、何も考えない。外科医が話しかけても反応はない。

麻酔の歴史は外科医に無数の薬剤を試す機会を与えてくれたし、最低限のリスクと最低限の中毒性で最も効率的な仕事ができる分子の探索はいまだに続いている。おおむね麻酔薬は、神経回路での抑制を増すことで機能する。これは脳内の主要な抑制性神経伝達物質であるＧＡＢＡ（ガンマアミノ酪酸）の活動を強化すれば実現できる。麻酔薬は、ニューロンを過分極させて、アセチルコリンをブロックすることで作用する。アセチルコリンは、通常のニューロン間通信では重要な分子だ。これまでは、麻酔薬は脳機能をすべて抑え、ほとんどあらゆる部分でのニューロン活動を引き下げることで機能すると思われていた。だが近年の研究によれば、一部の麻酔薬はきわめて選択的な作用を見せることが明らかとなった。ある特定の脳部位にのみ働きかけるのだ。その好例がプロポフォールだ。脳機能イメージング研究で示されたように、プロポフォールはその見事な仕事ぶりを、主に三つの部位に働きかけることで実現している。後部内側皮質（ＰＭＣ）、視床、脳幹被蓋だ。意識のない状態を創り出すにあたってそれぞれの部位が果たす役割の相対的重要性はわかっていないが、意識水準の低下は、ＰＭＣ領域の血流低下と相関している。(5) だがこの証拠はプロポフォールをはるかに超える意味を持つ。総合的なレビューの実証結果を見ると、他の麻酔薬も似たような効果を持つようだ。プロポフォールによる麻酔では、意識構築に不可欠な三つの後内側中心脳領域が選択的に抑制される。

睡眠研究

睡眠は意識研究にとって自然なものであり、当初の問題理解においては睡眠研究が大きく貢献した。脳が生み出す電気活動の明確なパターンである脳波リズムは、睡眠のそれぞれの段階で変わることはすでに明確となっている。脳波パターンの起源を個別脳領域に割り当てるのは悪名高いほど難しいが、その穴をおあつらえむきに埋めてくれるのが、脳機能神経イメージング技法だ。イメージング技術を使うことで、過去一〇年にわたり、睡眠の各種段階で個別領域をもっと細かく見ることができるようになった。

たとえば、徐波睡眠の間は意識は深く抑制されている。これは非急速眼球運動睡眠またはノンレム睡眠と呼ばれる。これは親切な者や正義の者が味わう深い睡眠であり、そこから人を目覚めさせるのは、イジワルで不正なる目覚まし時計だけだ。これは「夢なき睡眠」だ。とはいえ、夢が完全になくなるのは、どうも夜の最初の部分だけらしいのだが。脳機能神経イメージング研究によると、徐波睡眠では多くの脳領域で活動が低下し、それが最も顕著なのは脳幹被蓋（脳橋と中脳）、間脳（視床と視床下部／前脳基底部）、前頭前皮質の内側部と外側部、前帯状皮質、外側頭頂皮質、ＰＭＣだ。徐波睡眠における機能低下パターンは、全身麻酔よりは選択性が低い（両者のパターンが同じであるべき理由はない）が、麻酔と同様に、あらゆる機能がすべて低下するわけではない。パターンは特に、意識づくりの三つの相関部分（脳幹、視床、ＰＭＣ）を含むもので、この三つすべてが抑制されていることは示されている。
意識はまた、急速眼球運動睡眠（レム睡眠）でも抑制されている。レム催眠中に夢が最も多く見られる。だがレム睡眠では、夢の内容が意識化されることもある。これは学習とその後の想起を通じて起こる場合もあるし、通称パラドックス的意識と呼ばれるものを通じて起こることもある。レム睡眠中に最も大きく活動が低下するのは、前頭前野背外側部と外側頭頂皮質だ。予想がつくように、ＰＭＣでの活動低下はずっと少ない。[6]
要するに、ＰＭＣ活動は覚醒状態で最も高く、徐波睡眠で最も低い。レム睡眠中は、ＰＭＣは中間の水準で機能する。これはそれなりに筋が通っている。意識は徐波睡眠中はほとんど抑制されている。夢を見る睡眠中には、確かに「自己」に何かが起きている。夢の自己はもちろん通常の自己ではないが、それに伴う脳状態は、確かにＰＭＣを動員しているらしい。

デフォルトネットワークにおけるＰＭＣの関与

ＰＥＴスキャンやｆＭＲＩを使う一連の機能イメージング研究でマーカス・レイクルは被験者が休んでいたり、集中力を必要としない作業を行ったりしているときには、一貫して脳領域のうち選択的なサブ集合が活性化しているようだという点に注目を促した。ある特定作業に注意を向けると、こうした領域の活動はちょっと低下するが、たとえば麻酔などで見せるほどの低下を示すことは決してない。[7]この領域のサブ集合に含まれるのは、前頭前皮質内側部、側頭頭頂接合部、側頭皮質の前側と内側部にある構造、ＰＭＣだ。このどれも、高密に相互接続されていることはわかっている。ＰＭＣに

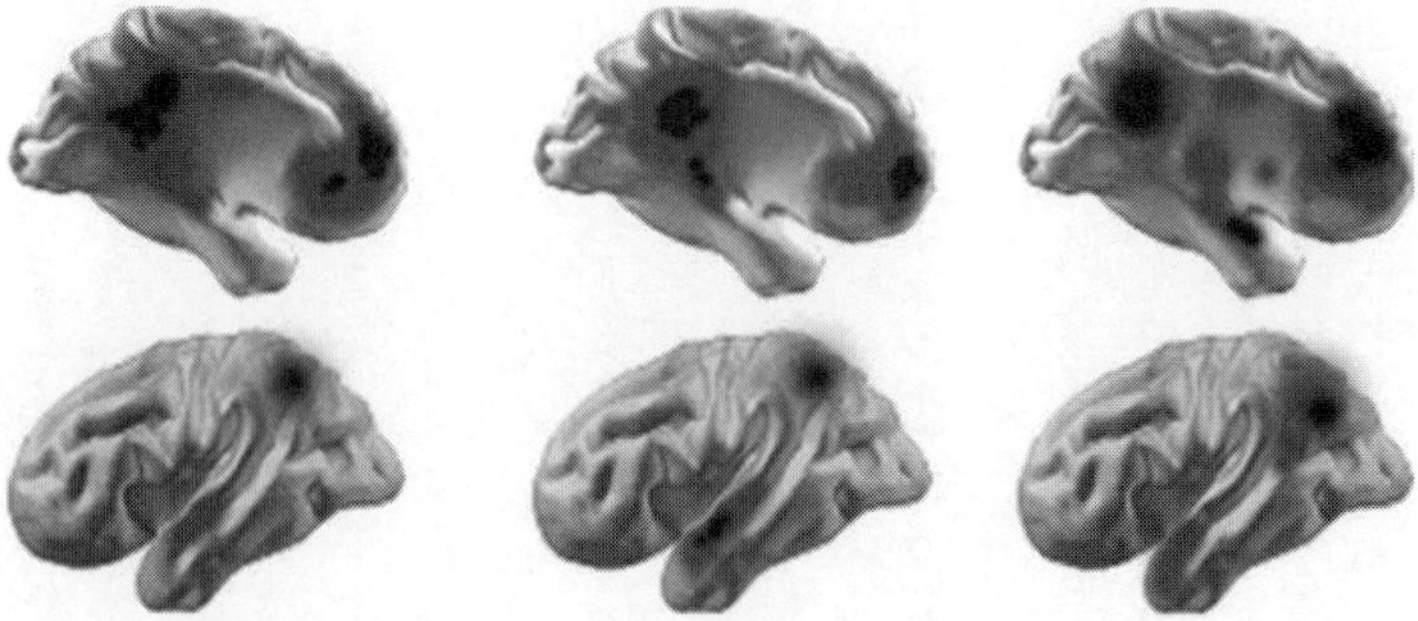

図 9.5　PMC は他の CD 領域とともに、自己を参照する核種の機能的イメージ化作業で強く活性化される。こうした作業としては、自伝的記憶の想起、将来の出来事の予測、道徳的判断などがある。

対する注目のほとんどは、実はこの一群の領域に加わっていることからきているのだ。

レイクルは、このネットワークの活動は動作の「デフォルトモード」を表すのではと示唆している。つまり、外部から導かれる注意を必要とするような作業が発生すると、このモードは破られる。内側に向けた自己指向の注意が必要な作業、たとえば自伝的情報やある種の情動状態の取得などでは、ＰＭＣ活動の低下はあまり生じないか、まったく生じないことをわれわれをはじめとする研究者たちが実証している。実はこうした状態では、ＰＭＣ活動はかえって増えることもある。[8] その例としては自伝的記憶の想起、将来の可能性についての計画想起、各種の心の理論作業、道徳的枠組みの中で、関わる人びとや状況に関する判断を必要とする各種作業などだ。[9] こうした作業すべてで、強度はこれほどではないにしても、もう一つ重要な活動部位がある。それは内側部の別の領域で、前頭前皮質の前側に存在する。神経解剖学的には、これもまた収斂分散領域だとわかっている。

レイクルは、動作のデフォルトモードが内在的だという面を強調し、それをきわめて納得できる形で、外部刺激に左右される活動と比べて内在的脳活動に関わるエネルギー消費がきわめて高いことと関連づけた——ほぼ確実に、ＰＭＣは大脳皮質全体の中で最も代謝の高い部位なのだ[10]。これもまた、私が意識においてＰＭＣが果たす役割として提起しているものと整合している。つまり、常時活動している重要な統合役／とりまとめ役で、きわめてバラバラな背景活動を一貫したパターンに保とうとする役目だ。デフォルトモードのシーソー的な動作パターンが、意識に対してＰＭＣの果たす役割とどのように整合するのだろうか？　それはおそらく、意識ある心の中で自己が展開する図 - 地ダンスを反映しているのだろう。外部刺激への対応が必要なとき、意識ある心は検討しようとする対象を前景（図）にもってきて、自己は背景（地）に退かせる。外界からお呼びがかからなければ、自己は舞台の中心近くに移動するし、検討対象が自分自身（一人であれ社会環境の中であれ）ならばそれがさらに前に出てくることもある。

神経学的条件に関する研究

意識が阻害される神経学的な状況の一覧はありがたいほど短い。昏睡状態と植物状態、一部のてんかん状態、一部の卒中や腫瘍、末期アルツハイマー病などで生じる無動性無言状態。昏睡状態と植物状態では、意識の阻害ぶりは熾烈で、ある脳の領域を集中的に容赦なくトンカチで叩きつぶしたに等しい。

アルツハイマー病。アルツハイマーは人間にしか見られない病気で、現代の最も深刻な健康問題でもある。だがそれを理解しようとする過程で多少はいいこともあって、この状態は心や行動や脳についての有益な情報源となった。意識の理解についてのアルツハイマー病の貢献はやっと最近になって明らかになりはじめたところだ。

一九七〇年代から、私はこの状態の多くの患者を追跡して、死後にその脳を観察させてもらうという恩恵にあずかった。脳全体も調べられたし、微視的な組織も調査させてもらった。当時、われわれの研究プログラムはアルツハイマー病に専念しており、同僚で密接な共同研究者のゲーリー・W・ヴァン＝ヘーゼンはアルツハイマー患者の脳の神経解剖学については最先端の専門家だった。主な狙いは、アルツハイマー患者の脳における回路の変化が、この状態を特徴づける記憶の阻害をどのように引き起こすのか理解することだった。

典型的なアルツハイマー病を持つほとんどの患者は、病気の初期も中期も、意識は阻害されない。この病気の初期は、新しい事実情報の学習がだんだん阻害されるようになり、過去に学んだ事実情報を思い出すのもだんだん困難になるのが特徴だ。判断と空間ナビゲーションの困難もよく見られる。初期には、この病気の影響はとても小さく、社会的な穏やかさは維持され、平常な生活に近いものがある程度は維持される。

一九八〇年代初期になると、この研究グループはブラッド・ハイマンの参加を得て、すでにアルツハイマー病における事実記憶の阻害についてそれなりの原因をつきとめていた。それは嗅内皮質と前部側頭葉皮質の周辺野における大量の神経病理的な変化が原因なのだ[11]。脳の他の部分に新しい事実記憶を書き込むのに必要とされる脳構造である海馬は、嗅内皮質と前部側頭葉皮質から実質的に切り離されていた。結果として、新しい事実が学習できなくなる。さらに病気が進行するにつれて、前部側頭葉皮質自体があまりに損傷して、以前学んだ個別の事実情報にアクセスできなくなる。要するに、自伝的記憶の基盤が浸食され、やがてあっさり消え去る。これは単純ヘルペス脳炎で生じる側頭葉の大規模な破壊の場合と同じだ。この単純ヘルペス脳炎はウィルス感染症で、前部側頭領域も選択的に阻害する。アルツハイマー病は恐ろしいほど厳密に特定の細胞だけを狙い撃ちする。嗅内皮質の二層と四層のニューロンは、ほとんどか全部墓石に変わってしまう。この病気により神経繊維の塊に変わってしまったニューロンをあらわすには、この墓石という表現が最もふさわしいと思う。この選択的な傷害が行ったのは、海馬への入力線にカミソリのような鋭利な切れ込みを入れることだ。海馬は第二層を中継所として使うからだ。そして切断を完成させるため、傷害は同じく鋭利な切断を海馬からの出力線にも加えた。これは第四層を使う。アルツハイマー病で事実記憶が破壊されるのも不思議ではない。

　だが病気が進行するにつれて、心の阻害が他にも選択的に進み、意識のまとまりも被害を受け始める。当初の問題は、予想通り自伝的意識に集中している。過去の私的な出来事についての記憶がきちんと引き出せないために、現在の出来事と自分の生きた過去とのつながりが非効率となる。熟慮的なオフライン処理における内省意識が阻害される。おそらくこの阻害の一部は、すべてではないにしても、やはり内側側頭皮質の機能不全によるものだろう。

この絶望的な行進がさらに進むと、破壊は自伝的プロセスをはるかに越えて進む。よい医学的看護ケアを受けて最も長生きした患者に見られるアルツハイマー末期になると、実質的な植物状態がだんだん訪れる。患者と世界との結びつきは、無動性無言症の個人に似たものにまで減る。患者たちは物理的、人的な周囲との相互作用をますます減らすようになり、こちらからの呼びかけにもますます反応しなくなる。情動はなくなる。行動は茫漠とした落ち着きのない、空疎で焦点のない何も言わない様子ばかりとなる。

アルツハイマー病の末期の状態はどう説明できるだろうか？　はっきりした答は不可能だ。というのも長年にわたって進む病状の中で、アルツハイマー脳では病気の部位がいくつか生じ、さらに言えば病変は神経繊維のもつれだけにとどまらないからだ。だがある程度まで、損傷は選択的に起こる。脳のイメージ作成部分、つまり視覚と聴覚の早期感覚皮質はこの病気の影響を受けないし、大脳皮質の運動関連領域、大脳基底核や小脳も損傷を受けない。これに対し、原自己が依存している生命制御に関連する部位の一部はだんだん損傷を受ける。これには島皮質だけでなく、傍小脳脚核も含まれることを、われわれのグループは実証した[12]。最後に、ＣＤ領域の豊富な他の脳セクターも激しい損傷を見せる。ＰＭＣはこの最後の一群に主に含まれている。

こうした事実に私が特別な注意を払っているのは、アルツハイマー初期ではＰＭＣはおおむね神経炎斑を示しているのに、末期になるとその病理は神経繊維のもつれたものがほとんどになるからだ。さっき述べた、かつては健全だったニューロンの墓石だ。それがＰＭＣに大量に存在するということ

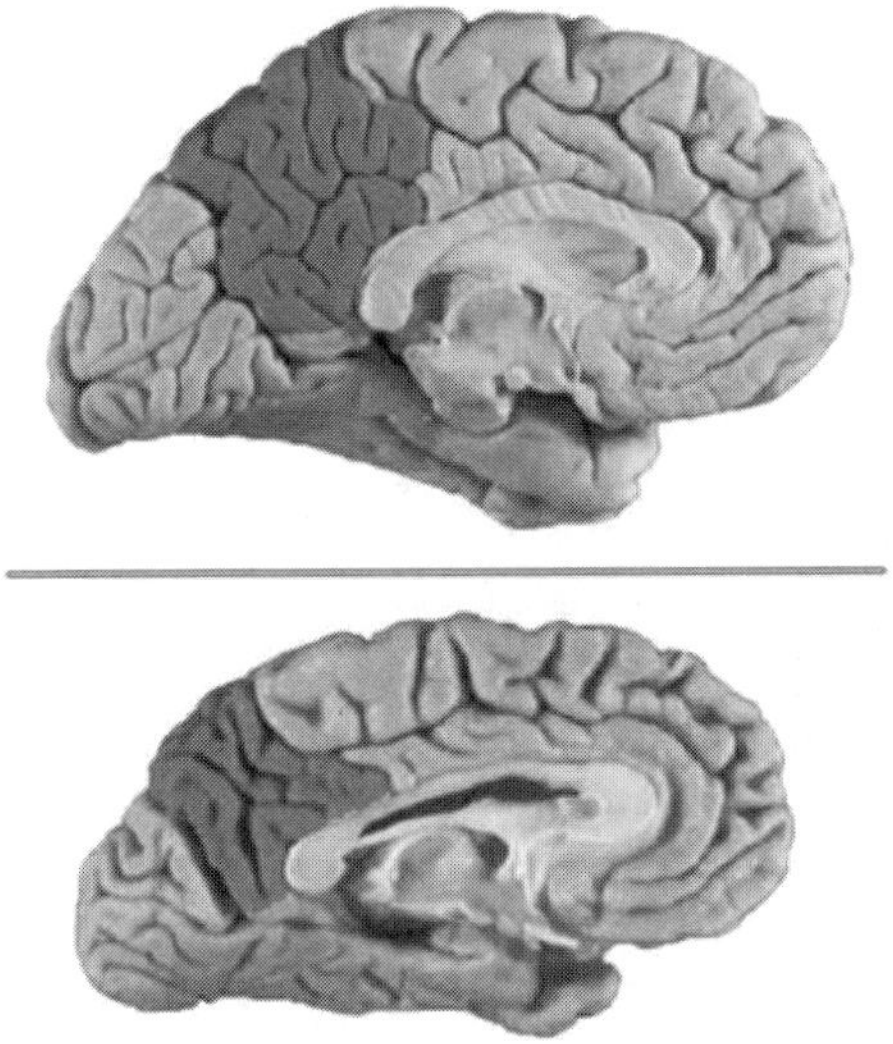

図 9.6　上の図は、通常の高齢者の左脳半球を中央から見たもの。影をつけたのは PMC 領域。下の図は、ほぼ同年代でアルツハイマー病がかなり進行した患者の脳を同じ角度から見たもの。影をつけた PMC 領域が大幅に萎縮している。

は、この部位の働きが大幅に阻害されていることを示唆している。[13]

ＰＭＣにおける重要な病理的な変化についてはずっと認識してきた。当時のわれわれはＰＭＣを単に「後帯状皮質とその周辺」と呼んでいた。だが末期アルツハイマーにおいて、この領域への集中した損傷で意識が阻害されているという臨床的な観察が何度も繰り返され、その特殊な解剖学的位置から、私は大きく損傷したＰＭＣこそがこのコップをあふれさせる最後の一滴なのではないかと思うようになった。[14]

なぜこの領域はアルツハイマー病理の標的となるのだろうか？　その答は、同僚と私が何年も前に、同じくアルツハイマー病において内側側頭皮質が病理的に大きく関与していることを説明しようとして提起したものと同じ可能性も大いにある。[15]通常の健康状態では、嗅内皮質と海馬は決して動作を止めない。日夜働き続けて、記憶の記録を実施したりまとめたりして、事実記憶の処理を支援する。このため、大規模な摩耗損傷に伴う局所的な細胞毒性が、この領域の貴重なニューロンを破壊するようになるのだ。ＰＭＣも自己に関連する各種プロセスでほとんど連続的に機能しているから、ほぼ同じ理屈があてはまるはずだ。[16]

要するに、明らかに意識阻害が見られる末期アルツハイマー病の患者たちでは、正常な意識のためにきちんと動作しなければならない二つの脳領域で、他より極度に多いニューロン損傷と機能不全が見られるのだ。その二つの脳領域とは、ＰＭＣと脳幹被蓋だ。アルツハイマー病では他にも機能不全の部位はあるので、この事実を解釈するにあたっては慎重さが必要だ。一方で、この証拠を考慮に入れないのもバカげている。

そして、患者自身はどうだろう。彼らはこの病気の末期で、脳の健康に対してさらなる打撃を被ることになるわけだ。患者たちの身近にいる人々にとってこの新しい傷害は見るに忍びないものであるとはいえ、患者たち自身にとってはかえってありがたいことだろう、と私はいまも昔も思っている。この末期の患者たちは、ここまで意識が損傷していれば、病気の猛威について認識できるはずもない。それはかつての人物の抜け殻に過ぎず、最後の最後まで愛と世話は受けるべきだが、いまやそれを見守る人々にまだ当てはまる痛みと苦悶の掟からは、ある程度にしても解放されているのだ。

昏睡状態、植物状態、および閉じ込め症候群との対比

昏睡状態の患者は、外界からのコミュニケーションにはほとんど反応せず、深い眠りに入って呼吸パターンですら時に異常に聞こえる。意味ある仕草も音もたてず、まして言葉もしゃべらない。第８章で挙げた意識の決定的な要素はどれ一つとして見られない。覚醒状態はまちがいなく消えている。そして観察できる行動からすると、心も自己もないと見てよいだろう。

昏睡状態の患者はしばしば脳幹に損傷を受けていて、ときにはその損傷は海馬にまで到達している。これは卒中により引き起こされる場合が最も多い。この損傷は脳幹の後ろの部分、被蓋で起こっているはずだ。もっと厳密にはその上部で起きている。被蓋の上部は、生命調整に必要だが呼吸や心肺機能維持には必要のない核種を含んでいる。言い換えると、被蓋の下部に損傷が及ぶと、その結果は昏睡ではなく死となる。

損傷が脳幹の前部で起こると、この場合も起こるのは昏睡ではなく閉じ込め症候群となる。これは

患者が完全に意識を持っているのにほぼ完全に麻痺状態となる悲惨な症状だ。患者はまばたきでしかコミュニケーションが取れず、それも片目だけの場合が多いし、ときには片目を上に動かすという動作しかできないこともある。でも、目の前に持ってこられたものはすべて完全に見えるし、したがって読める。耳も完全に聞こえて、世界を細かく詳細に享受できている。彼らはほぼ完全な監獄状態に置かれている。背景の情動的な反応を鈍くすることで、なんとかこの恐ろしい状況を、痛々しいがぎりぎり耐えられるものにするしかない。

こうした患者のユニークな体験についての情報は、何人かの知的で観察力の豊かな患者が専門家の助けを得て勇敢にも探究した口述報告から来ている。こうした報告はもちろん、本当に口述されたのではなく「まばたき」で伝えられた。一文字あたりまばたき一回だ。私はかつて、ルー・ゲーリッグ病(筋萎縮性側索硬化症)が神経病としては最も残酷だと思っていた。ルー・ゲーリッグ病は萎縮性の脳症状で、患者はやはり意識を保ったまま、だんだん動く能力や話す能力、やがては飲み下す能力まで失っていく。だが初めて閉じ込め症候群の患者を診たとき、こちらのほうがひどいかもしれないと気がついた。閉じ込め症候群患者による最高の本二冊は、短く単純だが人間的に豊かだ。その一冊はジャン゠ドミニック・ボービーによるもので、驚くほど正確な映画にもなっている。この本『潜水服は蝶の夢を見る』は画家ジュリアン・シュナーベルが映画化したもので、専門家以外の人にとってはこの病気についての満足のいくドキュメンタリーとなっている。[17]

昏睡状態は、しばしばもう少し緩やかな「植物状態」という状態に移行する。患者は相変わらず意識がないが、前にも述べた通りこれは昏睡状態とは二つの点でちがっている。まず、患者は睡眠と覚醒状態が交互にやってきて、睡眠や覚醒状態が訪れると、その特徴となる脳波パターンも生じる。覚醒周期になると、患者の目が開くこともある。第二に、患者たちは多少の動きは見せるし、こちらに動きで反応することもある。だが言葉では反応しないし、動きも明確さはない。植物状態は意識回復に移行したり安定したままだったりして、安定した状態だと永続的植物状態と呼ばれる。昏睡の典型的な病理である脳幹被蓋と海馬への損傷だけでなく、植物状態は視床への損傷や、皮質への広範な損傷やその根底にある白質への損傷から生じることもある。

昏睡状態と植物状態は、ＰＭＣの役割とどう関係しているのだろうか。というのも損傷が起こるのはＰＭＣとはちがう場所だからだ。この質問は、こうした状態の患者たちの脳で機能的な変化がどのくらい広がっているか、あるいは局所的なものかを調べようとした機能イメージング研究で検討されている。いつもの容疑者たちが確かに出てきて、脳幹、視床、ＰＭＣの機能は大幅に減っている。だがＰＭＣで観察できる局所的なグルコース代謝率の低減は特に大幅なものだ。[18]

だが、報告すべき関連した結果がもう一つある。昏睡状態の患者たちは、通常は死ぬか、かなりゆっくりと永続的植物状態へと改善する。だが一部の患者はもっと幸運だ。意識がきわめて阻害された状態からだんだん回復する患者もいて、その際の脳代謝の最も顕著な変化はＰＭＣで起こるのだ。[19]ここから、この領域での活動水準は、意識水準との相関がかなり高いことが示唆される。ＰＭＣはきわめて代謝が活発なので、この発見は単に脳活動が全体的に改善した結果にすぎないと一蹴したくなるかもしれない。ＰＭＣがまっ先に改善するのは、単に代謝が高いからにすぎないというわけだ。だがこれでは、なぜ同時に意識が回復するのか説明できない。

意識の病理に関して最後に一言

意識の病理は、意識の神経解剖学を描き出すにあたり重要な示唆を与えてくれたし、中核自己や自伝的自己の構築について提案された機構の側面についても示唆を与えてくれた。最後に、人間の病理とこれまで提案した仮説との明確なつながりを確立しておくのがいいだろう。

睡眠から自然に生じる意識の変化や、医学的なコントロール下での麻酔で生じる意識変化は別として、意識阻害のほとんどは、何らかの大規模な脳不全から生じる。一部の例では、その機構は化学的なものだ。これは各種薬物の過剰摂取、たとえば糖尿病治療用のインシュリン過剰や、糖尿病を放置した場合の過剰な血中グルコースなどによるものもある。こうした化学分子の影響は選択的で全体に広がっている。だがすばやく適切な処置を行えば、症状は元に戻る。一方、頭への衝撃や卒中、一部の退行性疾患は、意識を阻害して完全な回復は困難だ。さらに一部の状況では、脳の損傷はけいれんをもたらし、その間やその後、意識状態の変容が大きな症状となる。

脳幹損傷による昏睡状態や植物状態の症例は、中核自己と自伝的自己の両方に被害を与える。要するに、主要な原自己構造が破壊されるか大きく損傷を受けて、原初的感情や「起こることの感情」が生み出せなくなるのだ。視床と大脳皮質が無傷でも、中核自己システム崩壊を補うのには不十分だ。こうした症例は、中核自己システムが階層的に先にあることと、自伝的自己が中核自己に丸ごと依存していることを裏付けている。これは留意すべき重要な点となる。というのもその逆は成り立たないからだ。自伝的自己は、中核自己のほうが無傷でも損傷を受けることがある。

昏睡状態や永続的植物状態で、損傷の大半が脳幹には影響せず皮質や視床、あるいはこうした構造と脳幹との接続を破壊していた場合には、中核自己は破壊されるのではなく機能不全となるかもしれない。するとこうした症例で見られる「最低限」の意識に向けての回復や、一部の意識なしの心に関する活動回復も説明できる。無動性無言症やてんかん発作後自動症は、中核自己システムの回復可能な阻害を引き起こし、結果として自伝的自己システムの改変をもたらす。ある程度の適切な行動は存在しており、自動的ながら心的プロセスは破壊されていないことが示唆される。

自伝的自己の阻害が単独であらわれ、中核自己は無事ならば、その原因は何らかの記憶機能不全であり、後天性健忘症となる。健忘症の最も重要な原因はいま論じたばかりのアルツハイマー病だ。他の原因としてはウィルス性脳炎や、心肺停止などで起こる重度の低酸素症（脳の酸素欠乏）がある。健忘症の場合、過去や将来計画に関する独自記憶がかなり阻害される。当然、海馬‐嗅内皮質領域の両方に損傷を受けた患者は、新しい記憶を作る能力が脅かされ、自伝的自己の範囲がだんだんせばまる。人生の新しい出来事がきちんと記録されず、伝記にも組み込まれないからだ。もっと深刻なのは、脳障害が海馬‐嗅内皮質領域だけでなく、嗅内皮質領域周辺やそれを越えた領域、たとえば側頭葉の前部に及ぶ場合だ。こうした患者は完全に意識があるように見える――中核自己の働きは無傷だ――それがあまりに顕著で、自分が想起に失敗していることさえ意識できる。だが伝記の参照、それに伴う社会情報の参照は、大なり小なり制約されてしまう。伝記的自己を組み立てるための材料は、過去の記録から引き出せないか、引き出せてもそれを原自己システムと協調させて配信できないか、その両方のためにかなり貧しいものとなってしまうのだ。極端な例は患者Bのもので、伝記的な想起はおおむね子供時代に限られ、かなり図式的になっている。自分が結婚して息子が二人いるのも知っているが、家族について具体的なことはほとんど何も知らない。写真でも直接会っても見分けられないのだ。自伝的自己は大幅に損傷している。一方、別の有名な健忘症患者クライブ・ウェアリングは、自分の伝記をずっとよく保存していて思い出せる。通常の中核自己を持っているだけでなく、頑健な自伝的自己を持っているのだ。彼の妻デボラ・ウェアリングが私に書き送った手紙の一節を見れば、なぜ私がそう思うかわかるだろう：

夫は子供時代の寝室についてだいたいの配置を説明できます。かなり幼いころからアーディングトン教区合唱団で歌っていたことも知っていて、戦時中は防空壕にいてバーミンガムでの爆弾の音を聞いたのを覚えているそうです。子供時代や両親や兄弟についてあれこれ事実を覚えていて、大人になってからの伝記も概略を述べられます――合唱学者を務めていたケンブリッジ・カレッジ、ロンドン・シンフォニエッタ、BBC音楽部、指揮者、音楽学者、音楽プロデューサー（その前は歌手）としてのキャリア。でもクライブが語ってくれるように、漠然とした概略はわかっても「細部は全部失ってしまった」とのことです。

クライブは、最初の一〇年のとても怯えていて腹をたてていた頃に比べ、最近では本当の意味ある会話がずっとできるようになってきました。叔父や両親について過去形で語ることから見て、時間の経過をある程度は認識しているようです（叔父は二〇〇三年に他界し、わたしがその報せを伝えると、二人は親密だったので取り乱していました。その後、夫がジョフ叔父さんのことを現在形で語ったという記憶はありません)。また、自分がこの病気になってどのくらいかと尋ねると、少なくとも二〇年といいます（実際は二五年です）。いつもだいたいの見当はついていました。ここでも、知っているという感情はないのですが、でも当ててみるように言うと、通常はぴったりです。

自伝的自己の選択的な損傷が原因と思われるもう一つの病理例は、病態失認と呼ばれる状態だ。右脳半球の、体性感覚皮質や運動皮質などへの損傷が卒中などで引き起こされると、患者たちは左手足に強い麻痺を示し、特に腕が顕著だ。だが、何度も自分が麻痺していることを「忘れる」。左腕が動かないと何度言われても、尋ねられると心底からそれが動くと主張する。麻痺に対応する情報を、人生史の継続中のプロセスと統合できないのだ。彼らの伝記はこうした事実については更新されない。自分が卒中で倒れて、入院したことは知っている場合ですらそうなる。この露骨な現実に対する文字通りの忘却のため、彼らは自分の健康状態にまったく関心を示さず、必要とされるリハビリへの参加意欲も欠如することになる。

追加しておくと、似たような損傷が左脳半球に生じても、決して病態失認は生じない。言い換えると、骨格筋系と関連した身体側面に関する伝記を更新するための機構は、右脳半球にある体性感覚皮質の総合を必要とするのだ。

これと同じ系で発生するけいれん発作は、異様だがありがたいことに一過性の症状を引き起こす。

身体失認だ。患者たちは、自己の感覚を維持して、内臓近くの一部は維持するが、突然、短期間だけ自分の身体の骨格筋面を知覚できなくなってしまうのだ。

意識の病理について最後に一言。最近、感情状態の意識的な認識、ひいてはその延長で意識そのものの基盤となるのは島皮質だと示唆されている。[20] こうした仮説に基づけば、島皮質が左右両半球で破壊されたら意識はすさまじく阻害されることになると予想される。だが直接的な観察から、これが正しくないことはわかっている。両半球で島皮質が損傷した患者でも、中核自己は通常のままで、まったく活発な意識ある心を持つ。

第10章　まとめあげる

まとめとして

そろそろこれまでの三章で紹介してきた、脳と意識に関する一見するとバラバラに思える事実や仮説をまとめる頃合いだ。まずは読者の頭に浮かんでいるいくつかの疑問に答えることから始めよう。

1　意識が脳のあるセンターに宿っているわけではないのを認めるにしても、意識ある心の状態の基盤が主にある特定の脳セクターに偏っているとはいえるのだろうか？　私の答は、圧倒的にイエスだ。私たちがアクセスできる意識コンテンツは、もっぱら早期皮質領域におけるイメージ空間と上部脳幹、つまり脳の複合「上演空間」で組み立てられると私は考えている。だがその空間で起きることは、継続中の知覚と過去の記憶の関数として絶えずイメージを自発的にまとめる、性向空間とのやりとりによって絶え間なくエンジニアリングされている。どの時点でも、意識ある脳は全体として機能しているが、そのやり方には解剖学的な差別化が存在している。
2　人間意識について言及すると、すぐに高度に発達した大脳皮質のイメージがわき起こってくる。でも私は人間意識を慎ましい脳幹と関連づけるのに大量のページを費やしてきた。私は得られた叡智を無視して、脳幹こそを意識プロセスの主要パートナーに指名するつもりなのか？　必ずしもそうではない。人間意識は大脳皮質と脳幹の両方を必要とする。大脳皮質だけではできないのだ。
3　ニューロン回路についての理解は増しつつある。心的状態は、ニューロン発火率や振動活動を通じたニューロン回路の同期と関連づけられてきた。また他の生物種に比べてヒトの脳は脳領域の数も多くその機能も専門特化が進んでいる。これは特に大脳皮質にあてはまる。ヒトの大脳皮質は（類人猿、クジラ、ゾウと共に）フォン・エコノモニューロンなる異様に巨大なニューロンを含んでいることもわかっている。また霊長類では一部の前頭前皮質ニューロンが、他の皮質領域や他の生物種に比べて樹状突起の分岐がきわめて多いことも知られている。こうした新しく発見された特徴だけで人間の意識を十分に説明できるのだろうか？　答はノーだ。こうした特徴は人間の心の豊かさを説明する役にはたつし、各種の自己プロセスの結果として心が意識を持つときにアクセスできる広大なパノラマの説明にも役立つ。だがそれ自体では自己や主観性が生まれる仕組みは説明できない。もちろんこうした機能の一部は自己メカニズムに参加してはいるのだが。
4　意識の説明で感情はしばしば無視される。感情なしの意識はあり得るのだろうか？　あり得ない。内省的には、人間体験は常に感情を伴っている。もちろん、内省がよいことかどうかは議論の余地があるが、この問題に関して説明すべきことは何かといえば、なぜ意識状態は今のような見え方をするのか（その見え方が誤解を招くものでも）、ということなのだ。

5　感情状態はもっぱら脳幹神経系により、その特定の設計と身体に対する位置の結果として生じるのだというのが私の仮説だ。懐疑論者は、これではなぜ感情がいまのように感じられるのか、そもそもなぜ何かのように感じられるのか、という問題に答えていないと結論づけるかもしれない。この点について、私は同意する部分としない部分がある。確かに感情の作られ方について包括的な説明は提供していないが、具体的な仮説や、検証し得る側面は提示しているのだ。

本書で述べたアイデアや、この分野で活動する同僚数名が提起しているアイデアは、脳と意識を取り巻く謎を解決したとはいえない。だが現在の作業はいくつか研究可能な仮説を含んでいる。それが公約を果たせるかどうかは、様子を見るしかない。

意識の神経学

意識の神経学は、覚醒状態、心、自己という主要な三角関係を生み出すのに関わる脳構造を中心にまとめられるものだと私は考えている。三つの主要な解剖学的分類――脳幹、視床、大脳皮質――が主に関与しているが、それぞれの解剖学的な分類と、三角関係の個別コンポーネントとに直接の関係はないという点は注意しなくてはならない。三つの分類はすべて、覚醒状態、心、自己の一部の側面に貢献しているのだ。

脳幹

脳幹核類は、それぞれの分類で必要なマルチタスクのよい見本となる。確かに、脳幹核類は視床下部と協力して覚醒状態に貢献するが、原自己の構築と原初的感情の生成も担当している。結果として、中核自己のかなりの側面は脳幹で実装され、意識ある心がいったん確立したら、脳幹は注意の統括を支援する。こうした作業のすべてで、脳幹は視床と大脳皮質と協力する。

脳幹が意識ある心に貢献するやり方をもっとよく理解するには、こうした操作に関連するコンポーネントをもっと細かく見る必要がある。脳幹神経解剖学の分析で、いくつかの核種のセクターが明らかとなる。脳幹の垂直軸に沿って底にあるセクター、主に延髄にある部分は、基本的な内臓調整、特に呼吸と心肺機能に関わるものと関連している。この核種が大幅に破壊されると死ぬ。そのレベルの上の、脳橋や中脳にある核種に損傷が出ると、死ぬのではなく、昏睡状態や植物状態が生じる。このセクターは大ざっぱにいって、脳橋の中間レベルから中脳のてっぺんにまで続く部分だ。脳幹の前よりは後ろの部分を占め、脳幹の前半分と後ろ半分を分ける垂直線の背後にある。脳幹にはあと二つ構造がある。被蓋と視床下部だ。被蓋は第3章で述べた、上丘と下丘で構成される。構造的には、脳幹のてっぺんと後ろの屋根のようなものを提供している。知覚に関わる動きにおける役割に加え、上丘下丘はイメージの協調と統合にも役割を果たす。視床下部は脳幹のすぐ上にあるが、生命調整に深く関わっているし、脳幹核種との密接な相互作用から見て、脳幹の仲間に入れてしまっていいだろう。視床下部の役割については、第8章で覚醒状態を扱ったときに説明した（図8．3を参照していただきたい）。

　脳幹の一部は意識にとって不可欠だが他の部分はそうでないという発想は、傑出した神経学者二人、フレッド・プラムとジェローム・ポズナーによる古典的な観察からきたものだ。この二人は、脳橋中央部レベルより上の損傷だけが昏睡状態や植物状態と関連していると考えた。[1] 私は、こうしたレベル設定の理由を提案することで、このアイデアを具体的な仮説に変えた。神経系の中でもっと高次の脳領域の観点から脳幹を考えると、全身情報の収集が完全となるのは脳橋中央部水準より上の部分だけなのだ。それより下の脳幹や脊髄では、神経系は身体について部分的な情報しか得られない。なぜかというと、脳橋中央部の水準は、三叉神経が脳幹に入り、身体のてっぺん部分——顔とその背後にあるものすべて、頭皮、頭蓋、脳膜——についての情報を運んでくるレベルだからだ。このレベルから上にならないと、脳は全身について総合的なマップを作るのに必要な情報が揃わず、そうしたマップの中に、内面についてあまり変わらない側面の表象を生み出して原自己定義を支援することもできない。その下のレベルだと、脳は全身の一瞬ごとの表象を作れるだけの信号をまだ集めきっていないのだ。

　この仮説は、ジョセフ・パルヴィツィと私が昏睡状態の患者に対し、磁気共鳴を使って脳の損傷箇所をつきとめようとした研究で検証された。そこでわかったのは、昏睡状態は三叉神経レベルでの入り口より上の損傷だけと関連しているということだ。この研究は、プラムとポズナーの洞察を完全に支持している。彼らは、脳イメージングが存在する前に、死後の素材を分析してその洞察に到達していたのだ[2]。

意識研究の初期には、この領域への損傷と昏睡／植物状態との関連から、ここの損傷による機能不全により覚醒状態が阻害されるということだと考えられた。大脳皮質はもうエネルギーをもらって活性化できないのだと思われたのだ。覚醒コンポーネントを失うと、心はもはや意識を持てない。局所的にインタラクティブで、ユニットとして上方の視床や大脳皮質に投射するニューロンが発見されたことで、この単純な考えはなおさらもっともらしく思えた。この投射に与えられた名前——上行性網様体賦活系（ascending reticular activating system, ARAS）——も、この発想をうまく捉えている[3]（同じく図8.3を参照していただきたい。この図でＡＲＡＳは凡例で「他の脳幹核群」に含まれている）。

こうした系の存在は文句なしに裏付けられているし、その投射は視床の髄板内核群を狙っており、それがさらにＰＭＣを含む大脳皮質に投射されるのもわかっている。だが話はそれだけでは終わらない。楔状核や吻側橋網様核（これらはＡＲＡＳの起点だ）などの古典的核群と並行して、内的な身体状態の管理に関わるものを含む他の核群の豊かな集合がある：青斑核《せいはんかく》、腹側被蓋核中脳、縫線核（それぞれノルアドレナリン、ドーパミン、セロトニンを大脳皮質や基底前脳の特定セクターで放出する）などだ。こうした核群からの投射は視床をバイパスする。

身体状態管理に関連した核群の中で、３章から５章にかけて重要性を説明した孤束核（ＮＴＳ）と傍小脳脚核（ＰＢＮ）が、最初の身体感情、つまり原初的感情の創造と関連していると考える。上部脳幹は中脳水道周囲灰白質（ＰＡＧ）も含むが、ここの活動は生命調整の一部であり不可欠な行動と化学的な反応を生み出すもので、その役割の一部として、情動を実行する。ＰＡＧ核群はＰＢＮとＮＴＳに深く絡み合っており、上丘の深層部とも関連している。上丘は中核自己の構築にあたり協調役を果たしている見込みが高い。この複雑な解剖学から見て、古典的な核群とその上の活性化システムが覚醒と眠りの周期に関連しているのはまちがいないが、残りの脳幹核群は意識と関連する同じくらい重要な機能、つまり生物学的価値の基準を宿す機能に参加していることになる。それはつまり、原自己を構築する基盤となり、原初的感情状態が生み出される生命体の内部の表象だ。そして中核自己の構築に決定的となる第一段階も関連しており、これは関心の統括にも影響する。[4]

つまるところ、この機能的な役割の多さを考えてみれば、生命管理への共通の関与ぶりがうかがえる。だがこうした核群の働きが内臓や代謝、覚醒状態の調整に限られていると考えては、これらがもたらす結果を正当に評価したことにはならない。こうした核群は、はるかに広い形で生命を管理するのだ。ここは生物学的な価値の神経的な住《す》み処《か》となる。そして生物学的価値は脳の構造と働きの面で、脳全体に大きな影響を与えるのだ。心を造るプロセスが、原初的感情という形で始まるのはこの場所である可能性が非常に高いし、意識ある心を実現するプロセスである自己がここで始まるのも明らかだ。上丘の深層による協調活動ですらここでの活動に加わって手を貸している。

視床

意識はしばしば、脳内の多数の領域にまたがった、大量の信号のすさまじい統合の結果だと言われる。この説明だと、視床の役割が最も大きくなる。まちがいなく視床は心の背景となる雰囲気づくりや、最終結果としての意識ある心と呼ばれるものに大きく貢献する。だがその役割をもっと詳しく説明できないだろうか？

脳幹と同じく、視床は意識ある心の三角関係のあらゆるコンポーネントに貢献している。視床核群の一部は、覚醒状態に不可欠で、脳幹を大脳皮質につなぐ。別の一部は皮質のマップを組み立てるための入力を引き込む。残りは複雑な心や、自己を持つ心の構築には欠かせないような統合作業を支援する。

私は昔から視床に入り込むのを避けてきたし、今はなおさら慎重になっている。実に多様な視床核群についての私のわずかな知識は、その構造に関する実に数少ない専門家たちから拝借したものだ[5]。それでも、視床が果たす役割の一部は疑問の余地はないものだし、ここで紹介できる。視床は、身体から集められて大脳皮質に向かう情報の中継所となっている。これは身体と世界についての信号すべて、痛みから温度から触覚、聴覚、視覚までを運ぶチャンネルすべてを含む。大脳皮質に向かう信号すべては視床中継核群に立ち寄って、大脳皮質の各「都市」にある目的地に向かう線路に乗り換える。視床集積所を逃れるのは匂いだけで、これだけが視床以外のチャンネルを通って大脳皮質に、言わば漂っていく。

視床はまた、大脳皮質全体を目覚めさせたり、眠らせたりする信号も扱う――これは前出の網状構造からのニューロン投射により実現される。この信号は髄板内核で乗り換えをするが、その目的地として大きなものがＰＭＣとなる。

だがこれに負けないくらい重要な——そして意識に関する限りずっと関わりが深い——点として、視床は皮質活動の協調役として機能するのだ。この機能は、大脳皮質に信号を送るいくつかの視床核群が、逆に大脳皮質からも信号を受けて、その一瞬ごとの再帰ループが形成されることで実現される。こうした視床核群は大脳皮質の遠近各種の部分を相互接続する。この接続の狙いは一次感覚情報を配信することではなく、むしろ情報を相互に関連させることだ。

この視床と大脳皮質の密接な相互作用の中で、視床は空間的に分散した神経部位の同時または順次活性化を支援している見込みが高い。これにより、そうした部位が一貫したパターンとしてまとまるのだ。こうした活性化は思考の流れにおけるイメージの流れをもたらす。そのイメージが中核自己パルスを生み出せたとき、意識となるのだ。この協調役は、おそらく連合視床核群とCD領域とのやりとりに依存している可能性が高い。そのCD領域もまた、それ自体が大脳皮質活動の協調に参加している。つまり視床は、重要な情報を大脳皮質に中継すると共に、皮質の情報を大幅に相互関連づける。大脳皮質は、視床なしでは活動できない。両者は共進化し、発達初期から不可分に結びついているのだ。

大脳皮質

最後に、神経進化の現在の頂点であるヒトの大脳皮質に眼を向けよう。視床と脳幹との相互作用で、皮質は人の眼を覚まし、注目すべきものを選ぶ支援をする。脳幹と視床との相互作用で、皮質は心となるマップを構築する。脳幹と視床との相互作用で、皮質は中核自己を構築する。最後に、その広大な記憶バンクに蓄積された記録を使って、大脳皮質は人々の伝記を構築し、そこに自分が暮らした物理的、社会的環境に関する体験をたっぷり盛り込む。皮質はアイデンティティを与えてくれて、意識ある心というすばらしい前進するスペクタクルの中心にわれわれを置いてくれるのだ。(6)

意識というショーをまとめるのは実に大規模な協調作業なので、その参加者のどれか一つを特出しするのは非現実的だ。人間の意識を大きく定義づける、自己の自伝的な側面を生み出すためには、皮質の神経解剖学と神経生理学を支配する収斂分散領域のすさまじい成長を指摘しなければならない。自伝は、脳幹による原自己への重要な貢献なしには生じなかったし、脳幹による身体そのものとの協力も欠かせないし、脳全体が視床により再帰的に統合されるのも必須だった。

でもこうした主要プレーヤーのアンサンブル作業は認めつつも、貢献する各種パーツの個別性を犠牲にして、機能的に不明確な脳全体の神経動作を重視するような発想には抵抗したいものだ。意識ある心が総合的な性質を持つことは脳という基盤から見れば否定しがたい。だが神経解剖学主導の研究のおかげで、脳の各コンポーネントがプロセス全体にどう貢献するかつきとめられそうなのだ。

意識ある心の背後の解剖学的な制約

いま概説した三つの主要な区分とその空間的な配置は、進化的な視点がなければ説明できない、解剖学的な不均衡と機能的な連合を物語っている。脳解剖学者ならずとも、ヒトの大脳皮質と脳幹との大きさの奇妙なミスマッチぶりに気がつくだろう。

つまり身体の大きさについて補正すると、ヒトの脳幹の基本設計は爬虫類時代にまで遡る。だがヒトの大脳皮質となると話がちがう。哺乳類の大脳皮質はすさまじく拡大している。それも単に大きさだけでなく、アーキテクチャの設計面でも拡大しており、これは特に霊長類で著しい。

生命調整役としての活躍のおかげで、脳幹は昔から身体を表象してその生命をコントロールするための情報を受信してローカルで処理する役目を果たしてきた。そしてこの古い重要な役割を果たしつつ、大脳皮質が最低限しかない、あるいはまったく存在しない生物種においては、脳幹は原自己や中核自己機構といった、初歩的な心的プロセスや意識に必要な仕組みさえ発達させた。脳幹は今日のヒトでもこうした同じ機能を果たしている。一方で、大脳皮質が複雑化したおかげで、イメージづくり、記憶容量の拡大、想像力、推論、果ては言語も可能になった。これでもっと大きな問題が生じる。大脳皮質の解剖学的、機能的な拡大があっても、脳幹の機能は皮質構造で複製されることはなかった。この経済的な役割分担の結果として、脳幹と皮質の運命的かつ完全な相互依存が生じた。両者は協力せざるを得ないのだ。

脳の進化は、大規模な解剖機能的ボトルネックに直面したわけだが、自然選択が期待通りそれを解決した。脳幹が相変わらず、生命調整と神経系全体のための意識基盤を全面的に確保するよう求められていたので、脳幹が大脳皮質に影響を与え、同じくらい重要なこととして、大脳皮質の活動が脳幹に確実に影響するような仕組みを見つけねばならなかった。それが最も重要になるのはもちろん中核自己の構築の場合だ。ほとんどの外部の物体は大脳皮質内のイメージとしてしか存在せず、脳幹では完全にイメージ化できないことを考えると、これはなおさら重要となる。

ここで視床が、調整役として救いの手をさしのべる。視床は脳幹から皮質マントルの広範な範囲に信号を拡散させる。それを受けて、大規模に拡大した大脳皮質は、直接的に、あるいは扁桃核や大脳基底核などの皮質下の核群からの支援を受けつつ、小規模な脳幹へ信号を送る。結局のところ、視床は実に奇妙なカップルの仲人役というのがいちばん適切な表現かもしれない。

脳幹 - 皮質のミスマッチは、知覚能力全般や、特に意識の発達に制約をもたらした可能性はある。おもしろいことに、デジタル革命などのもとで知覚に圧力が加わるにつれ、ヒトの心の発達はこのミスマッチに大きく左右されるかもしれない。私の図式では、意識の根本的な側面を供給するのは相変わらず脳幹となる。というのもそれは、原初的な感情の第一にして不可欠な供給者だからだ。知覚への要求が増大したことで、皮質と脳幹とのやりとりはちょっと荒っぽく険悪になってはきた。あるいはもっと穏やかな言い方をすれば、感情の源泉へのアクセスがむずかしくなってきた。この先も、まだ不具合は起こるかもしれない。

意識を造るプロセスでの三つの役割分担について、どれかをひいきにするのは馬鹿げていると述べた。だが、機能的に先立つのは脳幹だし、パズルの中でまったく手放せない部分だし、そしてまさにそのせいで、さらにはその小ささと密集した解剖学的構造のせいで、この大きな三つの役割分担の中で最も病理に弱いところとなっている。これだけは言っておく必要がある。というのも意識の戦争の中では大脳皮質が上手《うわて》になることが多いからだ。

大規模な解剖学的役割分担からニューロンの働きまで

ここまで私は、裸眼で見えるコンポーネントの観点から意識ある心の発生を説明しようとしてきた。これは脳幹や視床の小さな核群も含む。だが裸眼で見えないのは、そうしたコンポーネントを構築するネットワークや系を形作る何百万ものニューロンや、自己を持つ心を作り上げるという全体的な活動に貢献する、そうしたニューロンの無数の小さな群れだ。大きな解剖学的部分のアンサンブル作業は、ますます小規模なコンポーネントのアンサンブル作業に基づいており、それがどんどん下がってニューロンの小回路にまで到る。この下降する解剖学的なトレンドでは、大脳皮質の部位はますます小さくなり、それを他の脳部位とつなぐ配線もますます小さくなる。ある形で配線された核群はますます小さくなり、他の皮質部位との接続も小さくなる。それが進んで、最下層には小さなニューロン回路がある。この微視的な構築ブロックが造る瞬間的な活動の空間パターンが、心を造るのだ。意識ある心は、脳の幾重もの階層的なコンポーネント構造で構築されているのだ。

シナプスでつながったニューロンが、微視的な回路の中で発火すると、心を造るための基本的な現象が引き起こされると一般に考えられている。この基本的な現象はお手軽に、知覚の「原現象」と呼ばれている。また、そうした現象を大量に集めてスケールアップすると、イメージと呼ばれるマップが構築され、そのスケールアッププロセスの一部は、第3章で示唆したように別々の原現象を同期させることで生じるのだとされる。

さて、原認知と共時態というミクロ事象を組み合わせて、それをこれまで論じてきた三つの神経解剖学的な区分の中の、重層階層分散構造の中にスケールアップさせるだけで十分だろうか？　この説明だと、ニューロンのミクロ事象による原認知は意識ある心へとスケールアップされるが、感情は無視されている。ニューロンのミクロ事象で構築され、原認知と並行してスケールアップされるような「原感情」はあるのだろうか？

これまでの章で提起してきた考え方の中で、感情は意識ある心にとって必須の根本的なパートナーとして提示されていたが、そのミクロ起源については何一つ述べてこなかった。さっき提案したように、自発的な感情は原自己から得るもので、その感情はハイブリッド的に、まずは心の初のきらめきと、主観性の初のきらめきを生み出す。後に、知っているという感情を使って自己を非自己から分離し、適切な中核自己を生み出す助けとした。やがて、複数のこうした感情コンポーネントから自伝的な自己が構築される。感情は知覚というコインの裏面として提示されたが、その発生は系のレベルに置かれている。私は脳幹と身体の独特な、共鳴ループを造る緊密な関係と、上部脳幹における身体信号の徹底した再帰的な組み合わせを、質的に独特な身体感情の源として挙げた。感情の出現を説明するにはこれで十分かもしれない。だが、追加の特徴についても当然疑問に思うだろう。イメージの起源を、おおむねミクロ水準に置き、小さなニューロン回路が原認知の断片を生み出していると考えるなら、感情と呼ばれる特別なイメージ群も同様に、こうした同じ小さな回路の中かそれに近いところから始まるのだと考えられないか？　次の節で、感情がそういう慎ましい起源を持つかもしれないと提案する。すると原自己は重層階層構造の中でもっと大きな回路へとスケールアップされ、この場合には上部脳幹被蓋に拡大して、そこで追加の処理が行われて原初的感情が生まれる。

自分の知覚を感じるとき

脳や心、意識について興味を持つ人ならだれでもクオリアについては耳にしているし、神経科学がこの問題について何ができるかについての見解を持っている。真面目に扱って何とか対応しようとするか、それがとらえどころのないものだと考えて棚上げするか、まったく相手にしないかだ。読者にはおわかりだろうが、私はこの問題を真面目に扱う。だがまず、クオリアという概念が不明確な面もあるので、ここで何が問題になっているかを明らかにしよう。[7]

この先の文章で、クオリアは二つの問題の複合体として扱われる。一つのものでは、クオリアはあらゆる主観的体験に必須の一部となる感情を指す――ある程度の喜びかその欠如、ある程度の苦痛や不快感、充足感、またはその欠如だ。私はこれをクオリアⅠ問題と呼ぶ。もう一つの問題はさらに深い。主観的な体験に感情が伴うとして、そもそも感情状態はどのようにして生まれるのだろうか？　これはチェロの音、ワインの味、海の青といった各種体験がなぜある特定の感覚的な性質を心の中で獲得するのかという問題を超えるものだ。これはもっと直截な質問にも対応している。つまり、なぜ知覚マップの構築（これは物理的で神経科学的な出来事だ）によって、何か実感できたりするのだろうか？　そもそも何も感じられる必要などないではないか？　これがクオリアⅡ問題だ。

クオリアⅠ

種類も中身もいかなる意識的イメージであれ、確実に各種の情動とそれに伴う感情の大群を伴う。朝の装いをまとった太平洋が、柔らかな灰色の空に守られているのを見ているとき、私は単に見ているだけではなく、この壮大な美しさに心動かされ、大量の生理学的な変化を感じており、それが表しているものを問われたら、静かな充足感だと答える。これは別に私が考えた結果として生じたものではないし、そうした感情を自分で開始できないのと同じく、それを防ぐ力もない。それはやってきて、とどまり、多少変調されつつも残る。その意識された対象が視野にとどまり、それについての回想がある種の残響を維持する限りそれは続く。

私は、クオリアIが音楽のようなものだと考えたい。継続中の心的プロセスの他の部分に伴うスコアだ。でもそのスコアも心的プロセスの内部にあることも指摘したい。意識の中にある主要な対象が海ではなく本物の音楽なら、心の中では二つの音楽トラックが流れていることになる。一つはいま流れているバッハの曲で、もう一つは実際の音楽に対して情動と感情の言語で反応することによる音楽的なトラックだ。この後者こそは、音楽演奏についてのクオリアIだ——音楽についての音楽と呼ぼうか。ポリフォニック音楽は、心の中でこうした並行する「音楽」ラインが重なるという直感によりインスパイアされたのかもしれない。

ごく一部の現実世界の状況だと、この義務的なクオリアIの付随は限られているか、まったく生じないことさえある。最もわかりやすいのは、情動的な反応を阻止できる薬の影響がある場合だ——バリウムのような精神安定剤や、プロザックのような抗うつ剤を考えればいい。あるいはプロプラノロールなどのベータ遮断薬でもいい。これらすべては、十分に投与すれば、情動的に反応する能力を弱め、結果として情動的な感情を体験しにくくなる。

情動的な感情はまた、よくある病理状態であるうつ病でも生じなくなる。この状態では、肯定的な感情の側面が欠如するので悪名高く、悲しみのようなマイナスの感情まで大幅に落ち込むので、結果は感情的に鈍った状態となる。

脳はどのようにして不可欠なクオリアIの効果を作り出すのだろうか？　第5章で見たように、お望みのどんな対象でもマッピングできる知覚装置と並行して、さらにはそうしたマップを表示する部位とも並行して、脳はそうしたマップからの信号に対して情動を生み出すことで反応する各種の構造を備えており、そこからそれに伴う感情が生じる。こうした敏感な部位の例としては、これまでに登場した次のような構造がある。有名な扁桃核、それに負けないほど有名な前頭皮質腹内側部、前脳基底核や脳幹にあるいろいろな核群などだ。

情動が引き起こされる方法は、すでに見た通り実におもしろいものだ。イメージを造る部位は、情動を引き起こすどの部位にも信号を、すぐに送ってもいいし処理を加えてから送ることもできる。もし信号の構成が、特定部位が反応するよう配線されているような構成と一致するなら――つまりもしそれが情動的な力を持つ刺激として認められれば――結果はいくつかの事象が雪崩のように起こり、それが脳のあちこちで生じて、最終的には身体そのものでも変化が生じ、その結果が情動だ。情動を知覚的に読み出したものが感情となる。

この瞬間の複合体験の裏にある秘密は、脳が同じコンテンツ（たとえば私が思い描いた太平洋のイメージ）に対して別の部位で並行して反応できるということだ。ある脳の部位からは充足感をもたらす受動プロセスが得られるかもしれない。別の脳部位からは、今日の天気についていくつか思い当たるかもしれない（空はいつものマリンレイヤーを十分に持っていない。綿のようなふわふわした感じで、雲が不均質だ）し、海について思うところがあるかもしれない（こちらがひるむような壮大さを見せることもあるし、招くような開放性を見せることもある。これは光にも風にもよるし、もちろん、こちらの気分にもよる）。

通常の意識状態は、通常は知るべき対象をいくつも含んでいる。たった一つということは滅多にない。そして、それらはおおむね統合された形で扱われるが、あらゆる対象に同じだけの意識空間と時間を配分するなどという民主的な形でそれが行われることはほとんどあり得ない。イメージがちがえば割り当てられる価値もちがうので、不均質なイメージ拡大が起こる。すると、その不均質なイメージ拡大は自発的な編集の一種とも言うべきイメージの「序列化」をもたらす。イメージごとにちがう価値をつけるプロセスは、意識フィールドの裏でそれが引き起こす情動とそこからくる感情に依存する――つまり微妙ながら決して排除はできないクオリアI反応だ。だから、クオリア問題は伝統的に意識問題の一部として扱われてきたとはいえ、私はそれを心の項目に分類すべきだと考えているのだ。クオリアIの反応は、心の中で処理される対象に関わるもので、心に別の要素を追加するものだ。私はクオリアI問題が謎だとは思わない。

クオリアII

クオリアⅡ問題は、もっと頭の痛い問題を核としている。なぜ神経的で物理的な出来事である知覚マップが、実感できるのだろうか？　これについて多層的な答を出すためには、まず心と自己の基礎を同時に構成する感情状態、つまり生命体の内部状態を記述する原初的感情に注目するところから始めよう。ここから始めねばならない理由は、クオリアⅠ問題への答として提案したもののせいだ。生命体の状態に関わる感情があらゆる知覚マップに必ず伴うなら、まずそうした感情そのものの起源を説明せねばならないのだ。

説明の第一歩は、いくつか重要な事実を考慮する。感情状態はまず、自分たち同士でも高密に相互接続されていて、生命体内部から送信されるきわめて複雑で統合された信号を受信する、脳幹のごく少数の核群による活動から生じる。身体信号を使って生命を調整する過程で、核群の活動はこうした身体信号を変換させる。この変換をさらに拡大するのは、信号がループ回路になっていて、身体は中枢神経系に連絡し、その中枢神経系は身体のメッセージに反応するのだ。この信号は、それを発する生命体の状態とは切り離せない。このアンサンブルは、ダイナミックで融合したユニットを形成する。このユニットが身体状態と知覚状態との機能的な融合を引き起こし、そのため両者をわける境界線はもはや引けなくなるというのが私の仮説だ。身体の内部に関する信号を脳に伝えるニューロンは、内部構造と実に緊密な関係を持つので、伝えられる信号は単に肉体の状態を示すものにとどまらず、文字通り肉体の延長となるのだ。ニューロンはあまりに完璧に生命を真似るので、生命と一体化する。要するに、脳幹核群の複雑な相互接続にこそ、なぜ感情——この場合は原初的感情——が実感できるのかという説明の第一歩が見いだせるのだ。

だが、前節で示唆した通り、ニューロンの小回路のレベルまで深掘りしてみてもいいかもしれない。ニューロンは他の生きた細胞の変形版であり、機能的にはまったくちがうが構造的には似ているという事実がこの発想に足がかりを与えてくれる。ニューロンは身体から信号を受け取るマイクロチップではない。内知覚を担当する感覚ニューロンは、他の身体細胞からの信号受信に特化した身体細胞だ。さらに、「感情」機能の先鞭となるものの存在を示唆するものが、細胞の生命には存在している。単細胞生物は、自分を脅かす侵害に対しては「敏感」だ。アメーバをつつくと、縮んで逃げようとする。こうした行動を観察したら、それを迷わず「態度」と呼べる。もちろん、細胞は自分が何をしているかについて、われわれが脅威を逃れるときにやるような形で自覚はしていないことはみんな十分に承知している。だが、この行動の別の面はどうだろう。つまり、細胞の内部状態は？　細胞に脳はないし、ましてつつかれたことを「感じる」心はないが、それでも内部で何かが変わったから反応を示す。この状況をニューロンに置き換えると、回路がますます大きくなって、変調と増幅により原感情を生み出せる物理状態が考えられる。これは同じレベルで生じる原認知に対応するものだ。

ニューロンは確かにこうした反応を示す能力を持っている。たとえば、ニューロンに内在する「敏感さ」や「刺激感受性」を見よう。ロドルフォ・リナスはこのヒントを使って、感情はニューロンの専門特化した感覚機能から生じるものだが、回路の一部となっている大量のニューロンにあわせてそれがスケールアップされているのだと提案している。(8)　私もそのように論じている。２章で自己プロセスの説明において、「集合的な生きる意志」の構築が無数の単細胞が協調的に生命体としてまとまって生じる態度なのだと論じたのと似ている。こうした発想は、細胞の貢献をまとめあげるという発想を利用している。大量の筋肉細胞が力を文字通りあわせ、同時に収縮して、大きな単一の集中的な力を作り出すのと同じだ。

この発想には実に魅力的なニュアンスが伴う。他の身体細胞と比べてニューロンが専門特化しているのは、相当部分はそれが筋肉細胞と同様に、興奮しやすいという事実からきている。興奮性は電荷をもったイオンが軸索の長さだけある領域から別の領域に移動できるという、細胞膜の局所的透過性からくる性質だ。N・D・クックは、細胞膜が一時的にせよ繰り返し開くというのは、ニューロンの内部を保護するほとんど秘教的なまでの封印を破るものであり、こうした感受性は原感情の瞬間を作り出すよい候補となっているのではないかと論じている[9]。

私は、これが感情の生じ方だと認めているわけではまったくないが、この線で検討を進める価値はあると思っている。最後にこうした発想を、意識の起源が量子効果のおかげでニューロンの水準で発生するのだという有名な発想と混同してはならないことは記しておく[10]。

身体の知覚マップがなぜ実感できたりするのかという答のもう一つの層は、進化論的な議論を必要とする。もし身体の知覚マップが、生命体を苦痛回避に向かわせ快楽探究に向かわせるのに役立つなら、それは何らかの感じを持つだけではダメで、本当にそれが実感できなければならない。苦痛と快楽の神経構造は、進化のかなり初期に生まれたはずだし、進化の過程で重要な役割を果たしたはずだ。それはおそらく、私が強調した身体と脳の融合に基づくものだろう。特に、神経系の出現前には、脳のない生命体でもすでに十分発達した身体状態を持っており、それが必然的にわれわれの体験する苦痛や快楽に対応していたはずだ。神経系ができたことで、そうした状態を詳細な神経信号として描く方法が生まれ、同時にそれが神経的な面と身体的な面を緊密に融合させることとなった。

これに関連した答の一面は、快楽状態と苦痛状態との機能的な分裂を強調するものとなる。快楽状態は最適でなめらかな生命管理操作と関連しているし、苦痛は阻害された問題のある生命管理操作と関連している。こうした両極端は、身体自体（代謝、筋肉の収縮）と脳（新しく組み立てた知覚マップや想起された知覚マップの処理を変調できる）に影響する特殊な化学分子の放出と関連している。理由はいろいろあれ、快楽と苦痛がちがって感じられるのは、それがまったくちがう身体状態をマッピングしているからだ。ちょうど、ある赤が別の青とちがっているのは波長がちがうからで、ソプラノの声がバリトンの声とちがうのは音の周波数が高いから、というのと同じだ。

しばしば見すごされることだが、身体の内部からの情報は、血流に含まれる無数の化学分子により脳に直接伝えられ、血液‐脳障壁がない脳の一部を浸すことで脳に伝えられる。そうした脳の部分は、脳幹の嘔吐中枢と、脳室周囲器官と集合的に呼ばれている各種領域だ。潜在的な活性化分子を「無数」と呼ぶのは誇張ではない。というのも基本的なリストだけで何十もの例が含まれるのだ（通常の神経伝達物質／神経調整物質の容疑者たち――まちがいなく出てくるノルアドレナリン、ドーパミン、セロトニン、アセチルコリン――やステロイド、インシュリン、アヘン類など各種ホルモン）。血液がこうした受容領域を浸すと、こうした分子は直接ニューロンを活性化させる。だから、嘔吐中枢に作用する有毒分子は、嘔吐といった実用的な反応を引き起こせるわけだ。だがこうした領域で起こる信号は、他にどんなことを引き起こせるだろうか？　ありそうな推測としては、それが感情を引き起こしたりそれを変調したりするというものだ。こうした部位からの投射は孤束核にきわめて集中しているが、脳幹や視床下部や視床、大脳皮質などの他の核群にも広く到達するのだ。

感情の問題が片付けば、クオリアⅡの問題の残りはもっと手を付けやすそうだ。たとえば視覚マップを考えよう。視覚マップは視覚的な特性、つまり形、色、運動、深度などの素描となる。こうしたマップを相互接続する――つまりその信号を交配させ豊かにすると言おうか――のは、ブレンドされた多次元視覚光景を生み出す絶好のやり方だ。このブレンドを使い、そこに視覚ポータルからの情報を加え――それにより眼のまわりの肉がプロセスに関与するようになり――さらに感情のコンポーネントも加えると、見られているものの適切に「クオリア化」された完全な体験が期待できると言えそうだ。

知覚の性質が本当に独特なものになるためには、この複雑性にどんなものを加えればいいだろうか？　一つは、情報を集める感覚ポータルと関連したものでなければならない。感覚ポータルでの変化は、以前に見たように視点の構築に役割を果たすが、知覚的な質の構築にも貢献するのだ。どうやって？　ヨーヨー・マの演奏の独特な音は知っているし、音マップが脳内のどこで造られるかも知っているが、でも音は耳の中で、耳によって聞こえる。どう考えても、音が耳に感じられるのは、感覚プローブ――蝸牛を含む聴覚信号連鎖全体――からくる信号と、それと同時に起こる感覚各器官周辺の装置からくる同時発生的な信号の両方を、脳が忠実にマッピングするからだろう。聴覚の場合、これは耳を覆う上皮（皮膚）や外耳道、鼓膜や機械的な振動を蝸牛に伝える小骨の組み合わせなどが含まれる。ここにさらに、自動的に身体を音源のほうに向けて調整しようとする自動的な行動の結果として絶えず生じている、大小様々な頭や首の動きを加えねばならない。これは視覚の場合なら、まわりを見ているときに生じる目玉や周辺の眼筋や皮膚に生じる変化に相当するもので、どちらも知覚に質的な感じを加えるのだ。

匂いや味や触覚の感じも、同じような仕組みで生じる。たとえば、鼻粘膜は嗅覚神経の末端を含み、発臭物の化学分子が確認されるとこれはかなり直接的に反応する――人はそうやって香りをマッピングし、ジャスミンやシャネル19番を自己との遭遇へと配信するのだ。だが匂いがのぼってくるのを感じる場所は、鼻粘膜の他の神経末端から生じるものだ。それは寿司にわさびを付けすぎたときに活性化してくしゃみを引き起こす神経だ。

最後に脳から身体の周縁部に向けた逆の投射も行われることは指摘しよう。これは、専門特化した感覚装置を持つ周縁部も含む。これは聴覚などといった感覚プロセスにとって、脳幹‐身体ループが感情について実現することの穏健版を十分に実現できる。脳と、身体の末端器官周辺の感覚連鎖始点との溝に橋渡しをする、機能的なリンクが実現できるのだ。こうしたループは他にも残響を残すプロセスを可能にするかもしれない。脳を目指す入力カスケードは、そうした信号の起点となるまさにその「肉」を狙う出力カスケードに補われ、内部世界と外界との統合に貢献するのだ。こうした仕組みが存在することはわかっていて、その見事な例が聴覚系だ。蝸牛は脳内からフィードバック信号を受信するが、その信号は大量なので、フィードバック機構のバランスが取れていないと、蝸牛の有毛細胞は音を伝えるのではなく自分で音を発するようになる。感覚装置の回路についてはもっと調べる必要がある。[11]

私は、問題の相当部分について、これまでの説明を信じている。というのもその説明が、心の中の三種類のマップをまとめあげるのに成功しているからだ。（１）適切な感覚装置によって引き起こされた、特定の感覚のマップ、たとえば視覚、音、匂いなどのマップ（２）そうした感覚装置が身体に埋め込まれている感覚ポータルの活動のマップ（３）上の二つで生み出されたマップに対する、情動‐感情反応のマップ、つまりクオリアⅠ反応。これらの知覚物は、ちがった感覚信号が脳幹や大脳皮質の心づくりマップの中でまとめあげられたときに、存在するようになるのだ。[12]

クオリアと自己

クオリアⅠとクオリアⅡはどのように自己プロセスに関連するのだろうか？　クオリアのどちらの面も、心の構築物をまとめあげるものなので、クオリアは自己プロセス、つまり心の構築に光を当てる自己の構築の一部となる。だがいささかパラドックスめいているが、クオリアⅡはまた原自己の基盤でもあり、したがって心と自己にまたがった、ハイブリッドの移行段階にある。クオリアを可能にする神経の設計は、脳に感じられた知覚、純粋な体験の感覚を提供する。このプロセスに主人公が追加されると、その体験について、その新しく作り出された所有者である自己が所有権を主張することになる。

残された疑問

脳が意識ある心をどのように作るかを理解する仕事はまだ終わっていない。意識の謎は、多少は解明されたが相変わらず謎だ。だが敗北宣言にはまだはやい。

意識の神経学に関する議論や、心脳問題の神経学に関する問題は、通常は二つの点を露骨に甘く見ている。一つは、身体そのものの詳細や組織をきちんと考慮しないことだ。身体はミクロの細かい構造や細かい仕組みがたくさんあり、形と機能のミクロ世界は脳に信号を送り、マッピングされ、その結果が様々な仕事に活用されるという事実を考慮しなければならない。こうした信号の目的として最もあり得るのは、制御だ――脳が身体システムの状態を記述する情報を受信する必要があるのは、意識的であろうとなかろうと、適切な反応を組織できるようにするためだ。情動の感情はこうした信号送出の明らかな結果だが、感情は意識ある生活や社会関係でも大きな位置を占めるようにはなった。同様に、他の身体プロセス（すでに知られているものも、これから発見されるものも）は多くのレベルで意識体験に影響していることがわかるかもしれない。いや、その公算はきわめて高い。

もう一つ見くびられているのは、脳自体だ。脳が何であり何をしているかについてしっかり理解されていると思うのは、まったくの妄想にすぎないが、それでも去年よりは今年のほうが知識は増えているし、そして一〇年前に比べれば知識量は雲泥の差だ。どうしようもなく謎めいて、ありえないほど難しく思える問題は、たぶん生物学的な説明ができるもので、問題はそれが可能かどうかではなく、いつ可能になるかということなのだ。

第Ⅳ部　意識の後しばらく

第11章　意識と共に生きる

なぜ意識が栄えたか

性向や機能は生命史の中で、生命体の成功への貢献度に応じて興亡を示す。なぜ意識が進化で栄えたかという最も直接的な説明は、それが意識を備えた生物種の生存に大きく貢献したから、というものだ。意識は来た、見た、勝った。華開いた。そして消え去りそうにない。

意識は実際には何を提供したのだろうか？　答は生命管理における各種の明確な、そしてあまり明確でない利点の詰め合わせとなる。最も単純なレベルですら、意識は環境条件への反応を最適化するのを支援する。意識ある心で処理されたイメージは、環境に関する細部を伝え、その細部はきわめて望ましい反応の精度を高めるのに使える。たとえば、脅威を無化したり、獲物の捕獲を確実にしたりするような正確な動きが可能となる。だがイメージの精度は、意識ある心の長所としてはごく一部でしかない。利点の相当部分は、意識ある心の中では環境イメージが特定の内的イメージ群により指向、性を与えられるという事実からくるのだと私はにらんでいる。内的イメージとは、その持ち主の内的器官の自己における表現だ。自己は心的プロセスに集中力を与え、他の物体や出来事との遭遇に動機を与え、脳の外の世界探究に、その生命体が直面する第一の最優先課題に対する配慮を与えるのだ。その最優先課題とは、生命制御を成功裏に行うことだ。この配慮は自己プロセスにより自然に生み出される。自己プロセスの基盤は身体的感情（原初的なものもそれを変形させたものも）にある。自発的かつ内在的に感じ取る自己は、その気分状態の誘発性と強度に応じて、あらゆる瞬間に存在する配慮とニーズの程度を直接的に伝えるのだ。

意識のプロセスがますます複雑になり、記憶、推論、言語といった機能が共進化して関わってくると、意識のさらなる利点がもたらされた。そうした利点はおもに計画と熟慮に関連するものだ。この利点はきわめて大きい。可能な未来を検討して、自動的な反応を遅らせたり止めたりもできる。この進化的に目新しい能力の一例は、満足を遅らせることだ。いま欲しいものを、将来のもっと欲しいもののために計算ずくで交換する——あるいは目先に何かよいものがあっても、将来を考えてそれが何か悪いことを引き起こすと思ったらそれを見送るという行動だ。この意識のトレンドは、基本的な恒常性をもっと細かく管理できるようにしてくれたし、最終的には社会文化的恒常性の発端ともなった（これについては本章で触れる）。

十分に複雑な脳を持つヒト以外の生物種でも、意識あるきわめて成功した行動は大量に見られる。その例はそこらじゅうにあるし、それが最も顕著なのが哺乳類だ。だがヒトでは、大きな記憶と推論と言語のおかげで、意識は現在の最高峰にまで達している。そのピークがやってきたのは、知る者としての自己の強化と、それが人間の条件の苦境と機会を明らかにできる能力からきたのだと私は考える。それを明らかにしたことには悲しい喪失、無垢の喪失があり、それがわれわれの直面する自然やドラマの欠陥を明らかにしてしまい、人間の眼の前に様々な誘惑を提示し、様々な邪悪をあらわにしてしまうことなのだと主張する人もいるだろう。確かにそうだが、それはわれわれが選択できることではない。意識は確かに、知識の成長や科学技術の発達を可能にしてくれた。これは人間の意識ある状態があらわにしてくれた、苦境や機会の管理を試みるための二つの方法となる。

自己とコントロールの問題

意識の利点に関する議論はすべて、多くの場合に行動をコントロールしているのは無意識のプロセスだと述べる大量の証拠を考慮しなくてはならない。これは確かに各種の状況でしょっちゅう起こっているので、目を向けるに値することだ。車の運転から楽器の演奏に到るまで各種技能の実行でも見られることだし、社会的なやりとりの中にも常にあるものだ。

人々の行動に無意識が参加しているという証拠は、確固たるものからあいまいなものまで、すぐに誤解されがちだ。自分に向けた意識的コントロールの大きさを過小評価するのは容易なことだ。これは、ベンジャミン・リベットを皮切りに、ダン・ウェグナーやパトリック・ハガードによるものなど、ある行動がいつ、何によって引き起こされたかという主観的な印象はまちがっていることを証明する無数の実験からもわかる。(1)こうした事実や、社会心理学からの証拠を使って、人間の責任に関する伝統的な考え方を改める必要があると論じるのも実に容易だ。もし意識的な理由づけには知られていない要因が行動を形成するのであれば、人は自分の行動に本当に責任があると言えるのか?

だがこうした発見は、まだ解釈も定まっていない。それに対するこうした反応も、こじつけがましい、正当化しにくいものだ。実際の状況は、これよりはるかに問題が少ない。まず、無意識が処理を行い、それが人の行動にコントロールを及ぼすという現実はまったく疑問視されていない。それだけでなく、こうした無意識のコントロールはありがたい現実であり、そこから人は立派な利益を得ている。この点は今から示す。第二に、無意識のプロセスは、相当部分が多様な形で意識の指示下にあるのだ。言い換えると、行動のコントロールは意識的なものと無意識的なものと二種類あるが、無意識のコントロールは部分的に意識的なコントロールで形成される。人間の子供時代や思春期が異様に長い時間を要するのは、脳の無意識プロセスを教育して、その無意識の脳空間の中に、意識的な意図や目的にしたがっておおむね忠実に活動するようなコントロールの形を作り上げるのに長い時間がかかるからだ。このゆっくりした教育は、意識的コントロールの一部を無意識の召使いに移譲するプロセスだと言える。意識的なコントロールを無意識の力(確かにそれは人間行動をむちゃくちゃにできる)に委ねるプロセスだと思うべきではないのだ。パトリシア・チャーチランドはこの立場を説得力ある形で論じている。[2]

無意識プロセスがあるからといって、意識の価値が下がりはしない。むしろ、意識の到達範囲はさらに増幅される。そして、普通に脳が機能していれば、一部の行動が健全で頑健な無意識により実行されているからといって、行動に対するその人の責任は必ずしも低下するわけではない。

結局のところ、意識プロセスと無意識プロセスとの関係は、共進化するプロセスの結果として生じた奇妙な機能的パートナーシップの新たな一例というわけだ。必然的に、意識と直接的な意識による行動コントロールは、意識のない心の後から発生したものだ。それまでは意識のない心が仕切っており、かなりよい結果も出していたが、常に成功したわけではない。もっとうまくやれる余地があった。意識が成熟したのは、まず無意識による実行部隊の一部を制圧して、それらを容赦なく小突き回し、計画通りのあらかじめ決まった行動を実施させたことによる。無意識プロセスは、行動を実行するための適切で便利な手段となり、それにより意識は、分析と計画にもっと時間を割けるようになったのだ。

家に歩いて帰るとき、どの道で帰ろうか考えるよりは何か別の問題の解決法を考えていたりするが、それでも安全にきちんと家に帰れる。このとき、われわれはそれまで数多くの意識的な実行により、学習曲線にそって身につけた無意識的な技能の恩恵を受け入れたことになる。家に歩いて帰るとき、意識がモニターする必要があったのは、その旅の全体的な目的地だけだ。意識プロセスの残りは、創造的な目的のために自由に使えた。

ほとんど同じことが、音楽家や運動選手の専門活動についてもいえる。その意識的処理は、目的の達成だけに専念している。ある時点で何らかの水準を達成し、その実施にあたっていくつかの危険を回避し、予想外の状況を検出することだ。あとは練習、練習、また練習で、それが第二の天性になればいずれ大成し、カーネギー・ホールに立てるかもしれない。

最後に、意識＝無意識の協力相互作用は、道徳的行動にも完全に当てはまる。道徳的行動は技能の集合であり、長時間にわたる反復練習セッションにより身につけるもので、それを導くのは意識的に述べられた原理や理由だが、それ以外は認知的無意識の中で「第二の天性化」されるのだ。

結論として、意識的な熟慮というのは、その場の行動をコントロールできる能力とはあまり関係なく、どんな行動を自分が取りたいか／取りたくないかを事前に計画して決めておく能力がほぼすべてだ。意識的な熟慮はおおむね、ある程度の時間にわたって下される決断のことで、その時間とは何日、ときには何週間もわたるものであり、数分や数秒単位の話であることはめったにない。一瞬の決断の話ではないのだ。常識では、即断即決というのは「思慮の浅い」「機械的」な選択だと言われる(3)。意識的な熟慮は知識についての思索だ。人生の重要な事柄について決断を下すとき、われわれは思索と知識を適用する。意識的な熟慮を使って愛や友情、教育、仕事、他人との関係を決める。道徳的行動に関する決断は、それが狭い意味の道徳だろうと広い意味の道徳だろうと、意識的な熟慮を必要とするし、ある程度の時間を要する。それだけでなく、こうした決断はオフラインの心的空間で処理されており、その空間は外部知覚を圧倒する。意識的な熟慮の中心にいる存在、将来に関する見通しを担当している自己は、しばしば外部からの知覚に気がつかないし、細かいことは気にとめない。そして、脳生理学から見てこの上の空ぶりにはとても大きな理由がある。イメージ処理を行う脳空間はこれまで見た通り、早期感覚皮質の総和なのだ。この同じ空間が、意識的な思索プロセスと直接知覚の両方で共有されている。だから、両方同時にはできない。どちらかを犠牲にせざるを得ないのだ。

意識的な熟慮は、組織化された自伝と定義されたアイデンティティに基づく頑健な自己に導かれたものであり、意識の大きな結果だ。それを考えれば、意識など役立たずな付随現象でしかなく、そんな装飾物がなくても脳は生命管理の作業をまったく同じ効率性で実施できるとか、そのほうが面倒も減るとかいう発想は嘘だとわかる。思索的で意識的な熟慮なしには、人間の住環境となった物理社会環境の中で現在のような生活を営むことはできない。だが、意識的な熟慮の産物が大量の無意識的なバイアスにより大幅に制約されているのも事実だ。その一部は生物学的に設定されたもので、一部は文化的に獲得されたものだ。だから行動の無意識的なコントロールもまた対決すべき問題なのだ。

それでも、ほとんどの重要な決断は実行のずっと以前に、意識ある心の中で下されている。そこでは事前にシミュレーションして試せるし、意識的なコントロールは無意識的なバイアスの影響を最小限にとどめられる。意志決定の実践は次第に、無意識の心的処理の支援を受けた技能として精緻化される。これは、通常は認知的無意識と呼ばれることも多い、一般知識や理由づけにおいて心の中に埋没した動作となっているのだ。意識的な決断は意識ある心の中での思索、シミュレーション、試行で始まる。こうしたプロセスは、無意識的な心の中で完了しリハーサルできて、そこから真新しく選ばれた行動が実行される。この複雑で脆い意志決定と実行における、意識的および無意識的なコンポーネントは、欲求と欲望の仕組みによって道を外れることがある。その際には最終手段となる拒否権もあまり効かないだろう。一瞬の拒否権は、ドラッグ中毒に関する有名な提言を想い出させてくれる……「とにかくノーと言おう（Just say no）」。この戦略は、つまらない指の動きを事前に阻止するときなら効くかもしれないが、強い欲望や欲求に促された行動、まさにドラッグ中毒や美味しそうな食べ物、アルコール、セックスなどから生じるような行動を止めるときには不十分だ。こうしたものにうまくノーと言うためには、長い間かけて意識的に準備をしなくてはならない。

無意識についての余談

意識が可能にした新しい統御と、無意識の自動調整による古い統御とを脳がうまく組み合わせたおかげで、無意識的な脳プロセスは、意識的な決断に代わって作業を行う用意ができている。オランダの心理学者アプ・デイクステルホイスによる見事な研究が、これにおあつらえ向きの証拠を与えてくれる。[4] この結果の重要性を理解するには、実験の条件を説明せねばならない。デイクステルホイスは実験の通常の被験者たちに対し、二つのちがう環境で買い物の決断を下すように頼んだ。一つの条件では、ほとんど意識的な熟慮に基づいて買い物をした。もう一つでは、気を散らすような仕掛けにより、意識的に熟慮できないようになっていた。

買う物は二種類あった。片方は、つまらない家庭用雑貨、たとえばトースターやハンドタオルなどだ。もう片方は大きな買い物で、車や家などだ。どちらの場合でも被験者たちはそれぞれの品物について、長所や短所の情報をたっぷり与えられた。いわば値札までついた消費者報告のようなものだ。こうした情報は、買うべき「最高の」品物を選べと言われた場合に実に便利だ。デイクステルホイスは、一部の被験者にこうした情報を三分だけ検討させて選択を行わせたが、他の被験者にはそうした特権は与えられず、その三分間にわたり気を散らすような環境に置かれた。小物と大物のどちらの買い物についても、被験者は両方の環境に置かれた。三分間じっくり調べるか、気を散らされるかだ。

両者の決断の質はどうなると思われるだろうか？　きわめて常識的な予想としては、つまらない雑貨の場合には、問題があまり重要ではないし複雑さも低いから、被験者は意識的だろうと無意識的な考察によるものだろうと、よい選択を行うだろう。トースター二種類のどちらかを選ぶなどというのは、かなり小うるさい人であっても、さしてむずかしいことではない。だが大きな買い物——たとえば4ドアのセダンのどれを買おうかなど——となると、情報を検討できた被験者のほうが、もっとよい選択を行うものと予想される。

だが驚いたことに、結果はこうした予想とはまったくちがったものとなった。どちらの商品についても、意識的な事前の検討なしの決断のほうがよい結果となった。しかも、特に大きな買い物でそれが顕著となった。すると不自然な結論としてはこうなる：車や家を買うときには、事実関係は見ておくほうがいいけれど、各種の長所や短所を表にして細かく比較したりしてクヨクヨするな。さっさと決めろ。意識的な熟慮の栄光もこれでは形無しだ。

言うまでもなく、この興味深い結果を見て意識的な熟慮をやめようなどと思ってはいけない。この結果が示唆しているのは、無意識的なプロセスがある種の理由づけを実行できるということで、その能力は一般に思われているよりはるかに高く、この理由づけは過去の体験によってすでにきちんと訓練を受けて、時間が限られているときには、有利な決断を下せることもある、ということだ。この実験の状況では、関心を持った意識的な思索は、特に大きな買い物では最高の結果をもたらさないかもしれない。検討すべき変数も多く、意識的な理由づけの余地が限られていること——ある時点で関心を払えるアイテムの数は限られている——で、限られた時間内に最高の選択を行える可能性は下がる。これに対して無意識空間ははるかに広い容量を持っている。多くの変数を維持して操作できるので、短時間で最高の選択を行える可能性があるわけだ。

デイクステルホイスの研究は、無意識処理全般についてのみならず、他の重要な点も示唆している。一つは決断に必要な時間だ。最新のレストラン評をすべてチェックし、メニューのあらゆる品の費用を考え、立地も考慮し、それを自分の嗜好、気分、財布の様子などと照らし合わせるのに午後一杯使えるのであれば、今晩行くべき絶対的最高のレストランを選べるかもしれない。だがそんなことに午後を丸ごとかけられるはずもない。時間は重要だから、決断に使える時間は「それなり」でしかない。それですら、決断しようとしている問題の重要度に左右される。いくらでも時間があるわけではないし、ものすごい計算力を投入するよりは手短に済ませるのが普通だろう。そして朗報として、過去の情動的な記録は手短に済ませるのを手伝ってくれるし、認知的無意識はそうした記録をしっかり提供してくれるのだ。

これらすべてはつまり、認知的無意識が理由づけ能力を持ち、意識に比べて活動「空間」も広いという発想を私が気に入っているということだ。だがこうした結果の説明においてとても重要な要素は、その被験者たちが実験内での高価な買い物と似たような各種のものについての、過去の情動体験に関わるものだ。無意識空間は広々としていてこの種の隠れた操作に適しているが、それがその人のために働いてくれるのは、おもに一部の選択肢が無意識のうちに、それまでの学んだ情動＝感情要因と結びついたバイアスを記されているからだ。無意識の利点に関する結論は正しいと思うが、意識のツルの表面下で何が起こっているかについての考え方は、無意識プロセスに情動と感情を含めるようにするとずっと豊かになるのだ。

デイクステルホイスの実験は、無意識と意識を組み合わせる威力を実証している。無意識の処理だけでは仕事をこなしきれない。こうした実験では、無意識プロセスがかなりの仕事をしているが、何年にもわたる意識的な熟慮により、無意識プロセスが繰り返し訓練を受けたことで、被験者たちは恩恵を被っているのだ。さらに、無意識プロセスが確認作業をしている間にも、被験者たちは完全に意識を保っている。麻酔や昏睡状態の意識のない患者たちは、現実世界の意志決定もしないしセックスを楽しんだりもしない。ここでも、成果を挙げているのは目に見えるレベルと見えないレベルとの親密なシナジーなのだ。人々は、認知的無意識を一日中、かなりしょっちゅう使っているし、反応の実行といった各種の仕事を、無意識の技能にこっそりとアウトソーシングしている。

技能を磨き上げて、もはやその技能を発揮する際の個々のステップなど意識しなくなったときには、無意識空間に技能をアウトソーシングしていることになる。技能を発達させるのは意識の光に明るく照らされた中で行うが、その後はそれを地下に潜らせ、心の広々とした地下室に押しやり、意識的な思索空間の限られた面積をふさがないようにする。

デイクステルホイスの実験は、意志決定作業における無意識の影響をめぐる進行中の研究をさらに賑やかにするものだ。こうした研究の初期に、われわれの研究グループはこの点について決定的な証拠を提示した(5)。たとえば、通常の被験者がリスクと不確実性の条件下で損得が決まるトランプをしているとき、プレーヤーたちは勝ちやすくなる戦略を採用するようになるが、なぜ自分がそうしているかを説明できるようになるより少し前からそれが始まるのだ。有利な戦略を採用するようになる数分前に、よくない山、損をもたらす山からカードを取ろうかと考える被験者たちの脳はちがう心理生理学的な反応を示すようになる。一方、よい山からカードを取ろうとするときにはそうした反応は起きない。この結果のすばらしさは、神経生理学的な反応（もとの研究ではこれは皮膚の伝導率で計測された）が被験者にも、観察者の裸眼でも知覚できないというところにある。これは被験者の意識のレーダーに映らないところで起こるが、それでも行動は勝つ戦略のほうにこっそりと流れていくのだ。[6]

ずばり何が起きているのかはまだ完全にわかったわけではないが、それがなんであれ、その瞬間の意識は必須ではない。意識的な「虫の知らせ」に相当する無意識の何かが、言わば意志決定プロセスを「押しやる」のかもしれない。それが無意識の計算を歪めて、まちがったアイテムの選択を阻止するのかもしれない。無意識のうちに、心の地下で重要な理由づけプロセスが進行している可能性が高く、そしてその理由づけはそこにどんなステップが介入しているのかまったく気づかないうちに、答を出しているのだ。そのプロセスがなんであれ、それは直感に相当するものを生み出すが、答が出たことを示す「ひらめいた！」という認識は発生せず、単に解決策が静かにやってくるだけとなる。

無意識の処理に関する証拠は増える一方だ。人々の経済的な意志決定は、純粋な合理性に導かれているのではなく、損失忌避や利得の喜びといった強力な歪みに強く影響されている。[7] 他人とのつきあいは、性別、人種、ふるまい、話し方、服装といったものに関連した大量のバイアスに影響されている。そのつきあいの環境もまた、その場の馴染み深さやデザインに応じて独自のバイアスをもたらす。その対面に先立って経験していた懸念や情動も、重要な役割を果たすし、その時間帯も重要だ。腹が減っているか？　落ち着いているか？　人は理由のある洞察の裏付けとなるデータを意識的に処理する時間などとてもないほどの電光石火で、人間の顔に対する選好の間接的なしるしを示してしまう。

だからこそ、人は私生活や社会生活における重要な決断においてはことさら慎重さが必要なのだ[8]。過去の情動に基づく無意識の勢いで家を決めてしまうくらいなら、大したことはない。契約書にサインする前に、無意識が何を選択肢として差し出しているかを立ち止まって慎重に考えればよい。直感的に状況をどう判断したにせよ、データを再検討したら当初の選択はまちがっていたと結論するかもしれない。たとえば、その分野での過去の体験は特殊で、歪んでいて、不十分だったりするかもしれない。これは選挙での投票や陪審員として出廷しているときにはなおさら重要になる。政治的投票や裁判の陪審制度で有権者や陪審員が直面する大きな問題は、情動的／無意識的な要因の強さだ。無意識の情動的要因の力はあまりによく認識されているので、過去数十年にわたり、選挙活動で情動に訴えるためのすさまじい装置が一大産業として発達してきたし、あまり知られていないが同じくらい影響力を持った、陪審員選定手法も登場しつつある。

思索と再評価、事実チェックと再検討は不可欠だ。ここには追加の決断時間を投資するすばらしい機会がある。特に投票所に入ったり、陪審判決を下したりする直前には。

こうした発見はどれも、無意識の影響（情動的なものもそれ以外も）と無意識的な理由づけのステップが、作業の結果に影響を与える状況の例となっている。だが被験者たちは、その作業の条件を与えられるときには十分に意識的だし、その決断が下されるときにも、行動の結果を伝えられるときにも意識はある。これらは意識的な決断の中の無意識的なコンポーネントの事例だというのは明らかだ。それは、完全に意識的なコントロールと称されるものの裏側にある機構の複雑性や多様性をかいま見させてくれるものだが、熟慮の力を否定するものではないし、行動の責任から解放してくれるものでもない。

遺伝的無意識について一言

遺伝的無意識について、ここで一言述べておくべきだろう。これは意識的な熟慮が対決せねばならない、隠れた力の一つだ。遺伝的無意識とは何のことだろうか？　ごく簡単にいって、人の遺伝子に含まれている無数の命令のことだ。それは生命体が、独自の表現形を作り上げるのを導き、身体も脳も作り上げ、さらには生命体の活動も支援する。脳回路の基本設計は遺伝子により命令されており、その基本設計には生命体を統御する無意識的なノウハウのうち、一番最初のレパートリーが含まれているのだ。このノウハウが含まれているのだ。このノウハウは何よりもまず生命調整に関わっており、生死の問題と再生産に取り組むものだ。だがこうした問題が核心にあるからこそまさに、一見すると意識的な認知により決断されているように見えながら、実は無意識的な性向に動かされている行動がその設計にはたくさん含まれているのだ。生命初期に生命体が、飲食や仲間や住居について示す自然発生的な選好は、一部は遺伝的無意識に動かされており、やがてそれは発達の過程を通じてその個体の体験による変調変化を被ることになる。

心理学は、昔から行動の無意識的な基盤を認識してきたし、それを本能、自動行動、衝動、動機といった名目で検討してきた。最近になって変わったのは、そうした性向を脳内に早い時期に植え付けるにはかなりの遺伝的な影響が必要だということが認識され、意識ある個人としてわれわれが実行する大量の形成や再構築はあれど、そうした性向のテーマとしての範囲は広いし、その強力さも驚くべきものだということがわかってきた点だ。これは特に、文化構造の基盤となったいくつかの性向にあてはまる。遺伝的無意識は、音楽や絵画、詩といった初期の芸術形成に関与していたはずだ。社会空間の初期の構造化にも関連し、その慣習や規則にも関わっている。フロイトやユングがまちがいなく感じたように、それは人間のセクシュアリティと関係していた。宗教の根本的な物語や、演劇や小説の昔ながらの筋書きにも関連している。こうしたものはかなりの部分が、遺伝的に刺激された情動プログラムを中心に展開されているからだ。常識も確固たる証拠も理性も無視させる、目をくらませるほどの嫉妬によりオセロはまったく無実のデスデモナを殺してしまうし、カレーニンは不倫のアンナ・カレーニナを実に厳しく罰する。イアーゴのすさまじい悪意は、おそらくオセロが生来嫉妬に弱い人物でなければ成功しなかっただろう。男女の性的な認知非対称性は、パラメータの多くがゲノムに刻まれており、こうした登場人物たちの行動の背後にも蠢いており、それがいつになってもこうした芝居を現代的にしている。アキレス、ヘクトール、オデュッセウスなど実に強い男性の攻撃性も、やはり遺伝的無意識に深い根を持っている。同じことが、オイディプスとハムレットという二人の人物についても言える。片方は近親相姦タブーを破り、もう一人は暗黙にそれを破ろうとする傾向を持ち、二人ともそれで破滅した。こうした永遠のキャラクターたちのフロイト的解釈は、その進化的な起源とも融合し、人間の天性が持つきわめて頻度の高い特徴を示している。演劇や小説、さらにはその二〇世紀の後継者である映画は、遺伝的無意識の恩恵を大きく受けている。

遺伝的無意識は、人間行動のレパートリーを特徴づける同質性をもたらすのに一役買っている。人が単調な普遍性から絶えず逃れ続け、むしろ芸術性のひらめきや、人間の出会いという魔法により、喜びと驚きをもたらす無限の生命の多様性を生み出せるというのは、実にすばらしいことではないか。

意識ある意志の感情

人が、十分なリハーサルを経た認知的無意識に導かれる頻度はどのくらいだろうか？　その無意識は、意識的に得た発想、欲望、計画などに従うよう、意識的な思索の監督下で訓練を受けてはいるのだが。一方で、深く生物学的に根ざした古代からの偏り、欲求、欲望により深く設定された無意識に導かれる頻度はどのくらいなのだろうか？　おそらくほとんどの人は、弱いながら善意の罪人たちとして、どちらの無意識にも支配されていて、どちらが強いかは状況と一日の時間にもよるのだろう。

どちらの側で活動するにしても、その瞬間の行動というのはどうしても、自分がまさにその場において、完全に意識的なコントロールのもと、多少は美徳に従い、多少はそうでない形で、何をするにしても自分が頭からそれに飛び込んでいったという、正しいかもしれないしそうでないかもしれない印象が伴うものだ。その印象というのは感情であり、生命組織が新しい知覚に取り組んだり、新しい活動を始めたりするときの感情で、構築された自己の不可分な一部として私が以前に論じた、知っているという感情そのものだ。この見方を共有しているのはダン・ウェグナーで、彼は意識ある意志というのが「個人的著者性のソマティック・マーカーなのである。つまりその行動の所有者を自己だと認証する情動、ということだ。行動を実施するという感覚に伴い、人はその行動に意志が付随しているという意識的な感情を得るのだ」[9]と述べている。言い換えると、人はT・H・ハックスレーが一世紀前に考えたような、自分の存在をコントロールできない「意識を持った自動人形」などではない[10]。心が自分の生命組織によって実行された行動を報されると、その情報に伴う感情は、その行動が自分の自己によって生み出されたものだという意味づけを行う。その情報も、継続中の行動についての認証も、どちらも将来行動の熟慮を動機づけるには不可欠となる。そうした実感される認証済情報なしには、人は自分の生命組織により取られた行動について道徳的な責任を負えなくなってしまう。

認知的無意識を教育する

人間行動の気まぐれに対するコントロールを高めるには、知識の蓄積と発見された事実の考察しかない。時間をかけて事実を分析し、決断の結果を評価して、そうした決断の感情的な結果について考えることこそが、実用的なガイドの構築につながる道で、これは一般に知恵と呼ばれる。知恵を基盤に、われわれは熟慮して、これまでの伝記や生きている世界を左右してきた文化的慣習や倫理的ルールの枠内に行動を保つように努力できる。また、そうした慣習やルールに反抗することもできる。そうしたものに反対したときに生じる紛争に直面し、慣習やルールを改めようとすることさえできる。その好例は、良心的な対立者が対峙する紛争だ。

同じくらい重要なこととして、意識的に熟慮した決断が直面する奇妙なハードルも認識しておく必要がある——行動の仕組みに浸透するためには、それが認知的な無意識に入り込まねばならないのだ

——そして、そうした影響をこちらで支援する必要がある。ハードルを変化させる方法の一つは、無意識的に実現させたい手順や行動を徹底的に意識的にリハーサルすることだ。繰り返し練習することで、実行の技能の習得が実現され、意識的に構築された心理的行動プログラムが地下に潜る。

これは特に目新しいことを言っているわけではなく、単に私の考える意志決定と行動の神経的な活動から導かれる実用的なメカニズムを解説しているだけだ。何千年にもわたり、賢い指導者たちもまた、支持者たちに規律のとれた儀式に従うよう要求するという解決策に頼ってきた。そうした儀式の副作用として、おそらく意識的に企図された決断が無意識的な行動プロセスをだんだん支配していったにちがいない。当然のこととして、そうした儀式はしばしば情動の高まりを作り、時に苦痛すらもたらす。これは望んだ機構を人間の心に刻み込む手段として経験的に発見された手段だ。だが私は、宗教や社会的な儀式をはるかに超えて、各種の領域に関連した多数の日常的な生活事項まで想定している。特に念頭にあるのは、健康と社会行動に関する問題だ。無意識的なプロセスに関する教育が不十分なおかげで、たとえばなぜ多くの人々がダイエットや運動についてやるべきことをやるのに悲惨なほど失敗するかが説明できる。自分では自分がコントロールできているつもりでも、実際にはできておらず、肥満、高血圧、心臓病の慢性化はまさにそれを証明するものだ。生物学的な仕組みは、望ましくないものの消費を促すし、その生物学的な構造を活用し、それにより形成されてきた文化的伝統も同様で、さらに広告業界もそれを利用しようとさえする。別にここには何の陰謀もない。ごく自然なことだ。これぞまさに儀式化した技能構築がふさわしい領域かもしれない。

同じことがドラッグ中毒の蔓延についても言える。実に多くの個人が各種のドラッグやアルコールに中毒する理由の一つは恒常性の圧力に関係している。一日の普通の暮らしの中で、人々は必ずフラストレーションや不安や困難に直面し、それが恒常性のバランスを崩して、結果的にみんな具合が悪くなり、悩み、がっかりし、悲しくなったりする。通称「濫用物質」と呼ばれるものの効果の一つは、失われたバランスを急速かつ一時的に回復することだ。なぜそうなるのだろうか？　たぶんそうした物質は、脳が身体についてその時点で作っている、実感されるイメージを変えるのだと私は考える。バランスの崩れた恒常性の状態は、神経的には損傷した問題のある身体風景として表象される。ある種のドラッグをある程度の量だけ摂取すると、脳はもっとなめらかに機能する生命組織を表象するようになる。それまで感じられていたイメージに対応する苦悶が変形して一時的な快楽になる。脳の欲求システムがハイジャックされるが、やがて生じる結果は、本当に求めていた恒常性のバランス復活ではない。少なくとも、それが長続きはしない。それでも、苦悶のすばやい矯正の可能性を拒否するにはすさまじい努力が必要となる。その矯正が短命に終わり、その選択の結果はひどいものになると知っている人にとってですら容易なことではない。私が示した枠組みだと、こうした状態には明らかな理由がある。無意識の恒常性要求は自然にコントロールを握っており、それに反対できるのは、十分な訓練を受けた強力な反対勢力だけだ。スピノザは、負の結果をもたらす情動に対抗できるのは別のもっと強力な情動だけだと述べたが、たぶんこれは的を射ている。これが意味するのは、単に無意識プロセスが穏やかに断るよう訓練するだけでは解決にならないということだ。意識ある心により無意識装置をコントロールして、情動的なカウンターパンチをくらわせるようにしなくてはならないのだ。

脳と正義

意識的コントロールと無意識的コントロールについての、生物学的な理解に基づく理解は、人々の生き方に影響するし、特にどのように生きるべきかという点に影響する。だがその関与が何よりも重要となってくるのは、社会行動——特に道徳行動として知られる社会行動の部門——と、法としてコード化された社会的合意を破る場合だ。

文明、特に正義に関わる文明の側面は、人間が動物とはちがって意識を持っているという発想を核にしている。各種の文化はおおむね、複雑な意志決定について常識的なアプローチを取る正義の体系を発達させ、確立した法を犯す者たちから社会を守ろうとする。当然ながら、ごく希な例外を除いて、脳科学や認知科学からくる証拠はほとんど重視されてこなかった。

だが現在では、脳機能に関する証拠がだんだん広く知られるようになるにつれて、それが法の適用を阻害するかもしれないという恐れが拡大している。これまでの法体系は、おおむねそうした証拠を考慮しないことで問題を回避してきたのだ。だがその対応にもメリハリは必要だろう。知る能力のある人はだれでも自分の行動に責任があるという事実があっても、正義のプロセスや、将来の大人を適応した社会存在にするための教育プロセスにとっても意識の神経生物学が無関係ということにはならない。それどころか、弁護士、裁判官、立法者、政策立案者、教育者たちは、意識と意志決定の神経生物学を身につけねばならない。これは現実味のある法律づくりを促進し、将来世代が自分の行動に責任を持つようにするために重要となる。

一部の脳障害の例では、熟慮を最高にうまく実行しても、無意識的、意識的な力を圧倒できないかもしれない。だがそれは問題にはならない。こうした症例のプロフィールはやっと理解され始めたばかりだが、たとえばある種の前頭葉前部の損傷を受けた患者は、自分の衝動性を抑えられないことがわかっている。こうした患者が自分の行動をコントロールするやり方は通常とはちがう。それが司法の裁きに直面したときにはどう裁かれるべきだろうか？　犯罪者として扱うべきか、神経症の患者として扱うべきか？　私なら、その両方と言う。神経学的な病気は、それが犯罪のある側面を説明できるにしても、その行動を容認すべきものにはしない。でも神経学的な病気を患っているなら、確かに患者ではあり、社会はそれに応じた扱いをすべきだ。この点における現在の悲劇は、われわれがまだこうした神経学的な病気を十分理解できていないことにある。そうした症状が診断されても、治療面で提供できるものはほとんどない。だがそれだからといって、すでにある知識について理解し、広く議論するという社会の責任が減るわけではないし、こうした点についてさらなる研究を進めることも欠かせないのだ[11]。

他の一部の患者は、前頭葉前部の障害が腹内側部に集中していると、仮想的な道徳上のジレンマをきわめて実利的で効用主義的な形で判断するため、人間精神の善良さなどまったく見られなくなってしまう。そしてこうした患者は、殺人未遂で殺意がある場合でも、事故による意図せざる殺害の場合とほとんど同じ判断を下す。それどころか、前者のほうが容認できるとさえ考えることもある[12]。こうした人物が動機や意図、結果を理解するやり方は、よく言っても通常とは異なっているが、それでも日常生活においては蝿一匹殺さなかったりする。人間の脳が行動についての判断をどう処理して行動をどうコントロールするかについては、まだまだ学ぶべきことが多いのだ。

天性と文化

生命史は、無数の枝を持つ木のような形をしており、その枝のそれぞれがちがう生物種につながっている。高い枝の頂点にいない生物種ですら、その動物学的な親戚たちの中ではすさまじい知能を持っているかもしれない。そうした生物の業績は、そのご近所の生物たちとの比較で判断されるべきだ。それでも、生命樹を遠くから見れば、生物が単純なものから複雑なものへと進歩するということはいやでも目につく。この視点からすると、意識が生命史の中のどこで登場したのか不思議に思うのも当然だ。意識は生命に何を与えてくれたのだろうか？　生物学的進化をまったく無計画な生命樹上昇と見なせば、意識はかなり後の、生命樹のずいぶん高いところで生まれた、というのがまともな答になる。原始のスープやバクテリア、単細胞生物や単純な多細胞生命体には意識の兆候はない。キノコや植物も、みんなおもしろい生命体で、入念な生命制御装置を持っているし、それらはまさに後に意識が改良を施すような成果をもたらす装置ではあるが、まだ意識は見られない。こうした生命体はどれも脳がなく、まして心もない。ニューロンがないので行動も限られており、心を持つのも不可能で、心がなければいまのような意識はありえず、意識の先鞭があるだけだ。

ニューロンが登場したとき、生命は大幅に変化した。ニューロンは他の身体細胞の主題に対する変奏として登場する。他の細胞と同じ要素でできているし、一般的な働きは他の細胞と同じだが、それでも特殊だ。ニューロンは信号の運び手となり、メッセージを送受信できる処理装置となる。こうした信号送受能力のおかげで、ニューロンは複雑な回路やネットワークを構成できる。そうした回路やネットワークは他の細胞で起きている出来事を表象し、直接または間接に、他の細胞の機能や自分自身の機能にすら影響を与える。ニューロンは徹頭徹尾、他の細胞のための存在だが、電気化学的に信号を送信し、その信号を生命体内部の各種の場所に配信して、すさまじく複雑な回路やシステムを構築できるからといって、自分も身体細胞だという地位を失うわけではない。ニューロンもまた身体細胞で、他のあらゆる身体細胞と同じく栄養素に徹底して依存しており、そのちがいはほとんどが、他の身体細胞にはできない技がこなせるということであり、できるだけ長生きして、できれば持ち主と同じくらい長生きしようとする態度にある。身脳分離はいささか誇張されている。というのも脳を構築するニューロンも身体細胞にはちがいない
からで、これは心身問題にも関係してくる。

いったんニューロンが運動可能な生命体の中に置かれると、生命は自然が植物には許さなかった形で変貌する。機能的な複雑性への有無をいわさぬ進歩が始まり、行動はますます入念となり、そこから心的プロセス、そしてやがては意識が生じる。この複雑化の背後にある秘密の一つはいまや明らかだ。それはある生命体の中にあるニューロンの数がとにかく多いということと、同じくらい重要なこととして、それがますます大きな規模の回路として組織され、いずれ入念な機能的構成を持つ系を形成する巨視的な脳部位にまで到るパターンの両方と関係するようになる。ニューロンの数とその組織パターンの組み合わせによる重要性のおかげで、行動と心の問題へのアプローチとして個々のニュー

ロンやそれに作用する分子だけを研究してもダメだし、またその生命維持に関連する遺伝子だけを見ていてもダメなのだ。個々のニューロンや微視的回路、分子、遺伝子の研究は、問題を総合的に理解するためには不可欠だ。だが類人猿とヒトの心や行動がこれほどにまで異なるのは、脳の要素の数とそうした要素の組織パターンのせいなのだ。

神経系は、生命のマネージャおよび生物学的価値のキューレータとして発達し、当初は脳のない性向の支援を受けていたが、やがてイメージ、つまり心の支援を受けるようになった。心の発生は、無数の生物種にとって生命制御の驚異的な改善をもたらした。これはそのイメージがあまり細かいものではなく、知覚の瞬間しか続かずに、その後まったく消えてしまう場合にもあてはまる。社会的昆虫の脳はこうした成果の例で、実に高度だがいささか柔軟性に欠き、行動の順番を乱されると弱く、一時的作業記憶空間に表象を持つことはまだできない。心のある行動は、ヒト以外の数々の生物種でもかなり複雑なものとなっているが、ヒトの能力を特徴づける複雑性と柔軟性が一般的な心だけから生じることができたかどうかは議論の余地がある。心は主人公化されねばならず、その中から生じる自己プロセスにより豊かにされねばならないのだ。

いったん自己が心にやってくると、生命というゲームは一変するが、最初はその変化もおずおずとしたものだ。内部世界と外部世界のイメージは、原自己を中心にまとまった形で組織され、生命体の恒常的な要求により方向付けられる。すると進化の初期段階で生命プロセスを形成していた報酬や処罰や衝動や動機が、複雑な情動の発達を支援する。すると社会知性が柔軟性を持ち始める。やがて中核自己が生まれるのに続き、心的処理空間が拡大し、従来の記憶と想起も、作業記憶も、理由づけも拡大する。生命制御はますますきちんと定義された個人に専念するようになる。やがて自伝的自己が登場し、それがくると生命の調整は大幅に変わる。

自然というのは無関心で不注意で意識がないものと考えられるが、これに対して人間意識は自然のやり方を問題視する可能性を作り出す。人間意識の登場は脳や行動、心の進化上の発展と関連しており、それが自然史すべての中で極度に目新しい、文化というものの創造をもたらした。ニューロンの登場は、それに伴う行動の多様化と心への準備と並んで、大きな流れの中で画期的な出来事となっている。だがその次の画期となるのは、後に柔軟な自己省察ができるようになる、意識ある脳の登場だ。これは不注意な自然の圧政に対する、不完全とはいえ反逆的な対応への道を拓くものなのだ。

独立した反逆的な心はどのように発達したのだろうか？　これは憶測するしかないし、この先のページで説明する内容は素描にすぎず、まともにやれば一章どころか本一冊かけてもとてもおさまりきれない、すさまじく複雑な図式になってしまう。それでも、反逆は突然起こったものではないことは確実だ。多様な感覚モードのマップで構築された心は、生命制御改善に有益だったが、マップがきちんと感じられる心的イメージになったときですら、それは独立したものではなく、まして反逆的などではなかった。生命体の内部に関する感じられたイメージは生存の見通しを高め、おそらくはおもしろい光景を作り出していただろうが、それを観察する者はだれもいなかった。心がまず手札として中核自己を加えたときこそが意識の始まったときだったが、目標に近づいてはいるものの、まだたどり着いてはいなかった。単純な主人公は明らかに有利だった。それは生命制御のニーズと、周辺世界について脳が形成している無数の心的イメージとのしっかりしたつながりを作り出したからだ。行動のガイダンスは最適化された。だが私がここで述べている独立性は、自己が人間条件のもっと総合的な図式を理解し、苦痛と喪失だけでなく、快楽と繁栄と愚行が問題になっていることを生命体が学び、人間の過去と将来について問うべき質問が生じ、想像力が苦悶を減らして損失を最小化し、幸福と華やかさの可能性を増す可能性について示せるようになるまでは浮上できないものだった。その時にこそ、反逆は人間存在を新しい方向に導くようになったのだ。その一部は反抗的な方向で、一部は順応したものだが、いずれも知識を十分に考えることで実現されていた。その知識は最初は神秘的で、後に科学的な知識になったが、いずれも知識にはちがいないのだ。

自己が心にやってくる

頑強な自己が心にやってきて、文化という生物学的な革命を生み出し始めたのがいつ、どこでのことだったかを発見できたら実にすばらしいことだろう。だが時代を超えて生き残った人間記録を解釈して年代を同定する人々による継続中の研究にもかかわらず、われわれはそうした質問には答えられない。自己がゆっくり段階的かつ不均等に成熟したのは確実で、そのプロセスは世界の数カ所で起こっていたし、しかも必ずしも同時にではなかった。それでも、ヒトの最も直接的な先祖が地上を歩いていたのは二〇万年ほど前だとわかっているし、三万年ほど前に人類は洞窟壁画や彫刻、岩の彫り物、金属鋳造、宝石などを作っていたことはわかっているし、音楽も創っていたかもしれない。アルデシュ県のショーヴェ洞窟の年代は三万二〇〇〇年前と言われており、一万七〇〇〇年前にはラスコー洞窟は何百もの複雑な絵画や何千もの彫刻を持つ一種のシスティナ大聖堂のようなものとなっていて、図や抽象記号の複雑なミックスとなっていた。そこでは象徴処理のできる心が明らかに活動していた。ホモサピエンスを特徴づける、言語の登場と芸術表現や高度な道具製作の爆発との正確な関係はわかっていない。だが何万年にもわたり、人類は死者に特別な扱いを必要とするような入念な葬儀を行い、それにふさわしい墓石を作ってきたのもわかっている。生命についての明確な考察なしにそうした行動が登場したとは考えにくい。これは生命を解釈してそれに価値づけを行うという最初の試みだ。もちろんその価値は感情的なものだが、知的でもある。そして、頑強な自己なしに考察や解釈が生じたとは考えられない。

　五〇〇〇年ほど前の書字の発達は、確固たる証拠をいろいろ与えてくれるし、ホメロスの詩の頃（三〇〇〇年前よりは新しいらしい）になると自伝的な自己がまちがいなく人間の心にやってきている。それでも、『イーリアス』で述べられた出来事の頃と、『オデュッセイア』との間の比較的短期間の間に、何かとても重要なことが人間の心に起きたというジュリアン・ジェインズの主張に私は同意したい[13]。人間と宇宙に関する知識が積み上がるにつれて、絶え間ない回想により自伝的自己の構造が変わり、心的処理の比較的ばらばらだった側面をもっと密接に縫い合わせるようになった可能性は十分にある。脳活動の協調は、まずは価値に基づき、続いて理性に基づいて行われたが、人にとって有利になるよう働いていた。だがそうはいっても、私が反逆可能な存在として見る自己はごく最近発達したもので、ここ数千年ほど、進化的な時間でみればごく一瞬のうちに起きたことだ。その自己はほぼまちがいなく、更新世の長い期間の間に人間の脳が獲得した特徴を活用している。それは運動技能のみならず、事実や出来事、特に個人的な事実や出来事、伝記や自己性や個人的アイデンティティを形成するものについてもかなりの記憶記録を保持できるという脳の能力に依存しているのだ。それは知覚空間に並行した脳の作業空間に記憶記録を再構築して操作できる能力に依存している。その作業空間は、オフラインの保持領域となり、遅延したまま時間を停止させることもできるので、意志決定が即座の反応という圧政から解放された形で実施できる場所となる。それは脳が現実を忠実かつ模倣的に真似るような心的表象を作れるだけでなく、行動や対象や個人を象徴する表象も作れるという能力に依存している。反逆する自己は、脳が心的状態、特に感情の状態を、身体や手の身ぶりで、あるいは音楽的な調子や口頭言語といった音声手段で伝達できるという能力に依存している。最後にそれは、個別の脳が保持しているものと並行した外部記憶システムの発明に依存している。これは初期の絵画、彫り物、彫刻、道具、宝石、葬儀建築などといった画像的な表象、そして言語が発明されたずっと後では文字記録(これはまちがいなくかなり最近まで最も重要な外部記憶形態だ)のことだ。

自伝的自己が脳回路や石、粘土、紙に刻まれた知識に基づいて機能できるようになれば、人間は個人的な生物学ニーズを累積した知恵に結びつけられるようになる。このようにして、探究、思索、反応などの長いプロセスが始まる。これは神話、宗教、芸術、そして社会行動を司るべく発明された各種の構造——構築された道徳性、司法体系、経済、政治、科学、技術——などに表現される。意識の究極的な結果は記憶を通じてやってくる。これは生物学的価値のフィルタを通じて獲得され、理性によって躍動する記憶なのだ。

自省する自己の帰結

コミュニケーション手段として音声言語が確立してからしばらくたった初期人類を想像してみよう。そうした意識ある個人の脳は、現代人に見られる能力の多くを備え、そして今日のわれわれが求めるものの多くを求める——食物、セックス、家屋、安全、快適さ、尊厳、そして超越性さえ求めるかもしれない。その環境では、リソースをめぐる競争が支配的な問題であり、紛争は大量に生じ、協力は不可欠だった。報酬、処罰、学習が彼らの行動を導いた。彼らがわれわれと似た各種の情動を備えていたと仮定しよう。執着、嫌悪、恐れ、喜び、悲しみ、怒りはまちがいなく存在したし、他にも信頼、恥、罪悪感、共感、軽蔑、誇り、畏怖、崇拝といった社会性を司る情動もあっただろう。そして、そうした初期人類がすでに、物理環境と他の生物（同じ人類だろうとそうでない生物だろうと）についての強い好奇心に動かされていたと仮定しよう。二〇世紀の比較的孤立した部族の研究が多少なりとも示唆を与えてくれるとすれば、そうした人々は自分自身についても好奇心を抱き、自分たちの起源や運命について物語を語ったはずだ。こうした好奇心の背後にある原動力は、比較的思い浮かべやすい。初期人類は自分が関わりのある個人、特に伴侶や子どもたちに対して愛情と執着を経験しただろうし、そうした絆が破れたり、他人が苦しんでいるのを見たり、自分が苦しんだりすれば悲しみを感じただろう。また喜びや悲しみの瞬間を体験したり目撃したりもしただろうし、狩猟や求愛、居場所の確保や戦争、育児といった努力の成功も目にしたことだろう。

こうした人間存在のドラマとその報いの可能性についての系統的な発見は、人間意識が全面的に発達した後でないと不可能だったとも考えられる。つまり、思索的な熟慮を導き、知識収集を導けるような自伝的自己を備えた心が必要だったはずだ。やがて、初期人類の知的能力を考えれば、たぶん彼らは宇宙の中での自分たちの地位について考えただろう。それは数千年後の今日のわれわれにもいまだにつきまとう、「どこからきてどこへ行くのか」、という疑問と似たようなものだ。このとき、反逆的な自己が成熟する。このとき、神話が発達して人間の条件やその仕組みを説明しようとする。そしてそのとき社会慣習や規則が深まり、血族愛他主義や互恵的な愛他主義といった道徳指向の行動（これは思索的な自己の発生以前から自然がずっと示してきた行動だ）を超えるものとして君臨する、真の道徳性の始まりにつながるのだ。そしてこのとき、神話をもとにそれを取り巻く形で、宗教的な物語が創り出される。それはドラマの背後にある理由を説明しつつ、それを減らそうとする新しい規則の強制を狙ったものだ。要するに、思索的な意識は実存の解明を改善したばかりか、意識ある個人が条件を解釈し、それに対応した行動をし始める準備を整えたのだった。

　こうした文化的な発達の背後にある原動力は、恒常的衝動なのではないだろうか。大きく賢くなった脳のおかげで認知的拡大が大幅に実現したことだけに頼った説明は、文化のすさまじい発達の説明には不十分だ。文化的な発達はあれやこれやの形で、私が本書でずっと言及してきた自動化された恒常性と同じ目的を持つ。それは生命プロセスの不平衡／不均衡検出に反応し、それを人間の生物学や、物理社会環境の制約の中で矯正しようとする。道徳的なルールや法の複雑化と司法体系の発達は、個人と集団を危険にさらす社会行動による不均衡への対応だった。不均衡への対応として創り出された文化装置は、個人と集団の均衡の回復が狙いだった。経済や政治システムの貢献、さらにはたとえば医療の発達は、社会空間で発生してその空間内での矯正を必要とする機能的な問題に対応するものだった。そうしなければ、その集団を構築する個人の生命調整が脅かされるからだ。私がここで述べている不均衡とは社会文化的なパラメータで決まっており、そうした不均衡の検出は意識ある心の高いレベル、脳の皮質下のレベルではなく、脳の最上層レベルで生じるものとなる。私はこうしたプロセス全体を「社会文化的恒常性」と呼ぶ。神経的に言って、社会文化的恒常性は皮質レベルで始まる。ただし、不均衡に対する情動的な反応は即座に基本的な恒常性をも動かす。これまた、人間の脳に見られる生命調整のハイブリッド性を示すもので、まずは高いレベル、次いで低いレベル、そしてまたもや高いレベルへと振動を見せ、ほとんどカオス寸前までくることもあるが、でもギリギリのところでそれを逃れる。意識的な思索と行動の計画は、生理学の驚くほど目新しい展開として、自動化された恒常性よりも高く優れた生命統御の新しい可能性を導入する。意識的な思索は自動化された恒常性を疑問視して変調し、生存に必要なレベルよりも高いところを恒常性の最適範囲として決め、厚生と一貫性を持つような水準に保てるのだ。想像された、夢見られた、期待された厚生は、人間行動の活発な動機づけ要因となった。社会文化的恒常性は、生命管理の新しい機能レイヤーとして追加されたが、生物学的な恒常性は残っている。

生命体の進化的な設計は生命調整を核としたもので、恒常的均衡に向かう傾向を持っていた。それが意識ある思索で武装したことにより、苦悶する者たちにとっての慰めや、苦しむ者を助ける者には報酬、害をなす者に対する介入、害の防止と善の促進を狙った行動規範、処罰と予防の混合物、罰則と賞賛の混合物が生み出された。こうした各種の知恵を理解でき、伝達できて、説得力あり強制できるものにするにはどうすればいいか——つまりはそれが意味を持つようにするにはどうすればいいか——という問題に人々は取り組んで、解決策が見いだされた。その解決策は物語だった——物語とは、脳が自然かつ暗黙のうちに行うことだ。暗黙の物語がわれわれの各種自己を作り出したので、それが人間社会や文化のあらゆる面に浸透しているのも無理はない。また社会文化的な物語が、人間よりもっと力と知識を持ったとされる神話的な存在から権威を拝借してきたのも驚くには値しない。そうした存在がいることであらゆる苦境が説明され、そうした存在の活動が救いをもたらし、将来を変える力を持つというわけだ。肥沃な三日月地帯の空の上や物語上のヴァルハラにおいて、そうした存在は人々の心を見事に摑んできた。

自分自身や社会の改良のためにそうした物語を発明したり使ったりできるような脳を持った個人や集団は、そうした脳のアーキテクチャ面の性質が個別にも集団的にも選択されるだけの成功をおさめ、おかげでその個体数は世代を追うにつれて増加したのだった。[14]

恒常性には大きく二種類、基本的なものと社会文化的なものとがあるという発想は、別に後者が純粋に「文化的」な構築物であり、前者が「生物学的」だということではない。生物学と文化は全面的に相互作用を行っている。社会文化的恒常性は、個々のゲノムの導きにより構築された脳による、数多くの心の作用を通じて形成されたものだ。おもしろいことに、文化の発達はヒトのゲノムに大きな変更をもたらしうるという証拠が増えつつある。たとえば、乳牛農家の発明と食事の中の牛乳の存在

のおかげで、乳糖耐性をもたらす遺伝子の変化が引き起こされている。(15)

神話や宗教の発達を形成したのとまさに同じ恒常的衝動が、芸術の背後にもあるのではないか。そして同じ知的好奇心と説明を求める心がそれを支援している。フロイトが芸術を、宗教により生じた神経症への療法だと考えていたことを思えば、これは皮肉に聞こえるかもしれないが、私としては皮肉のつもりはない。同じ条件がまさにこの二つの発達を引き起こせるのだ。生命管理のニーズが音楽やダンス、絵画、彫刻が生まれた理由の一つだったにしても、コミュニケーションを改善する能力と、社会生活をまとめる能力もまた、それが生まれた強い理由であり、このために芸術はさらに人間の文化に居残ることになったのだ。

しばし目を閉じて、はるか昔の人類を想像してほしい。言語登場よりも前だが、心や意識は生まれ、すでに情動と感情も備えているし、悲しいとか楽しいとか、危険や安全と快適性、利得を享受したり損失に苦しんだり、快楽や苦痛を抱いたりすることも知っている。そして、そういう人類が心に抱いた状態をどのように表現したかを想像してほしい。危険の呼びかけや歓迎の呼びかけ、集合の呼びかけ、喜びの呼びかけ、詠嘆の呼びかけを音調で表現したかもしれない。ハミングしたり歌ったりしたかもしれない。というのもヒトの声帯は生まれながらの楽器だからだ。それを言うなら、ドラミングを想像してみよう。胸は自然のドラムではないか。ドラミングを、心を集中させる装置や社会的なとりまとめツールとして想像してみよう――秩序を呼びかけるドラム、戦いを呼びかけるドラム――あるいは原始的な骨の笛を、魔法のような魅惑や誘惑、慰め、楽しい遊びの手段として吹くことを想像してほしい。まだまだモーツァルトではないし、『トリスタンとイゾルデ』にはほど遠いが、そこへの道筋はできた。さらに夢見を続けよう。

音楽、踊り、絵画といった芸術の誕生時に、人々はおそらく脅威や機会についての情報や、自分の悲しみや喜び、社会行動の形成について伝えようとしたのだろう。だが伝達と並行して、芸術はまた恒常的な補償を創り出したはずだ。そうでなければ、栄えたはずがあるだろうか？　そのすべては、人々が言葉を発してそれを文章として並べることができるようになると、あらゆる音が同じように聞こえるわけではないというすばらしい発見以前に起こった。音には自然なアクセントがあり、アクセントは時間の中で関係性を持つ。アクセントはリズムを創り、ある種のリズムは快楽を生み出す。詩が始まり、その技法がやがては音楽やダンスの実践にフィードバックされる。

芸術は、脳がある種の心的特徴を獲得したら発生できる。そうした特徴はかなりの確率で、長い進化期間にわたり、これまたおそらく更新世に生まれたのだろう。こうした特徴の例はたくさんある。たとえばある形や色への情動的な喜びの反応などだ。そうしたものは自然の物体の中にあるが、人造の物体や、身体装飾にも適用できる。あるいはある音の特徴に対する喜びの反応や、音色に関連したある種の音のまとまり、音程とその関係、リズムなどとの関係もその例となる。ある種の空間組織や、開けた視界、水や植生との近接性などを含む風景に対する情動的な反応もここに含まれる。(16)

芸術は、芸術家とそれを享受する人々にとっての恒常性装置やコミュニケーション手段として始まった可能性は十分にある。だがやがて芸術家側と観客側で、その利用法はまったく変わってきた。芸術は個人と社会にとって重要と思われた、事実面や情動面の情報をやりとりする特権的な手段となった。これは初期の叙事詩や演劇、彫刻で確立されたものだ。芸術はまた、情動や感情を養う手段ともなったが、これは音楽が時代を通じて優位性を持っていた分野だ。同じく重要なこととして、芸術は人が自分自身の心や他人の心を探究する手段となり、人生の特定側面のリハーサルを行う手段ともなり、さらに道徳的な判断と道徳的な行動を実践する手段ともなった。究極的に、芸術は生物学と人間の身体の深いルーツを持ちつつも人を思考と情動の最高位にまで引き上げられるため、それは人がやがて理想化して実現しようと渇望する恒常的な洗練への道となった。つまりは人間の活動における霊的な側面の生物学的なカウンターパートということだ。

つまるところ、芸術が進化で栄えたのは、そこに生存価値があり、厚生の概念発達に貢献したからだ。それは社会集団を固めるのに役立ち、社会組織を促進した。コミュニケーションも支援した。恐れ、怒り、欲望、悲しみにより生じた情動的不均衡を補うのに役立った。そしておそらくは文化生活の記録を確立するという長いプロセスの発端となったはずだ。これはショーヴェ洞窟とラスコー洞窟が示唆するものだ。

芸術が生き残ったのは、アーティストたちが伴侶を惹きつけるのに成功しやすくなったからだと示唆されてきた。ピカソを思い浮かべれば、それに賛成してにっこりせざるを得ないだろう。だが芸術はおそらく、その療法的な価値だけでも栄えたはずだ。

芸術は確かに人間の苦悶や実現されなかった幸せ、無垢の喪失に対する補償としては不十分なものだった。だが、今も昔もある程度の補償を提供するものではあった。自然の災害や、人々の行う邪悪を相殺する存在だ。それは意識が人間に与えてくれた驚くべき贈り物の一つだ。

そして意識が人類に与えてくれた究極の贈り物とは何だろうか？　それは想像力の中で未来への舵取りをする能力かもしれない。自己という船を、安全で生産的な港へと導くことだ。このあらゆる贈り物の中で最大のものは、これまた自己と記憶との交差に依存している。個人的な感情でメリハリのついた記憶こそは、人間が自分の厚生と社会全体の類型的な厚生をどちらも想像し、その厚生を実現して拡大する方向や手段の発明を可能にするものなのだ。記憶は、自己をうつろいやすい今ここに絶え間なく置く仕事を負担している。十分に生き抜いた過去と、予測されている将来との間に自己は置かれ、失われた昨日と、まだ可能性でしかない明日の間にバッファリングされている。将来ははるかな消失点からわれわれを前に引き寄せ、現在の中の旅を続ける意志を与えてくれる。これこそT・S・エリオットの以下の詩の意味するところかもしれない：「過ぎ去りし時と将来の時／あったかもしれぬことと、実際にあったことが／いつも指さす地点は常に現在[17]」。

補 遺

脳のアーキテクチャ

ヒトの脳を三次元で見ると、裸眼でもわかる明らかなアーキテクチャ上の構造がある。全体としてのパターンはどの脳でも似たり寄ったりで、ある種のコンポーネントはどんな脳でも同じ場所に登場する。その関係は、顔のコンポーネント同士の関係に似ている——目、口、鼻などだ。その厳密な形や大きさは個体によって多少ちがっているが、その変化の幅は限られている。目が四角い人間の顔や、目が鼻や口より小さい顔は存在しないし、対称性もだいたい保たれている。似たような制約が、要素の相対的な位置についても当てはまる。顔と同じく、脳も空間内で部分が配置されている文法的なルールという点ではきわめて似通っている。だがそれなのに、脳はかなり個人差がある。それぞれの脳は独特のものだ。

だがそのアーキテクチャの別の側面で、本書の発想に関係あるのは裸眼では見えない部分だ。それは表面下で、ニューロンを結ぶ繊維、軸索による大量の配線で構成されるものだ。脳は何十億ものニューロンを持ち（およそ一兆一一〇億）、そうしたニューロン同士が何兆もの接続をしている（およそ一〇一五兆ほど）。それでも、その接続はパターンに沿って行われており、あらゆるニューロンが他のすべてのニューロンとつながっているわけではない。それどころか、その網の目ネットワークはきわめて選択的だ。遠くから見るとそれは配線図か、脳の部位によっては大量の配線図に見える。

その配線図を理解すれば、脳が何をどうやって行うかを理解する一つの方法となる。だがこれは決して簡単ではない。というのもその配線図は、発達中もその後もかなり変化するからだ。生まれたときには、遺伝子の指示に従って設置されたある接続パターンを持っている。こうした接続は、すでに子宮内のいくつかの環境要因により影響を受ける。誕生後には、個別の環境における個人の体験がその最初の接続パターンに作業を加え、それを刈り込み、一部の接続を強化して他を弱め、ネットワーク内のケーブルを太くしたり細くしたり、人々の活動に応じた変化を加える。学習や記憶づくりは、単にこうした個別の脳配線図を削り、形成し、形作り、つなげ、つなげ直すというプロセスにすぎない。誕生時に始まったプロセスは死により生と分かたれるまで、あるいはアルツハイマー病で阻害されればその少し前まで続くのだ。

配線図の設計はどうすればわかるだろうか？　ごく最近まで、この問題の研究は脳の生体を必要とした――主にヒトや実験動物の死体から取ったものだ。脳組織のサンプルが固定されてわかりやすい染料で染色され、きわめて薄い組織が顕微鏡下で分析される。実験神経解剖学ではこうした研究の立派な伝統があり、脳のネットワークについての現在の知識はほとんどがそのようにして得られたものだが神経解剖学に関する知識は恥ずかしいほど不完全なので、こうした研究を続けて、使える染料や現代の顕微鏡の力の大幅な進歩を活用しなければならないという緊急のニーズがある。

最近では、生きた人間に対して磁気共鳴手法を使うことで新しい可能性が開けた。分散イメージングなどの非侵襲的手法のおかげで、生きた人間の接続ネットワークが初めてかいま見られるようになっている。この技法はまだまだ満足とはとても言えないが、すばらしい成果を約束してくれている。

ヒトの脳内にある何十億ものニューロンや、それらが形成する何兆ものシナプスは、どのようにして行動を形作る活動のみならず心を創り出すのだろうか。その心のおかげで持ち主は意識を持てるし、文化の台頭もそうした心のおかげだ。多くのニューロンやシナプスが、多重相互接続性とそこから生じる複雑性によりそれが実現されているというだけでは、あまりよい答とは言えない。相互接続性や複雑性はあるにはちがいないが、その相互作用や複雑性はでたらめではない。それは局所的な回路の様々な設計や、そうした回路が部位を創り、部位同士が関連して系をつくるというさらに多種多様な方法から生じているのだ。そうした部位が内部でどう創られているかがその機能を決める。全体的なアーキテクチャの中でその部位がどこに位置しているかも重要だ。というのも全体としての配置の中の位置は、系の中でそのパートナーを決めるからだ――その部位と話す特定の部位や、返信する部位はどこかが決まってしまう。話をもっとややこしくする点として、その反対もまた成り立つ。ある程度までは、それが交流するパートナーが、その配置を決めるのだ。だがこれ以上話を進める前に、脳のアーキテクチャを構築する材質についてちょっと説明しておこう。

建設材料

心を作る脳は神経組織でできており、神経組織は他の生物組織と同じく細胞でできている。脳細胞の主要なタイプはニューロンで、1~3章で述べた理由から、ニューロンは生物学全体の中でとても特徴ある細胞だ。ニューロンとその軸索は、別種の脳細胞であるグリア細胞でできた足場の中に埋め込まれている——というより宙づりになっているというべきか。ニューロンを物理的に支持するだけでなく、グリア細胞はまたその栄養素の一部を提供する。ニューロンはグリア細胞なしには生きられないが、あらゆる証拠から見て、行動と心に関する限り脳の重要な単位はニューロンのほうだ。

ニューロンが軸索を使ってメッセージを筋肉繊維に送ると、動きを引き起こせる。そしてニューロンがとても複雑なマップ作成部位の中で活性化すると、結果はイメージ、心的活動で主に流通するものとなる。われわれの知る限り、グリア細胞はこの手のことは何もしない。とはいえ、ニューロンの活動に対するグリア細胞の貢献は、まだ全貌が明らかになったわけではない。もっと暗い話として、グリア細胞は最も悪性の脳腫瘍である神経膠腫の原因となり、これに対する治療法はいまのところ見つかっていない。もっとひどいことに、理由はまったくわからないのだが、悪性神経膠腫の件数は他の悪性病ほとんどすべてとちがい、世界的に上昇傾向にある。脳腫瘍のもう一つの起源として多いのは、脳膜細胞だ——脳膜は脳組織を覆う皮膜状の膜だ。髄膜腫は良性のものが多いが、その位置のため成長が検出されないと、脳機能を大幅に阻害してしまい、無害どころではなくなる。

それぞれのニューロンは三つの主要な解剖学的要素を持っている：（1）細胞体。これは細胞の主力で、細胞核やミトコンドリア（ニューロンのゲノム、それを支配する遺伝子を補うものは核の中にあるが、ミトコンドリアの中にもＤＮＡはある）（2）主な出力繊維である軸索、これは細胞体から生じる（3）樹状突起と呼ばれる入力繊維。これは細胞体からつきだしていて、ちょっと触角に似ている。ニューロンはシナプスと呼ばれる境界領域を通じて相互接続されている。ほとんどのシナプスでは、あるニューロンの軸索が別のニューロンの樹状突起いくつかと化学的に接続されている。

ニューロンは活性状態（発火）と非活性状態（非発火）、「入」「切」を往き来する。発火は電気化学的な信号を作り出し、それが境界を越えてシナプスで別のニューロンに伝わり、信号がその相手のニューロンの発火基準を満たせばその相手も発火する。電気化学信号は、あるニューロンの中を軸索を通じて下る。シナプス境界は軸索の末端と他のニューロンの始まりとの間にあり、一般に樹状突起のところにある。この標準的な記述には、いくつかちょっとした変種や例外があるし、ニューロンも種類によって大きさや形がちがう。だがおおざっぱな図式としては、この概略で十分だ。それぞれのニューロンは実に小さいので、それを見るにはかなりの高倍率顕微鏡が必要だし、シナプスを見るにはさらに強力な顕微鏡が必要となる。それでも、小さいというのは相対的な話であり、見る者の拡大倍率次第で変わる。それらを構成する分子と比べれば、ニューロンは実に大きな生き物となる。

ニューロンが「発火」すると、活動電位と呼ばれる電流が細胞体から放出されて軸索を下る。このプロセスはとても高速だ、ほんの数ミリ秒しかかからない。これを考えると、脳と心的プロセスの時間スケールがどれほど異なっているか見当がつく。目の前に出されたパターンを意識化するには何百ミリ秒もかかる。感情の体験は数秒のスケール、つまり数千ミリ秒、場合によっては数分かかる。

発火電流がシナプスにやってくると、それは二つの細胞間のすき間、シナプス間隙に神経伝達物質と呼ばれる化学物質（たとえばグルタミン酸塩）の放出を引き起こす。励起したニューロンでは、シナプスが隣接して独自の送信信号を放出する／しない他の多くのニューロンの協力的な相互作用が、次のニューロンの発火有無を決める。つまりそれが独自の活動電位を生み出し、独自の神経伝達物質を放出して、というわけだ。

シナプスは、強いことも弱いこともある。シナプスの強度は、パルスが次のニューロンに伝わるか、伝わるならどのくらい伝わりやすいかを決める。励起したニューロンだと、強いシナプスはパルスの伝達を促進し、弱いシナプスはそれを阻害したり阻止したりする。

学習において一つ決定的な側面は、シナプスの強化だ。強度とはつまり、発火の容易さであり、したがって下流のニューロン活性化の容易さだ。記憶はこの操作に依存している。ニューロンレベルでの記憶の神経基盤に関するいまの理解は、ドナルド・ヘッブの先駆的な発想にまでさかのぼれる。ヘッブは二〇世紀半ばに、学習がシナプスの強化とその後のニューロン発火促進に依存している可能性を初めて提起したのだ。彼の主張は純粋に理論的なものだったが、その仮説はその後正しいことが証明された。過去数十年で、学習の理解は分子的なメカニズムや遺伝子表現のレベルにまで深まっている。

平均では、それぞれのニューロンが話す相手は比較的少なくて、ほとんどや、ましてほかのあらゆるニューロンと交信したりはしない。実は多くのニューロンは、手近でかなり近場の回路内にあるニューロンとしか対話しない。他は、その軸索が数センチも伸びている場合ですら、ごく少数の他のニューロンとしか接触しない。それでも、全体的なアーキテクチャの中でニューロンがどこに置かれているかによって、パートナーの数は多かったり少なかったりする。

何十億ものニューロンは回路としてまとまっている。一部はとても小さなミクロ回路で、裸眼では見えない本当に局所的な操作をしている。だが多くのミクロ回路がまとまると、それは部位としてある種のアーキテクチャを持つようになる。

基本的な部位のアーキテクチャには二種類ある。一つは核種系で、もう一つは大脳皮質部分系だ。大脳皮質の部分となると、ニューロンは二次元的な表面の鞘として表示され、それが層状に積み重なる。こうした層の多くは細かい地形的な組織を持っている。これは詳細なマッピングに理想的だ。ニューロンで作る核種（これは個別ニューロン内の核種と混同してはいけない）でのニューロンは、通常は鉢に盛ったブドウのように並べられているが、この通例には部分的に例外もある。たとえば膝状核種と丘状核種は二次元的な曲面的層を持つ。いくつかの核種も地形的な組織を持つので、これらは粗雑なマップを生み出せるのだろう。

核種は「ノウハウ」を含む。その回路は、ある種のメッセージで核種が活性化したときにどう活動すべきか、何をすべきかに関する知識を体現している。これは性向的なノウハウなので、各種活動は脳の小さな生物種の生命管理には不可欠だ。これは大脳皮質がなかったり限られたりしている生物や、マップ作成能力を限られた生物にあてはまる。だが核種はわれわれのような脳の生命管理にも不可欠で、基本的な管理を司っている――代謝、内臓反応、情動、性的活動、感情、さらには意識の一部側面などだ。内分泌系と免疫系の統括は核種に頼っているし、情動的な生活もそうだ。だが人間だと核種の働きの相当部分は心の影響下にあり、つまりはすべてではないにしてもかなりの部分が、大脳皮質に左右されるということだ。

重要な点として、核種と大脳皮質部分で定義された個別の部位は相互接続されている。そしてそれらが今度は、ますます大きな回路を構成する。無数の大脳皮質部分が相互作用しつつ配線されるようになるが、それぞれの部分はまた皮質下核種とも配線されている。ときには皮質部分は核種からの信号を受信する側となり、またあるときには、信号の送り手となる。ときには送受信両方を行う。その相互作用が特に重要なのは、視床下部の無数の核種との関係において（この場合、大脳皮質との接続は双方向であることが多い）と、扁桃体に関連した接続の場合だ（この場合の接続は、皮質から下ってくるものと皮質に上がるものとがあるが、双方向ではない）。

まとめると、ニューロン回路はケーキのように並行した層の形で鞘状に配置されれば皮質部位をつくり、層でない配置でまとまっていれば核種をつくる（だが例外もあることはさっき述べた通り）。皮質部位も核種も、軸索「投射」で相互接続されて系をつくり、そしてだんだん複雑性が増すにつれて、系の系を構成する。大量の軸索投射が裸眼で見えるほど大きくなると、それは「経路」と呼ばれる。規模でいうと、あらゆるニューロンや局所回路はきわめて小さく、あらゆる皮質部位やほとんどの核種、そしてあらゆる系の系は大きい。

ニューロンを煉瓦とすれば、煉瓦のつなぎに使われるセメントに相当するものは何だろう？　ごく単純に、それは脳のいたるところでの足場だと紹介した大量のグリア細胞だ。すばやい伝導を行う軸索をくるむ髄鞘《ずいしょう》（ミエリン鞘）もグリア細胞だ。これは軸索に対する保護と遮断を提供し、まさにセメントの役割通りとなっている。グリア細胞はニューロンとは大幅に異なり、軸索や樹状突起もなく、長距離にわたり信号を送信したりもしない。つまりグリア細胞は生命体の他の細胞をコントロールするものではないし、その役割は他の細胞を調整したり表象したりすることではない。ニューロンの模倣機能はグリア細胞には当てはまらない。だがグリア細胞が果たす役割は、ニューロンのための棚を提供するだけにはとどまらない。グリア細胞はたとえばエネルギー産物を保持配信することで、ニューロンへの栄養補給に介入する。そしてさっき示唆した通り、その影響は実はもっと深いかもしれない。

大規模アーキテクチャについて追加

神経系は、中枢と末梢という区分がある。中枢神経系の主要コンポーネントは大脳で、左と右の二つの大脳半球からできており、それが脳梁で結ばれている。笑い話として、脳梁は大脳半球がずり落ちないように自然が発明したのだ、というものがある。だが実はこの太い神経繊維の束は、左半球と右半球を双方向に結び、両者を統合する重要な役割を果たすことがわかっている。

大脳半球は大脳皮質で覆われ、それが葉《よう》としてまとまっており（後頭葉、頭頂葉、側頭葉、前頭葉）、そこに帯状皮質という部位が含まれているが、これは内部表面（正中面）でしか見えない。大脳の表面を調べたときに、まったく見えない大脳皮質の二つの部位は、前頭葉と頭頂葉の下に埋まっている島皮質、側頭葉の中に隠された特別な皮質構造である海馬だ。

大脳皮質の下にある中枢神経系には、基底核、前脳基底核、扁桃核、間脳（視床と視床下部で構成される）といった核種の深い集合体も含まれる。大脳は脳幹を通じて脊髄に結ばれている。そして大脳は、脳幹の背後に二つの半球として所在している。視床下部は通常は視床といっしょくたに間脳の一部として扱われるが、現実には視床下部は機能的に脳幹に近い存在で、生命調整の最も重要な役割を脳幹と共有している。

中枢神経系はニューロンから発する軸索の束で、体のあらゆる地点と接続されている（その束は神経と呼ばれる）。中枢神経系と末梢部を相互に結ぶあらゆる神経の総和が末梢神経系だ。神経はインパルスを脳から身体へ、身体から脳へと送信する。末梢神経系の最古にして最も重要な部分は、自律神経系で、こう呼ばれるのはその働きのほとんどが意志的なコントロールの外にあるからだ。自律神経系のコンポーネントは交感神経系、副交感神経系、腸神経系だ。交感神経系は生命調整に重要な役割を果たし、情動や感情にとっても重要だ。脳と身体はまた、ホルモンといった血流を運ばれる化学分子でも相互接続されている。脳から身体へと向かうホルモンは、視床下部といった核種で生まれる。だが化学分子はまた逆の方向にも運ばれ、保護をもたらす血液脳障壁の存在しない、嘔吐中枢などでニューロンに直接作用する（血液脳障壁は、血流内を流通する一部の分子に対する保護障壁だ）。嘔吐中枢は脳幹に位置し、結合腕傍核や中脳水道周囲核といった重要な生命調整構造にとても近い。

中枢神経系はどの方向に切断して断面図を見ても、色の濃い部分と薄い部分とのちがいがわかる。

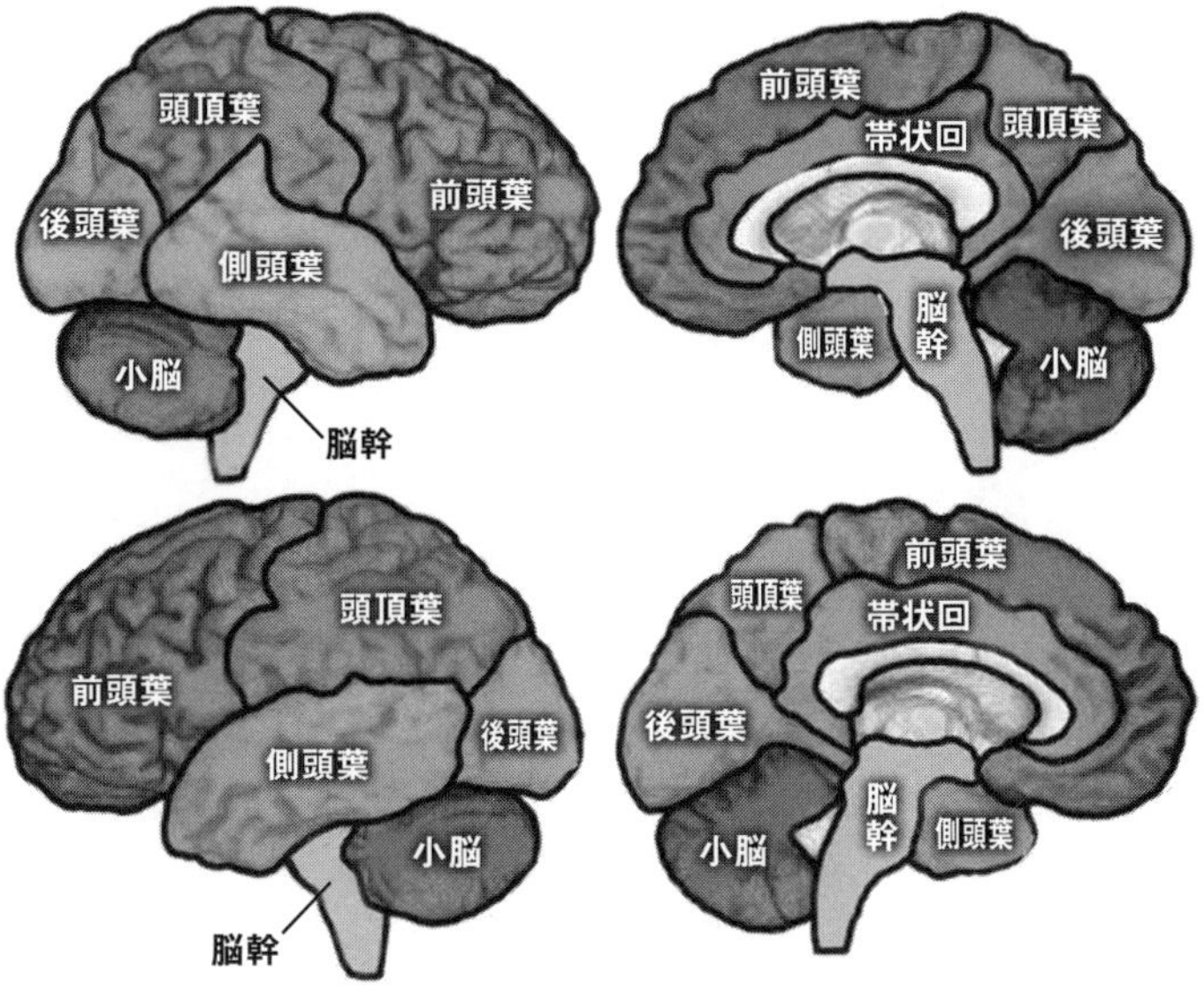

図 A.1　人間の脳の大きなアーキテクチャを、磁気共鳴データの３次元再現図として示したもの。左右両半球の側面（外部）からの様子を左側に示す。右側は正中側（内部）からの様子。右側２つに見られる白いカーブした部分は脳梁。

黒い部分は灰質として知られる（実際は灰色というより茶色だが）。そして薄い部分は白質と呼ばれる（白というよりは小麦色だが）。灰質の色が濃いのは、多くのニューロンの細胞体を緻密に詰め込んでいるからだ。白質が薄い色なのは、灰質にある細胞体から発する軸索が、髄鞘で遮断されているからだ。すでに述べたように、この遮断はマイリンでできており、軸索内の電流伝導を加速する。マイリンの遮蔽と信号のすばやい伝導は、進化的に現代的な軸索の特徴だ。マイリンなしの繊維はかなり遅く、古い年代のものとなる。

灰質は二種類ある。おおむね層状になったものは、大脳半球を包み込む大脳皮質と、小脳を包み込む小脳皮質に見られる。層状でない種類は核種でできていて、代表例はさっき挙げた。基底核（これはそれぞれの大脳半球奥深くにあり、三つの大きな核種である尾状核、被核、淡蒼球で構成される）、扁桃核（これは単一でかなり大きな塊であり、それぞれの側頭葉の奥深くに位置している）、そして視床、視床下部、脳幹の灰質部などを構成する、小さな核種の集まりだ。

大脳皮質は大脳の外套であり、それぞれの大脳半球表面を覆っている。これは、脳に独特の折りたたまれた外観を与えているクレバス、裂溝やひだの奥深くまで通じている。皮質の厚みは三ミリほどで、層はお互いに脳の表面と平行する形になっている。大脳皮質の進化的に新しい部分は新皮質だ。大脳皮質の主要な分類は葉と呼ばれる。前頭葉、側頭葉、頭頂葉、後頭葉だ。他の灰質構造（さっき触れた核種や小脳）はすべて皮質下となる。

文中ではしばしば早期感覚皮質（早期感覚野）や連合皮質（連合野）、あるいは高次連合皮質（高次連合野）にさえ言及している。こうした名前は、別に時間的な意味合いはまったくない。単に空間

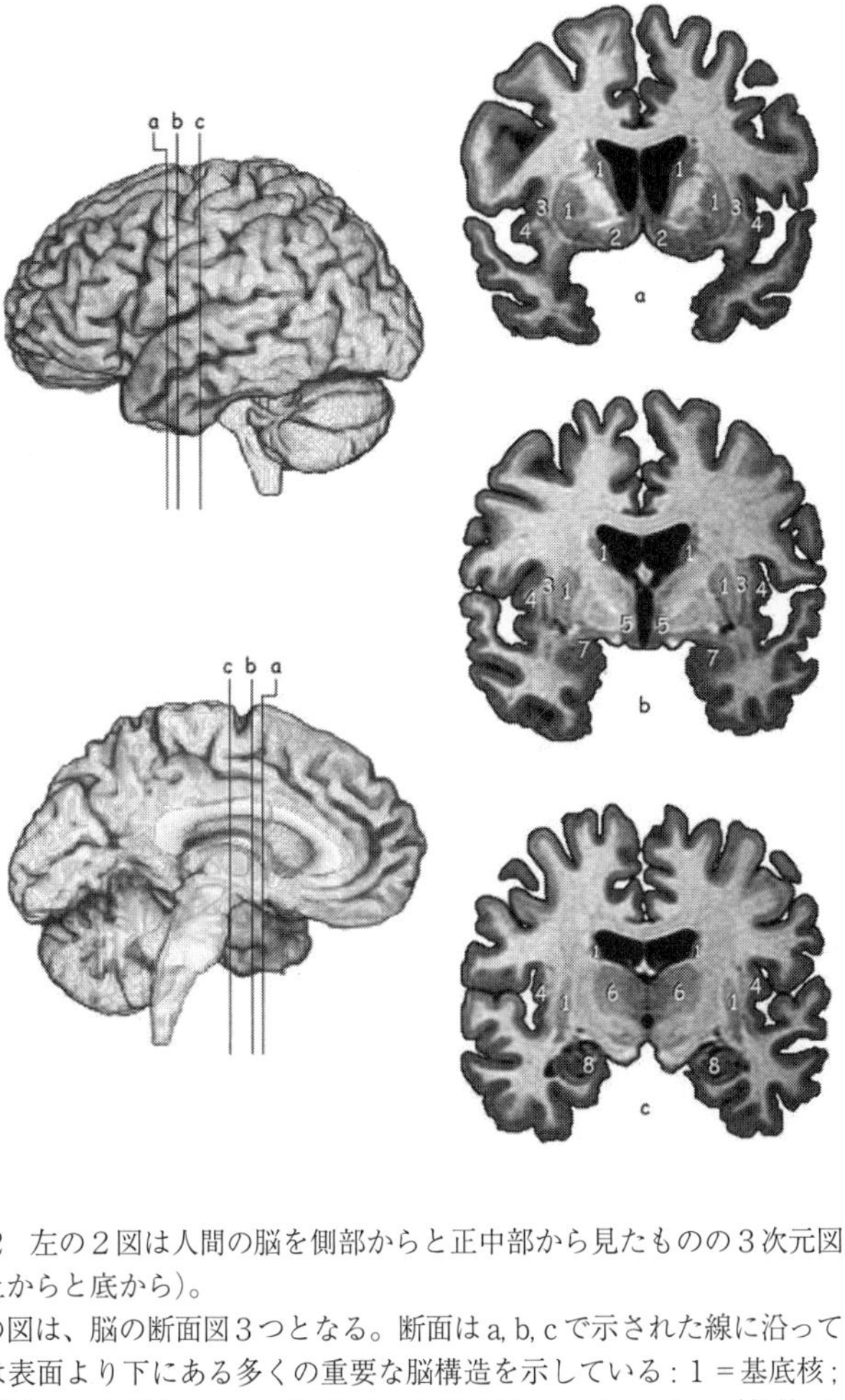

図 A.2　左の２図は人間の脳を側部からと正中部から見たものの３次元図（それぞれ上からと底から)。

右の図は、脳の断面図３つとなる。断面はa, b, cで示された線に沿ってのもの。断面は表面より下にある多くの重要な脳構造を示している：１＝基底核；２＝前脳基底核；３＝尾状核；４＝島皮質；５＝視床下部；６＝視床；７＝扁桃核；８＝海馬。大脳皮質は表面全体を覆い、これには裂溝すべての奥深い部分も含まれる。断面図で、大脳皮質は暗い縁取りとして、もっと薄い色の白質と明白に区別できる。断面図の中心部にある黒い部分は側脳室となる。

内でそれぞれの部位が占める位置と、感覚処理の連鎖を示しているだけだ。早期感覚皮質は末梢感覚経路の入り口近くや周辺にあるものだ――たとえば、視覚や触覚や聴覚信号が入ってくるところの周辺ということだ。早期部位は同心円状に配置されていることが多い。これは感覚経路が運び込んできた信号を使って、詳細なマップを作るのに決定的な役割を果たす。

連合皮質は、その名前が示す通り、早期皮質から生じる信号を相互に関連づける。これは大脳皮質で早期感覚皮質や運動皮質がないところならどこにでもある。階層構造になっていて、連鎖の中で高いところにあるものは、通常は高次連合皮質と呼ばれる。前部前頭皮質と後部側部皮質は、高次連合皮質の例だ。

大脳皮質の核種の部位は伝統的にはそのニューロン配置の特徴的なアーキテクチャ設計に対応する数字によって同定されてきた。これは細胞構造として知られる。部位に番号をふる最も有名なやり方は一世紀前にブロードマンが提案したもので、いまでも便利なツールとなっている。ブロードマン番号はその部位の大きさや機能的な重要性とはまったく関係ない。

位置の重要性

脳部位の内部の解剖学構造は、その機能の決定要因として重要だ。ある脳部位が脳の三次元構造の中でどこに位置しているかということも、重要な決定要因となる。脳全体の中の配置や内部の解剖学構造はおおむね進化の結果だが、個人の発達にも影響される。個別の体験が回路を形成し、この影響は主にミクロ回路の水準で記されるが、それでもマクロ解剖学的な水準でも感じられることになる。

核種の進化的な年代は古く、脳すべてがロザリオのビーズにも似た神経節のつながりでしかなかった時代の生命史にまでさかのぼる。神経節は要するに、脳という塊に進化的に組み込まれる以前の個別核種だ。第2章で触れた線虫類の脳は、神経節の連鎖でできている。

脳全体のボリューム内で核種がある位置はかなり低めで、常に大脳皮質が提供する外套より下だ。それは脳幹、視床下部、視床、基底核、前脳基底核（その延長には、扁桃核として知られる核種の塊がある）の中にある。皮質の一等地からは追い出されているものの、それでも進化上の序列はそれなりに高い。歴史的に古ければ古いほど、脳の正中線に近いのだ。そして脳のすべては左右二つに分かれ、その間に分割する線が入っているので、きわめて古い核種は正中線をはさんで反対側にいる自分の双子と向き合うことになる。生命制御と意識にとって不可欠な脳幹ではまさにそうなっている。もう少し最近できた核種——たとえば扁桃核——では、左右のものはもっと独立性が高く、明らかにお互いが分離している。

大脳皮質は進化的に核種よりももっと最近のものだ。それはすべて、その二次元的な鞘状の構造が特徴となり、この特徴のおかげで皮質は詳細なマップづくり能力が持てる。だが皮質の層の数は、たった三つ（古い皮質の場合）から六つ（もっと最近のもの）までいろいろだ。層の中や層をまたがる回路の複雑性もやはりいろいろだ。脳全体の中での位置もまた、機能的に意味を持つ。一般に、ごく最近の皮質は、主要感覚経路——たとえば聴覚、視覚、体性感覚——が大脳皮質の外套に入ってくる点やその周辺で起こり、したがって感覚処理とマップづくりと結びついている。言い換えると、それは「早期感覚皮質」クラブに所属しているわけだ。

運動皮質も年代は様々だ。一部の運動皮質はかなり古くて小さく、そうしたものはやはり前部帯状皮質の正中線にあり、補助的な運動部位は、それぞれの大脳半球の内側（あるいは正中側）の面にはっきり見える。他の運動皮質は最近のもので構造的に洗練されており、脳の外部表面（外側面）にかなりの領域を占めている。

脳全体の作業に、それぞれの部位がどんな貢献をするかは、そのパートナーにも大きく依存する。他のどの部分がその部位に語りかけ、その部位がどれに返答するか、つまりどの部位がそのニューロンをある部位Xに投射し（したがって部位Xの状態を変え）、どの部位が部位Xからの投射を受けるか（つまりその出力により変えられるか）ということだ。これはその部位Xがネットワーク内でどこにあるかにかなり依存する。部位Xがマップづくり能力を持つかどうかも、その機能的役割においては重要な要因となる。

心と行動は、核種や皮質部分の銀河系の動作がもたらす一瞬ごとの結果であり、それは収斂分散ニューロン投射によって左右される。もしその銀河系がうまく組織されて調和のとれた活動をすれば、その持ち主は詩を生み出し、そうでなければ大混乱が生じる。

脳と世界とのインターフェースにて

脳と世界との間には二種類の神経構造が位置している。一つは内向きのもの、一つは外向きのものだ。最初の神経構造は、身体の末梢部にある感覚受容器で構成される——網膜、内耳の蝸牛、皮膚の神経末端などだ。こうした受容器は外からニューロン投射を受けたりはしない（少なくとも自然には。ただし義肢インプラントからのニューロン的な電子入力がこれを変えつつある）。それらはむしろ物理的な刺激を受け取る——光、振動、機械的接触などだ。感覚受容器は身体の境界から脳の中へと、複数のニューロン回路階層を経て脳領域の奥深くに侵入する形で、一連の信号連鎖を引き起こす。だがこれは管路の中の水のように単純な動きをするわけではない。新しい脳のステーションごとに、その信号は処理と変化を経る。さらに、内向きの投射連鎖が始まったところに向けて信号を送り返すことも多い。こうした脳アーキテクチャの特徴は研究があまり進んでいないが、おそらく意識のある側面にとって大きな意義を持つのだろう。

もう一つの境界点が起こるのは、脳の外向きの投射が終わり外部環境が始まるところだ。信号の連鎖は脳内から始まるが、最終的には化学分子を大気中に放出するか、あるいは身体の筋肉繊維に接続するかで終わる。後者はわれわれが動き話すことを可能にし、それが外向き連鎖の主要なものの末端となる。筋肉繊維以降となると、空間内での直接的な動きとなる。進化の初期段階では、膜や皮膚境界での分子放出は生命体の生活に大きな役割を果たした。それは重要な行動手段だったのだ。人間では、この側面は十分に研究されていないが、フェロモン放出はまちがいない。

脳というのは、単純な反射弓として始まったものが段階的に複雑になったと思えばよいかもしれない：ニューロンＮＥＵは物体ＯＢを検知して、ニューロンＺＡＤＩＧに信号を送り、それが筋肉繊維ＭＵＳＣに投射して動きを引き起こす。進化の後になると、反射回路にニューロンが追加され、ＮＥ

UとZADIGの間に入る。これは間ニューロンなのでINTと呼ぼう。そのふるまいは、ニューロンZADIGの反応がもはや自動的には起きないようにするというものだ。たとえばニューロンZADIGは、ニューロンNEUがすべて一斉に発火した場合にのみ活性化し、それより弱い信号では活性化しないかもしれない。その決断の重要な部分は、間ニューロンINTの手にゆだねられることとなる。

脳進化の大きな側面は、この間ニューロンに相当するものを脳の回路のあらゆるレベルに追加することだった――それもそれぞれのレベルで、追加されたのは一つではない。その等価物として最も大きいのは、大脳皮質に置かれたもので、間部位と呼んでもいいかもしれない。それは他の部位とサンドイッチ状になっていて、核種の刺激に対する単純な反応を変調し、その反応をあまり単純で自動的なものではないようにするという、優れた明らかな目的を果たしている。

変調をもっと細やかで高度にする途中で脳は刺激を細かくマッピングする仕組みを発達させ、その究極の結果がイメージと心になった。やがて脳はそうした心に自己プロセスを追加し、これにより目新しい反応の創造が可能となった。最後に人間で、そうした意識ある心が似たような存在の集合体としてまとまると、文化の創造が可能になり、同時にそれに伴う外的な人工物もできた。そして文化は何世代もの脳の働きに影響を与え、やがては人間の脳進化にも影響を与えた。

脳は系の系だ。それぞれの系は、小さいが巨視的な皮質部位や皮質下核種の入念な相互接続で構成され、そうした部位や核種は微視的な局所回路で構成され、それはニューロンで構成され、それがシナプスで接続されている。

ニューロンが何をするかは、それが所属する局所的なニューロンのまとまりに依存する。系が何をするかは、相互接続アーキテクチャの中でその局所的なまとまりが他のまとまりにどう影響するかに依存する。最後に、それぞれのまとまりが系にどう影響するかは、それが系の中でどういう場所を占めているかに依存する。

心／身（物理）等価性仮説について一言

本書で採用した視点は必ずしも万人が気に入るものではなく、まして受け入れているわけではない仮説を一つ含んでいる——それは、心的状態と脳状態が基本的には等価だという考え方だ。一部の人がこの仮説を認めたがらない理由は、検討に値する。

物理世界（そこに脳がふくまれるのは疑問の余地がない）では、等価性と同一性は質量、大きさ、動き、電価などの物理属性で定義される。物理／身体状態と心的状態との同一性を認めない人々は、特定の物理的対象に対応する脳マップが物理的な形で議論できるものであるにしても、その心的パターンを物理的なものとして議論するのはばかげていると言う。その理由としては、今日まで科学は心的パターンの物理属性を同定できずにいるし、科学でそれができないなら、心的なものを物理的なものと同一視はできない、という。だが私は、この理由づけは妥当とはいえないのではないかと思う。なぜか説明しよう。

まず、非心的な状態を人がどうやって決めるのかについて考える必要がある。外の世界にある物体の場合、まずはそれを末梢感覚プローブで知覚するところから始め、各種の道具を使って計測を実行する。だが心的な出来事の場合は、そういうことができない。これは別に心的な出来事が神経状態と等価ではないからではなく、それが発生する場所——脳の中——を考えると、心的状態はそもそも計測できる状態にないからだ。それどころか、心的な出来事は、それを含むのとまさに同じプロセス——つまり心——の一部でしか知覚できないのだ。この状況は残念なものだが、心の物理性/非物理性についてはまったく何も言わない。だが、そこから出てくる直感について、かなりの制約を課すものではあるし、したがって心的状態が物理状態と等価だとはいえないという伝統的な見方は疑問視するほうが堅実だとはいえる。こうした見方を単なる内省的な観察だけに基づいて認めるのは適切とはいえない。個人的な視点は、それが直接与えてくれるものについて使い享受されるべきだ。その直接与えてくれるものとは、意識化できて、生命を導ける体験だが、それはオフラインで実施される大量の省察的な分析——これは化学的分析も含む——がその助言を確認できる場合に限る。

神経マップやそれに対応するイメージが脳内に見つかり、脳の持ち主だけにアクセスできるという事実は、障害にはなる。だがそうしたマップ/イメージがそもそも脳内で形成されることを考えれば、それが私的で隠された部分にしか見つからないというのも当然のことだろう。脳の解剖学はそれを外部化するような設計にはなっていないのだから、それが脳の外にあったらかえって驚きだ。

いまのところ、心的状態/脳状態等価性は、確実なことというよりは便利な仮説として扱うべきだ。それを支持するためにはさらに証拠が積み重なる必要があるし、そのためには進化神経生物学からの証拠を、神経化学的な各種証拠とあわせて追加の視点を得る必要がある。

心的な出来事を理解するのに追加の視点などいるのかと疑問に思う人もいるかもしれないが、追加の視点を正当化するよい主張はある。心的な出来事が脳事象と相関しているという事実――これ自体はだれも疑問視しない――と、後者が脳内に存在して直接計測できないという事実は、特別なアプローチを正当化する。また、心／脳事象がまちがいなく生物進化の長い歴史の産物だということから、検討にあたっては進化論的な証拠も含めるほうが筋が通っている。最後に、心／脳事象はおそらく自然で最も複雑な現象なので、特別な扱いが必要だということも、特に例外的と考えるべきではない。

今日よりはるかに強力な神経科学技法の助けを借りても、ごく単純なものであれ心的状態と関連した神経現象を全面的に描き出せるかどうかはわからない。今のところ可能で必要なのは、新しい実証的証拠に裏付けられた、理論の段階的な近似化だ。

心／神経等価性仮説を認めると、下降する因果性という頭の痛い問題においてはことさら役にたつ。心的状態は行動に影響を与えるし、これは神経系とそれに命じられた筋肉による各種の行動からすぐにわかる。だが一部の人は、非物理的とされる現象――心――がきわめて物理的な神経系に影響を与えて、それを行動させられるのかという点に謎があるのだ、と言う。心的状態と神経状態が同じプロセスの両面で、こちらを引っかけようとするヤヌスがまたしても登場しているものだとするなら、下降する因果性はあまり問題ではなくなる。

一方で、心／脳等価性を排除すると、困った想定が必要となる。ニューロンがモノのマッピングを作り、そのマッピングが全面的な心的事象となるというのが、生命体の他の細胞がたとえば身体部分の形を作ったり身体活動を実行したりするよりも、なぜか不自然で考えにくいことになる、という想定がいるのだ。身体の細胞がある特定の空間設定に、計画にしたがって配置されると、それは物体を構成する。

手はその好例だ。手は骨、筋肉、靱帯、接続組織、血管網、神経経路網、何層かの皮膚でできており、それがすべてあるアーキテクチャ的パターンに従って配置されている。こうした生物学的物体が空間内で動くとき、それはたとえば、あなたの手が私を指さすといった行動を実施する。物体と行動はどちらも時空間内の物理的な出来事だ。さて、ニューロンが二次元の鞘に配置されて、それが受ける入力に応じて活性化／非活性化されているときそれはパターンを形成する。パターンが何らかの物体や行動に対応するとき、それは何か別のもののマップ、その物体や構想のマップを形成する。物理的細胞の活動に根ざしている以上、そのパターンはそれが対応する物体や行動と同じくらい物理的だ。そのパターンは瞬間的に脳内に描かれ、脳の活動により脳に刻まれる。細胞がきちんと配線され、想定通りに働き、適正なときに活性化するのであれば、脳細胞の回路が何らかのイメージ的な対応物を作るのも当然ではないだろうか？　その結果として生じる瞬間的な活動パターンが、もとの物体や行動よりも物理性が低い必要などどこにあるだろうか？

謝辞

建築家は、神は自然を作り残りは建築家が作ったという。これは場所や空間が、自然のものも人間が作ったものの、われわれの何たるか、何をするかということに大きな役割を果たしているのだということを教えてくれるよい表現だ。本書は冬のパリの朝に書き始め、その後マリブで二回の夏の間に大半を書き、いまこの謝辞を書きつつゲラを見ているのは、さらに別の夏のイーストハンプトンでのことだ。場所は重要なので、私がまず心からの感謝を捧げるのは、いつもながら祝祭的なパリだ。これは雪と灰色じみた冬でも変わらない。そして太平洋に極楽を作り出したコーリー＆ディック・ロウ（そしてそれを少し助けたリチャード・ノイトラ）、そして反対側の海岸に、すばらしい趣味を持ってまったくちがった極楽を作り出したコートニー・ロスにも。

だが科学に関する本の背景に関する限り、それを執筆した場所の記憶を挙げるだけでは済まされない。私の場合、これは南カリフォルニア大学で幸運にも出会った同僚たちや学生たちのおかげが大きい。これは脳創造性研究所とドーンサイフ認知神経科学画像センターの中だけでなく、他のＵＳＣ学部や学科の人々も含む。したがって、USCの文芸科学カレッジのリーダーシップに、ダナ&デヴィッド・ドーンサイフに、そして日々の知的環境を作り出すのに不可欠な支援を与えてくれたルーシー・ビリングスレーに多大な感謝を。同じく重要な感謝を、われわれの研究を可能にしてくれる研究助成機関にも述べねばならない。特に全米神経障害卒中研究所とマザース財団に。

一部の同僚や友人たちは、原稿全体やその一部を読み、提言を与えてくれて、そこに書かれたアイデアの中身について詳しく議論してくれた。そうした人々としては、ハンナ・ダマシオ、カスパール・マイヤー、チャールズ・ロックランド、ラルフ・グリーンスパン、ケイレブ・フィンチ、マイケル・クイック、マヌエル・カステル、メアリー・ヘレン・イモルディノ＝ヤン、ジョナス・カプラン、アントワーヌ・ベカラ、レベッカ・リックマン、シドニー・ハーマン、ブルース・アドルフィがいる。もっと大きな集団も、この文を読んで反応や示唆という便益を与えてくれた。この人々は、アーシュラ・ベルージ、マイケル・カーライル、パトリシア・チャーチランド、マリア・デ＝スーサ、ヘルダー・フィリペ、ステファン・ヘック、シリ・ハストヴェット、ジェーン・アイセイ、ジョナ・レーラー、ヨーヨー・マ、キングソン・マン、ジョセフ・パルヴィツィ、ピーター・サックス、ジュリアン・サルメント、ピーター・セラーズ、ダニエル・トラネル、ケーン・ファン＝フーリック、ビル・ヴィオラだ。この全員に、その知性、率直さ、寛大さについて感謝する。残っている多くの脱落や欠点は、私の責任であり彼らに責任はない。

パンテオン出版での我が編集者ダン・フランクは、複数の編集人格を持つ人物であり、そのうち少なくとも三つを私は診断できた——哲学者、科学者、小説家だ。そのそれぞれが必要に応じて浮上し、原稿について優しいながらも影響力の強い示唆を与えてくれた。その相談については感謝するし、私の散文の過剰を削除した決然たる手法にも感謝する（まさにこの文が、彼なら「ダン・フランク化」というプロセスに没頭するような材料の例だ）。そしていつもながら、旧友にして兄弟分でエージェントのマイケル・カーライルに、その叡智と知恵と忠誠心について感謝する。

図6.1と6.2を作成してくれたカスパール・マイヤーに感謝する。そして他の図をすべて作成し、第4章で、《ダエダロス》誌に載せた心身に関する共著論文から言い回しやアイデアを拝借させてくれたハンナ・ダマシオに感謝する。

シンシア・ヌニェスは原稿を辛抱づよく、見事に、大喜びで、何度にもわたる改稿ごとに整えてくれた。ライアン・エセックスとパメラ・マクニフは、不可欠な図書館調査を有能に手伝ってくれた。その実に価値ある努力に感謝する。

インクウェル・マネジメント社のイーサン・バソフとローレン・スマイスは、私の質問や要望を真摯に聞き、プロの頭で検討してくれた。それはクノップ／パンテオン出版の出版チームのみんなもそうだったが、特にいつもにこにこして熱心なミチコ・クラーク、ジリアン・ヴェルリロ、ジャネット・ビール、ヴァージニア・タンを挙げたい。最終的な産物に対するみんなの貢献すべてに感謝する。

訳者あとがき

1　はじめに

本書は Antonio R. Damasio, *Self Comes to Mind: Constructing the Conscious Brain* (2010, Pantheon) の全訳である。翻訳にあたっては、原著版元より送られたｐｄｆファイルとハードカバー版をもとにしている。

2　本書の概要

さて本書の冒頭で、著者は本書が再出発だと述べている。一から出直しなのだ、と。したがって、本書の内容がこれまでのダマシオの主張とガラリと変わっているのだと思ってしまうのは人情だろう。だが、正しくはむしろ再整理といったほうがいいかもしれない。細かいところでは、考えが変わったところもあるようだ。だが、大枠としては——特に研究者でもない一般読者が理解するレベルでは——ことさら大きな変化があったわけではない。

本書はむしろ、これまでのダマシオの議論を集大成し、進化論的に見た身体や脳から心(『デカルトの誤り』)、心から情動や感情(『感じる脳』)、感情から意識/自己(『無意識の脳 自己意識の脳』)、そしてさらには知性や文明へという流れを総括したものとなる。その意味で、出直しというよりはまとめ直し、と言ったほうがいいだろう。これまでダマシオの著作、特に『無意識の脳 自己意識の脳』を読んできた人にとっては、既視感がある部分も多いはずだ。だがもちろん、そうした心や意識、自己の成立を脳の各種部位の働きに位置づける記述は精緻化されているし、多岐にわたるダマシオの議論を包括的に理解するためには便利な本だ。特に、最後の文化や文明をも進化的な恒常性維持の枠組みでとらえた部分に関しては、本書での新しい展開だと言える。

3 著者について

著者のアントニオ・ダマシオはポルトガル生まれの神経学者だ。リスボン大学医学部で医学を学び、臨床も行っている(その経験の一部は本書にも頻出する)。その後渡米してアイオワ大学病院に所属し、二〇〇五年から現在の南カリフォルニア大学で神経科学教授を務めると同時に、同校の脳創造性研究所の所長としても活動、さらにソーク研究所の補助教授でもある。

研究者としては、脳損傷研究、及びｆＭＲＩなどを通じた脳機能の研究論文が多い。無脳症、アルツハイマー病などにおける脳の損傷が、意識や認知にどんな影響を及ぼすか、あるいは各種の活動において脳のどの部分が活性化しているかという研究となる。そしてその成果をもとに、上にも挙げたこれまでの三冊の著書で展開された、心や意識に関する主張を展開している。いずれの著書もきわめて評価が高く、世界数十カ国で翻訳され、受賞歴なども多い。本書もドイツのコリーネ国際図書賞未来部門を二〇一一年に受賞している。

4　本書の主張の概要

では、そのダマシオの主張はどんなものだろうか？　それには本書をお読みいただくのが手っ取り早い……と言いたいところだが、本書をいきなり読んでも、必ずしもその主張が理解できるかどうかははっきりしない。これはもちろん、その内容がかなり多岐にわたるうえ、主張としても目新しい部分が多いということもある。そしてもう一つは、ダマシオの書きぶりのせいもある。ダマシオの文は、よく言えば華やか、普通に言えば饒舌、悪く言えばレトリック過剰で気障となる。抽象的な概念を脳科学や神経科学の知見に根拠づけつつ縦横に論じつつ、いささか衒学的に哲学や文学やクラシック音楽への言及がちりばめられたそのスタイルは、刺激的ではある一方で、様々なレベルの議論が混在して必ずしもわかりやすいとは言えない。情動や感情をめぐる議論が典型的だが、一般的な概念とはかなりちがう独自の用語法、さらにかなり細かい新造概念を、あまりきちんとした説明なしに次々に投入するやり方も、それに拍車をかけている。全体的な議論の枠組みが事前にわからないと、個別議論の中で迷子になりかねない。

そこでここでは、そのマクロレベルにおける全体的な見通しを提供することを試みる。

4・1　恒常性維持のための心と自己

まずマクロレベルで考えよう。ダマシオの議論の基本は、心も、情動や感情も、意識も自己も、進化の中で生存に有利だから発達してきた、ということだ。したがって、そうしたものが生存にとってどう有利だったのかを考えることが、その本質を考える上での大前提となる。

さて、世の中にはアメーバやゾウリムシなどの単細胞生物など、どう見ても心だの、自己だのといった高級なモノをもちあわせていない生物がいる。でも、様々な刺激に対して反応を行うことで、攻撃から逃げたり、エサを探したり、自分の寿命を長引かせるような各種の活動を行っている。それを実現するために、こうした生物は環境的な条件を、自分の生存に最も適した範囲に収めるようあれこれ活動する。そこからずれた場合には、それをもとに戻すような刺激反応の束を身につけている。これが恒常性だ。そしてこれは、あらゆる生物に共通するものだ。ぼくたち人間も、気温が暑すぎれば涼しくなるような対応をとり、腹が減れば何かを食べようとし、石が飛んでくればそれを避けようとする。心や自己だって、そうした恒常性維持に貢献するものであるはずだ。

やがて単純な刺激反応だけで恒常性維持と生存を実現する生物がだんだん複雑になると、多細胞化による分業がすすみ、目や耳や触角といった感覚器と、そこからの情報を伝達するニューロンが発達する。知覚する部分とそれを処理する部分の分業が発達するわけだ。すると、処理する部分は各方面から入ってきた知覚情報をまとめて自分のモデルを作る必要がある。そのために知覚器官からの信号をマッピングするわけだ。それは外界についてのマップもあるし、また自分自身の状態に関するマップもある。そしてそれは、知覚からの入力が変わるにつれて、刻々と変化する。このマッピングされたイメージの流れが心だ、とダマシオは主張する。この心は、たとえば脳内の自分の足のイメージに外界の視覚イメージの中の何かが接近したら回避行動を、といった刺激反応を可能にするだけだ。これは生存に大きく役立つだろう。

こうしたものには、意識／自己は必要ない。それを示しているのは、自己があるとは思えない動物などの、かなり高度な生存活動だ。いやそれどころか、人間のやっている自律神経による内臓運動や反射運動、各種無意識の行動もその証拠だ。呼吸、消化、血行、その他ありとあらゆる活動は、意識や自己の活動なしに実施されている。自己のない無意識状態の心がそこにはあるからだ、というのがダマシオの議論だ。

4.2　知覚イメージの参照基準：原自己

そうした心から一歩進むと、意識（つまりはそれを意識する自己）が生じる。これは、各種知覚器官からのデータを中心としてマッピングされた各種イメージの移動平均のようなものだ。これがダマシオのいう「原自己」であり、自己や意識の最初の形だ。これはある意味で、ふつうの、恒常性の範囲内にある自分のイメージといえる。生物は常に、恒常性の範囲を外れたらそれを修正して恒常性の範囲に戻す、というのを続けているからだ。ただしこの原自己はあくまで参照データであり、生物自身がこれを直接的に「感じる」ことはない。

4.3 恒常性からのずれを告げる情動と感情

そして、そこから各種の情動（エモーション）が生じる。ただし、一般に英語でエモーションといえば、喜怒哀楽の感情のことだが、ダマシオの言う「情動」はこれとはまったくちがうし、心理学でいう情動（これまた一般的な喜怒哀楽ではない）ともずいぶんちがう。ダマシオの情動とは行動だ。そしてその行動とは、怒って目がつり上がるとか、悲しくて涙が出るとか、そういうことだけではない。人が何かを食べてそれが胃に入ると胃液が出る。ダマシオ的には、これまた情動となる。まわりの温度が高いと、寝ていて意識がないときでも自然に汗が出る。これも情動だ。

さきほども述べたように、生物は恒常性を保とうとする。恒常性の範囲から外れたら、それを検出して修正しようとする。下等生物では、それは局所的な対応として起こるが、少し高等になれば――たぶん独立の感覚器官ができたあたりで――それは中央集権的に処理されるようになる。そのために体内、体外からの情報をもとに原自己ができて、そこからのずれは「何か対応をしよう」という信号とそれに対応した行動を生み出す。これがダマシオ的に言う「情動」の役割だ。

さて、こうした「情動」は別に意識される必要はない。飯を食ったら黙って胃酸が出ればいい。暑くて汗が出るとき、別にぼくたちはことさら「暑い」と感じる必要はない。自動的に汗を流していてもよい。でもかなり暑い場合、汗を出す一方でもっと涼しい方に移動しよう、クーラーをつけよう、などといった行動もあわせて取ったほうが、生き延びるためにはもっといい。それを実施するための仕組みが感情（フィーリング）となる。意識的な対応をとらせるために、情動を意識させる仕組みが、ダマシオのいう感情だ。そしてそれは、情動がいろいろもやもやたまってきてそのまま感情になるわけではない。情動で生じた身体変化があり、その身体変化が体内センサーを通じて脳内でマッピング&イメージ化され、それを認識すると感情となるのだという。いい加減な例をあげるなら、温度が上がる↓汗が出るという情動↓汗が出ていることを認識して暑いという感情（フィーリング）を体験するわけだ。あるいは、腹が空っぽだからすぐ空腹を感じるわけではない。腹が空っぽ↓栄養を得ようとして胃をしぼるという情動（対応行動）が発生↓胃が動いてグーグー鳴っているのを認識して、腹が減ったという感情（フィーリング）が生じることになる。これまた「感情」といっても、一般にいう喜怒哀楽とはちょっとちがうものとなる。

原自己があるだけの状態だと、こうした感情もかなり雑なものしかできないだろう。全体として見て、自分のいまの状態は原自己のあらわす恒常性状態からどのくらいずれているのか？　のほほんとしていていいのか、慌てて何かをしたほうがいいのか？　それを漠然と伝えるのが、原初的感情となる。もっとも単純な自己を持っただけの生物は、いろいろな対応は個別の情動による対応に任せつつ、「なーんかいい感じだからこのままいよう」とか「なんかやばい気がするから、なんかしたほうがいいんじゃないか」といった非常にぼんやりした気分を体験するはずだ。これがその原初的感情だ。

4・4　中核自己パルスによる創発としての「自己」

ここから、自己の次の段階に進歩する。自己というものはもちろん、自己ではない他の物体があって初めて意味があるものだ。他の物体は、各種の刺激を通じて各種のマップ&イメージを変化させ、その結果としてその移動平均のような原自己も変化する。各時点におけるその原自己の変化の集合が、ダマシオの言う中核自己だ。腹は減っている、暑い、右手が何かものすごく熱いものに触れている――こうした刺激を認識すると、原自己のイメージが変わる。その刺激ごとの様々な変化が、瞬間ごとにピシピシとパルス状に認識される。それが中核自己だ。

そして、そうしたパルスごとに、感情的な価値づけがある。右手が熱いものに触れていれば、移動平均たる原自己は突然、やたらに右手が熱いイメージに変化した。それに伴う原初的感情も変化する。この場合だと、温度変化が急激すぎてやばい、なんかすぐ対応したほうがいいようだという原初的感情がその変化（そしてそれを生み出した刺激）にくっつく。一方、ほぼ同時に腹が減ったという刺激も別のパルスを作っている。でもこっちは、あまり大きな原初的感情はくっついていない。そのうちなんとかしたほうがいいかも、といった程度の重要性だ。そして、その原初的感情がくっつけた重要度に応じて、各種処理が行われる。

この部分は、ダマシオの十八番たるソマティック・マーカー仮説だ。生物は、あらゆる刺激を横並びに見て、合理的な評価を下し、対応するのではない。そこに感情にもとづいた価値づけを行い、行動を行っているというわけだ。情動や感情がないと、人はこうした優先順位づけができなくなってしまう。中核自己パルスへの対応がばらばらになり、恒常性維持にとって重要な中核自己パルス＝刺激への対応が遅れ、生命維持に支障が出てしまう。

そうした様々なパルス状の刺激をまとめあげ、原初的感情がそこにくっつけた重要性に応じた処理を行うのが自己だ。ここだと、まずは熱いものに触れている手をひっこめさせ、次いで食べ物がないかという注意をもう少し強める、という具合に。いや、これは正確ではない。そうしたパルスとそれに対する対応が次々にやってきて、あっちをやり、次にこっちでこれは少し後回し、といった相互調性が行われる中で自然にまとまりが生じ、それがぼくたちの感じる「自己」になる、というべきだ。アリの巣などで、ちょっとしたフェロモンの濃淡が創発的な秩序を作ったりするのと同じように、ランダムな中核自己パルス＝刺激が感情で重み付けされるうちに自然と秩序が発生する。その自然な秩序こそが、ぼくたちの感じる自己だというわけだ。

4.5　その都度再構築される過去：自伝的自己の発生と文明

さて中核自己のパルスは一瞬ごとに現れては消える。だが、人間は過去の自分を記憶していて、いろいろなことを思い出せる。そして、将来のこともあれこれ想像できる。これをやるのが自伝的自己というものだ。だが、中核自己パルスはあらゆる瞬間に山ほどある。それをすべてそのまま記憶しておくのは不可能だ。記憶はまず、感情的な重要度に応じて保存されるようだ。そしてそのすべてが記憶されるわけではなく、そのときの感情と身体状態だけが記録され、その身体状態からどんな反応が生じたかは、脳の中の無意識な反応を行う部分が、その都度イメージを再構築するようだ。ぼくが昔転んだのを思い出すとき、そのすべてを思い出すわけではない。場所、そのときの焦った感情、痛みと、なぜか重要に思えた細部だけあれば、細かい転んだときの様子などは無意識反応の部分が勝手に穴埋めしてくれる。そしてそのイメージが中核自己と対照されることで、かつての中核自己パルスに近いものが再現され、人は過去の自分の状態や刺激を思い出せる。

そして、それをやることで、かつての行動の主体だった「自己」と、いまそれを想起している「自己」との連続性が生じる。これが自伝的自己、時間の中で連続性を持った自己の概念だ。

これが可能になれば、もちろん過去の経験からの学習が可能になる。そして、このように今ここにないものを思い出せるようになれば、脳内でシミュレーションを行い、頭の中で将来を予測もできる。これは恒常性維持にとってきわめて好都合だ。また、他人の状態についても粗雑ながら想像がつくようになる。これはこんどは、生物に社会性をもたらす。社会、そしてそれが作り出す文明や文化も、恒常性維持のための仕組みとなる。本書はそこから議論を進め、最終章では文明の未来や人間の主体性、さらに無意識と意識の関連性や責任問題についても考察を進める。それはすべて、生物進化の中で恒常性維持を目指して展開されてきた壮大なドラマとなる。文化や芸術もまた、その中で一定の役割を果たすものなのだ、とダマシオは主張する。

以上が本書で述べられている大ざっぱな議論だ。本書はここに登場する各種の議論について、それを担当する脳部位についても考察を述べる。心や自己は、人間で最も顕著に見られるので、これまた人間において顕著な大脳皮質がその大半を担っている、というのが通常の発想だ。だがダマシオは、心も意識や自己も、デジタルにある／ないというものではないことを指摘する。その発端は外部刺激のイメージが作れるかどうかが問題だ。下等動物でもそうした機能はある。したがってその大半は、下等生物とヒトとが共に所有している脳幹部分に大きく依存している。その細かい仕組みについての、無脳症やてんかん、アルツハイマー、脳損傷やｆＭＲＩなどを通じた考察こそ、ダマシオの真骨頂でもあり、本書の醍醐味の一つでもある。

5　ダマシオの議論についての留意点他

さてこうした議論はきわめて刺激的だ。意識や心に関する論者は多いが、脳の具体的機能から、心や自己の形成プロセスまで一気通貫に説明するというのはなかなかの力業であり、それも単なる憶測ではなく、実際の脳の研究にもとづいて曲がりなりにも裏付けがある点は、ダマシオが高い評価を得ている一因でもある。

その一方で、ダマシオの議論では様々な概念に対し、かなり日常的な用法とはちがう意味づけが行われていることは留意すべきだ。情動や感情といった用語のちょっと変わった用法についてはすでに述べた。さらに彼の議論に納得できるかどうかは、特にその人が「心」とか「自己」とかをどのように定義しているかにも大きく左右されるだろう。本書では、まず心があり、そこに自己がやってくるのだ、と主張される。だがその際の「心」は、いろんな生命反応を行うための無意識的な処理の総体のことだ。唾液を出したり腹が鳴ったりするのは、心の働きと呼ぶべきなのかと疑問に思う人もいるだろう。これは日本語の語感による部分も大きい。一般的な用法では、「心」というのはなにやらほんわかした代物だ。冷酷な計算高いロボットが、同情とか愛とかを獲得することで心が生まれる、といった三文ＳＦは大量にある。だが、ダマシオのいう「心」はそういうものではない。この点には注意が必要だ。

次に、ダマシオのこの理論は「正しい」のか？　その主張の多くは、確かになるほどと思わせる。だが、それはきっちり確認されたわけではない。脳のどこかに、「原自己」に相当するマップが見つかったわけではない。情動や感情も、本当にその中核自己のパルスの結果として生じているかもわからない。また各種の意識されない活動を司っているという性向空間も、その中身は観察しようがないとダマシオ自身が認めている通り。ソマティック・マーカー仮説も、別に「これが各種の刺激で、この部分がそれにくっついた情動的なマーカーです」というのが発見されたわけでもなく、あくまで仮説にとどまる。

そもそも脳のアナログな構造から考えて、実際の心も自己も、本書で説明されるようなプロセスとしてきっちり分かれるものですらないのだろう。実際には知覚から意識や自己などへの道筋は、ダラダラと連続したニューロンの信号の変化であって、コンピュータをプログラミングするように「データ入力をまとめろ、それとこちらの原自己データとの差分を取れ、それを過去の状態と関連づけ、情動／感情的な評価をして刺激データのラベルに記入せよ」といった明確なステップがあるわけではないはずだ。その連続変化の一つとしてダマシオ的なとらえ方もある。だが、他にも切り方はあるだろう。

だから、ダマシオの議論をあまり教条的、実体的にとらえてしまうのはまずいかもしれない。そしてまた、アナログな連続変化の切り方が他にもある以上、ダマシオ説が正しければ他の説がすべて否定されるというものでもない。釈迦に説法ではあるが、読者諸賢は何が直接的に実証され、何が状況証拠的に断言でき、何が仮説にとどまっているのかについては、十分に見極めていただきたいところだ。その上で、実体的な理解はしなくても、心や自己、果ては文明の未来まで含めた難しい問題についての、きわめておもしろく精緻なとらえ方として、ダマシオの壮大な理論を堪能していただければと思う。

なお、蛇足ながらもう一点。ダマシオは前著で、人工物では感覚器からのパターンやイメージ形成による意識のまねごとくらいはできても、感情は作り出せないと述べた。だから人工物には本物の意識や自己はできない、というのだ。だが、本書でも前著でも、パターンやイメージから情動や感情は自然にスルッと出てくるはず。なぜ機械でそれが実現不能かを示す説明はない。すると、ダマシオは合理的に意識や自己の誕生を構築しようとしつつ、情動／感情に何か生気論じみたブラックボックスを想定しているようにも思える。それが何なのか、あるいはその想定自体が妥当なのか？　読者のみなさんはどうお考えだろうか。

本書の編集は早川書房伊藤浩氏に担当していただいた。

二〇一三年一〇月　東京にて

山形浩生

注

1. 目を覚ます

1. 意識研究に対する反対論に気がついたのは1980年代末に、この問題についてフランシス・クリックと初めて話をしたときだった。その頃にはクリックは、お気に入りの神経科学問題を脇にやって、意識の研究に注力しようと考えていた。私はまだそこまでやる用意ができていなかったが、これは当時の雰囲気からして賢明なことだった。そのときフランシスは、彼らしくおもしろがる様子で、スチュアート・サザーランドによる意識の定義を知っているかと尋ねた。私は知らなかったのだが、サザーランドはイギリスの心理学者で、各種の問題や同僚たちについての突き放すようなかなりひどい発言で有名だった。そしてちょうど著書『心理学辞典』で、意識について驚異的な定義を発表していたのだった。フランシスはそれを読み上げてくれた。「意識とは興味深いながらとらえどころのない現象である。それが何か、何をするものか、なぜそれが進化したかを特定するのは不可能である。意識について、読む価値のあることは何一つ書かれていない」Stuart Sutherland, *International Dictionary of Psychology*, 2nd ed. (New York:Continuum, 1996).

われわれは大笑いした。そしてこの熱烈なる傑作の長所について語りあう前に、フランシスはサザーランドによる愛の定義を読んでくれた。好奇心ある読者のために、ここに挙げておこう。「標準的な診断マニュアルではどれ一つとして認知されていない精神病の一種」。二人ともさらに大笑いした。

当時の基準からしても、サザーランドの主張は極端だったが、それでも広く受け入れられていた認識を捉えたものではあった。意識研究というのはだれしも、脳によりどうやって意識を説明するかという研究だと思っていたが、その時代は

まだ到来していないということだ。この態度のおかげでこの分野が停止したとは言わないが、今にして思えば有毒ではあった。これは不自然な形で、意識問題を心の問題から切り離してしまったのだ。おかげで神経学者はまちがいなく、心の研究を続けつつ、意識研究がつきつけるハードルに直面せずにすんだ（驚いたことだが、何年もたって私はサザーランドに出会い、心と自己の問題について何をやっているかについて話した。彼はその考え方が気に入ったようで、きわめて親切にしてくれたものだ)。

この否定的な態度は決して消えてはいない。この見方をいまだに抱いている同僚たちの懐疑主義は尊重するが、意識ある心の創発を説明するのが現在の知性の範囲を超えているという考え方は、私から見ればとても奇妙でありおそらくまちがっているように私には思える。この謎を解くためには次のダーウィンかアインシュタインを待たねばならないという考え方についても同様だ。たとえば生物の進化史に野心的に取り組んで、生命の背後にある遺伝コードを解明できる知性は、敗北宣言の前に少なくとも意識の問題に取り組む努力くらいはしてみるべきだろう。ちなみにダーウィンは意識が科学のエベレスト山だとは思っていなかったし、私もそれに同意する。アインシュタインはといえば、彼は自然をスピノザのレンズ越しに見ており、意識を解明しようという考えを思いついたら、そこで尻込みしたとは思えない。

2. 10年ほど前から、科学論文や著書で、私は意識の問題に正面から取り組み始めた。以下を参照：Antonio Damasio, "Investigating the Biology of Consciousness," *Philosophical Transactions of the Royal Society B: Biological Sciences 353* (1998); Antonio Damasio, *The Feeling of What Happens: Body and Emotion in the Making of Consciousness* (New York: Harcourt Brace, 1999) 邦訳アントニオ・R・ダマシオ『無意識の脳 自己意識の脳』（田中三彦訳、講談社、2003); Josef Parvizi and Antonio Damasio, "Consciousness and the Brainstem," *Cognition* 79 (2001), 135-59; Antonio Damasio, "The Person Within," *Nature* 423 (2003), 227; Josef Parvizi and

Antonio Damasio, "Neuroanatomical Correlates of Brainstem Coma," *Brain* 126 (2003), 1524-36; David Rudrauf and A. R. Damasio, "A Conjecture Regarding the Biological Mechanism of Subjectivity and Feeling," *Journal of Consciousness Studies* 12 (2005), 236-62; Antonio Damasio and Kaspar Meyer, "Consciousness: An Overview of the Phenomenon and of Its Possible Neural Basis," in *The Neurology of Consciousness: Neuroscience and Neuropathology,* ed. Steven Laureys and Giulio Tononi (London: Academic Press, 2009).

3. W. Penfield, "Epileptic Automatisms and the Centrencephalic Integrating System," *Research Publications of the Association for Nervous and Mental Disease* 30 (1952), 513-28; W. Penfield and H. H. Jasper, *Epilepsy and the Functional Anatomy of the Human Brain* (New York: Little, Brown, 1954); G. Moruzzi and H. W. Magoun, "Brain Stem Reticular Formation and Activation of the EEG," *Electroencephalography and Clinical Neurophysiology* 1, no. 4 (1949),455-73.

4. 関連文献のレビューとしては、以下の古典の最新版をおすすめする : Jerome B. Posner, Clifford B. Saper, Nicholas D. Schiff, and Fred Plum, *Plum and Posner's Diagnosis of Stupor and Coma* (New York: Oxford University Press, 2007).

5. William James, *The Principles of Psychology* (New York: Dover Press, 1890) 邦訳ウィリアム・ジェームズ『心理学』（ただし抜粋版。今田恵、今田寛訳、岩波文庫、1992).

6.「漠然とした感じの感じ」「半ば理解された贈り物」は、Damasio, *Feeling of What Happens* 邦訳ダマシオ『無意識の脳 自己意識の脳』で、とらえどころのなさを表現するためT・S・エリオットから拝借したものだ。

7. James, *Principles*, 1, chap. 2.

8. A. Damasio, "The Somatic Marker Hypothesis and the Possible Function of the Prefrontal Cortex," *Philosophical Transactions of the Royal Society B: Biological Sciences* 351, no.1346 (1996), 1413-20; A. Damasio, *Descartes' Error* (New York:

Putnam, 1994) 邦訳アントニオ・R・ダマシオ『デカルトの誤り――情動、理性、人間の脳』（田中三彦訳、ちくま学芸文庫、2010).

9. John Searle, *The Mystery of Consciousness* (New York: New York Review Books, 1990).

10. 意識に知覚からアプローチして、自己に対する関心を先送りにするというのは標準的な戦略で、その典型が Francis Crick and Christof Koch の "A Framework for Consciousness," *Nature Neuroscience* 6, no. 2 (2003), 119-26 だ。顕著な例外は、もっぱら情動を扱う一冊に見られるもので、J. Panksepp, *Affective Neuroscience: The Foundation of Human and Animal Emotions* (New York: Oxford University Press, 1998) だ。Rodolfo Llinás もまた自己の重要性を指摘している。彼の *I of the Vortex: From Neurons to Self* (Cambridge, Mass.: MIT Press, 2002) を参照。Gerald Edelman による意識の考察は、自己プロセスの存在を前提としているが、その著書 *The Remembered Present: A Biological Theory of Consciousness* (New York: Basic Books, 1989) ではそれは中心になっていない。

11. この見解の相違の要点は James, *Principles*, 1, 350-52 で論じられている。ヒュームの主張とジェームズの反論は以下の通りだ：

> **ヒューム**：「私はといえば、自分が自分自身と呼ぶものに最も親密な形で入るとき、いつも何か特定の知覚、たとえば暑い寒い、明るい暗い、愛や憎しみ、苦痛か快楽といったものにぶち当たるのだ。どんな時でも知覚を持たない自分を見つけることはできないし、知覚以外のものは観察できない。自分の知覚がいつであれ、たとえば熟睡しているときなど、取り除かれていたら、自分は自分自身を感じられず、したがって本当に存在しないとすらいえる。そして死によってあらゆる知覚が取り除かれれば、考えることも、感じることも、見ることも、愛することも憎むことも肉体の分解の後ではできないので、私は完全に消滅してしまうし、私を完全に存在しないモノとする要件として

それ以上のことはまったく思いつかないのだ。

もしだれかが、真面目で偏見のない考察により、自分自身について何かちがう考えを持っていると思うなら、そんな人物とはもはや議論はできないと言わざるを得ない。その人物に言えるのは、その人も私と同じくらい正しいのかもしれず、そして私たちがこの特定の点については本質的に異なっているのだということだけだ。その人は、自分自身とその人が呼んでいる何か単純で連続的なものを知覚するのかもしれない。だが私は、そんな原理が自分の中にないことは確信している」Hume, *Treatise on Human Nature* book 1 邦訳ヒューム『人間本性論』第1巻。

ジェームズ:「だがヒュームは、この優れた内省作業をした後で、産湯といっしょに赤ん坊まで流し出してしまい、本質主義の哲学者のようなすさまじい極論に飛びつくのである。彼らが自己とは一なるものでしかなく、一なるものは抽象的で絶対であると言うのと同様に、ヒュームはそれが多様性でしかなく、多様性は抽象的で絶対であるという。だが実際には、それは一なるものと多様性との混合物であり、われわれ自身、それを解体するのがいかに容易か見出したところだ(中略)ヒュームはこの類似性の筋を否定し、この自己の含有物の中を走る同一性の核を、それが現象として存在することさえ否定してしまうのだ」

12. D. Dennet, *Consciousness Explained* (New York: Little, Brown, 1992) 邦訳ダニエル・デネット『解明される意識』(山口泰司訳、青土社、1998); S. Gallagher, “Philosophical Conceptions of Self: Implications for Cognitive Science,” *Trends in Cognitive Science* 4, no. 1 (2000), 14-21; G. Strawson, “The Self,” *Journal of Consciousness Studies* 4, nos. 5-6 (1997), 405-28. 注10で挙げた文献に加えて、以下も参照: Damasio, *Feeling of What Happens* 邦訳ダマシオ『無意識の脳 自己意識の

脳』; P. S. Churchland, "Self-Representation in Nervous Systems," *Science* 296, no. 5566 (2002), 308-10; J. LeDoux, *The Synaptic Self: How Our Brains Become Who We Are* (New York: Viking Press, 2002) 邦訳ジョセフ・ルドゥー『シナプスが人格をつくる——脳細胞から自己の総体へ』(谷垣暁美訳、みすず書房、2004); Chris Frith, *Making Up the Mind: How the Brain Creates Our Mental World* (New York: Wiley-Blackwell, 2007) 邦訳クリス・フリス『心をつくる——脳が生みだす心の世界』(大堀壽夫訳、岩波書店、2009); G. Northoff, A. Heinzel, M. de Greck, F. Bermpohl, H. Doborowolny, and J. Panksepp, "Self-referential Processing in Our Brain—A Metaanalysis of Imaging Studies on the Self," *NeuroImage* 31, no. 1 (2006), 440-57.

13. Roger Penrose と Stuart Hameroff の研究がこの立場の典型で、哲学者 David Chalmers もこの立場を支持している。R. Penrose, *The Emperor's New Mind: Concerning Computers, Minds, and the Laws of Physics* (Oxford: Oxford University Press, 1989) 邦訳ロジャー・ペンローズ『皇帝の新しい心——コンピュータ・心・物理法則』(林一訳、みすず書房、1994); S. Hameroff, "Quantum Computation in Brain Microtubules? The Penrose-Hameroff 'Orch OR' Model of Consciousness," *Philosophical Transactions of the Royal Society A: Mathematical, Physical and Engineering Sciencies* 356 (1998), 1869-96; David Chalmers, *The Conscious Mind: In Search of a Fundamental Theory* (Oxford: Oxford University Press, 1996) 邦訳デイヴィッド・チャーマーズ『意識する心——脳と精神の根本理論を求めて』(林一訳、白揚社、2001). この謎の偶然の一致についての論点を説得力ある形で述べているのは Patricia S. Churchland and Rick Grush, "Computation and the Brain," in *The MIT Encyclopedia of Cognitive Science*,ed. R. Wilson (Cambridge, Mass.: MIT Press, 1998) である。

14. このまちがった直感は、心的状態の大きさや質量は伝統的な道具では測れないという主張で強化されている。確かにそれは否定しようもなく事実ではあるが、

この状況は、心的な事象の所在地（脳の神秘的な内部）では伝統的な計測が不可能だということの結果だ。この状況は観察者にとっては苛立たしいが、それで心的状態の物理性やその欠如について何か言えるわけではない。心の状態は物理的に始まり、そのまま物理／身体に残る。同じく物理的な自己という構築物が出てきて、その目撃作業をやる場合にのみ明らかになるのだ。物質と心という伝統的な発想は無用に偏狭だ。挙証責任は、心的状態が脳活動により構築されるのが自然だと考える者たちにあるのは確かだ。だが直感的な心脳分離だけが、この問題を論じるための唯一のプラットフォームだと言いつのるのは、追加の証明探しを奨励することにはならない。

15. 進化的な発想は、他の人々による意識についての主張においても大きな要因となっている。中でも Gerald Edelman, Jaak Panksepp, Rodolfo Llinás が顕著だ。また Nicholas Humphrey, *Seeing Red: A Study in Consciousness* (Cambridge, Mass.: Harvard University Press, 2006) 邦訳ニコラス・ハンフリー『赤を見る――感覚の進化と意識の存在理由』（柴田裕之訳、紀伊國屋書店、2006）も参照。人間の心の理解に進化的な発想を適用した例としては E. O. Wilson（この分野の先駆者）, *Consilience: The Unity of Knowledge* (New York: Knopf, 1998) 邦訳ウィルソン『知の挑戦――科学的知性と文化的知性の統合』（山下篤子訳、角川書店、2002), および Steven Pinker, *How the Mind Works* (New York: Norton, 1997) 邦訳スティーブン・ピンカー『心の仕組み』（上下、椋田直子、山下篤子訳、ちくま学芸文庫、2013）を参照。

16. 個人の脳の発達における選択圧に関する根本的な研究としては Jean-Pierre Changeux, *Neuronal Man: The Biology of Mind* (New York: Pantheon, 1985) 邦訳ジャン＝ピエール・シャンジュー『ニューロン人間』（新谷昌宏訳、みすず書房、2002), および Edelman, *Remembered Present* を参照。

17. 私のこれまでの自己に関する説明は原初的自己を含んでいなかった。存在の根本的な感情は中核自己の一部となっていた。このプロセスがうまく機能するため

には、原自己の脳幹コンポーネントが基本的な感情、いわば原始的な感情を、その生命体と相互作用するあらゆる対象とはまったく独立して、したがって原自己を変えることなく生成できなくてはならないという結論に達したのだ。Jaak Panksepp は昔から、このプロセスに関してある程度似たような見解を支持してきたし、それが脳幹から発生するという主張でも一致している。Panksepp, *Affective Neuroscience* を参照。Panksepp の見方と私の見方は、以下の点でちがっている。まず、彼の提案する単純な感情は、必然的に世界の外的な事象と関連しているようだ。彼はそれを、「世界の知覚されている出来事の中で自分自身を能動的なエージェントして体験するという抜きがたい感情」と表現している。その一方で、私が提案する原初的感情／原初的自己は、原自己の自然発生的な産物だ。理論的には、原初的な感情は原自己が脳の外にある対象や出来事に関与していようがお構いなしに生じる。それは生きた身体にだけ関連している必要があり、それ以外のものは関係ない。Panksepp の記述は、中核自己についての私の説明ともっと近いもので、中核自己はある対象についての知っているという感情を含んでいる。それは構築のスケールでは一段階上にあるようだ。第二に、Panksepp はこの原初的意識を主に脳幹構造の運動活動（中脳水道周囲灰白質、小脳、上丘）と関連づけているが、私は孤束核や結合腕傍核といった感覚構造のほうを強調する。とはいえ、私もそれらが中脳水道周囲灰白質や、上丘の深層構造と密接に関連して活動していることは認めている。

18. 神経生物学的ネットワークと、ソーシャルネットワークとのつながりに関する研究は探究すべき重要な分野だ。Manuel Castells, *Communication Power* (New York: Oxford University Press, 2009) を参照。

19. F. Scott Fitzgerald, *The Diamond as Big as the Ritz* (New York: Scribner's, 1922) を参照。

2. 生命調整から生物学的価値へ

注

1. 本節で論じられる概念の出所の一部は以下の通り：Gerald M. Edelman, *Topobiology: An Introduction to Molecular Embryology* (New York: Basic Books, 1988) 邦訳ジェラルド・M・エーデルマン『トポバイオロジー――分子発生学序説』（神沼二真訳、岩波書店、1992); Christian De Duve, *Blueprint for a Cell: The Nature and Origin of Life* (Burlington, N. C.: Neil Patterson, 1991) 邦訳C・ドデューヴ『細胞の秘密――生命の実体と起源を探る』（三代俊治、長野敬訳、医学書院、1992); Robert D. Barnes and Edward E. Ruppert, *Invertebrate Zoology* (New York: Saunders College Publishing, 1994); Eshel Ben-Jacob, Ofer Schochet, Adam Tenenbaum, Inon Cohen, Andras Czirók, and Tamas Vicsek, "Generic Modeling of Cooperative Growth Patterns in Bacterial Colonies," *Nature* 368,no. 6466 (1994), 46-49; Christian De Duve, *Vital Dust: Life as a Cosmic Imperative* (New York: Basic Books, 1995) 邦訳クリスチャン・ド・デューブ『生命の塵――宇宙の必然としての生命』（植田充美訳、翔泳社、1996); Ann B. Butler and William Hodos, *Comparative Vertebrate Neuroanatomy* (Hoboken, N. J.: Wiley Interscience, 2005); Andrew H. Knoll, *Life on a Young Planet* (Princeton, N. J.: Princeton University Press, 2003) 邦訳アンドルー・H・ノール『生命――最初の30億年地球に刻まれた進化の足跡』（斉藤隆央訳、紀伊國屋書店、2005); Bert Holldobler and Edward O. Wilson, *The Superorganism* (New York: W. W. Norton, 2009); Jonathan Flint, Ralph J. Greenspan, and Kenneth Kendler, *How Genes Influence Behavior* (New York: Oxford University Press, 2010).

2. Lynn Margulis, *Symbiosis in Cell Evolution: Microbial Communities* (San Francisco: W. H. Freeman, 1993); L. Sagan, "On the Origin of Mitosing Cells," *Journal of Theoretical Biology* 14 (1967), 225-74; J. Shapiro, "Bacteria as Multicellular Organisms," *Scientific American* 256, no. 6 (1998), 84-89.

3. これまでの著作で私はこの行動的な予想と予告篇について、単純な生命体において、通常は複雑な人間行動と結びつけて考えられる態度を引き合いに出してき

た。以下を参照：Antonio Damasio, *The Feeling of What Happens: Body and Emotion in the Making of Consciousness* (New York: Harcourt Brace, 1999) 邦訳アントニオ・R・ダマシオ『無意識の脳 自己意識の脳』（田中三彦訳、講談社、2003); および *Looking for Spinoza* (New York: Harcourt Brace, 2003) 邦訳アントニオ・R・ダマシオ『感じる脳——情動と感情の脳科学 よみがえるスピノザ』（田中三彦訳、ダイヤモンド社、2005). Rodolfo Llinás は以下で類似のコメントをしている：*I of the Vortex: From Neurons to Self* (Cambridge, Mass.: MIT Press, 2002). T. Fitch も "Nano-intentionality: A Defense of Intrinsic Intentionality," *Biology and Philosophy*, 23, no. 2 (2007), 157-77 で同じ主張をしている。

4. ニューロンの一般的な生理学に関するレビューとしては Eric R. Kandel, James H. Schwartz, and Thomas M. Jessel, *Principles of Neural Science*, 4th ed. (New York: McGraw-Hill, 2000) を参照。

5. De Duve, *Vital Dust*. 邦訳ド・デューブ『生命の塵』

6. Claude Bernard, *An Introduction to the Study of Experimental Medicine* (1865), trans. Henry Copley Greene (New York: Macmillan, 1927) 邦訳クロード・ベルナール『実験医学の原理』（山口知子、御子柴克恵訳、丸善プラネット、2008); Walter Cannon, *The Wisdom of the Body* (New York: W. W. Norton, 1932) 邦訳ウォールター・キャノン『からだの知恵　この不思議なはたらき』（舘鄰、舘澄江訳、講談社学術文庫、1981).

7. 恒常性の起源に関する答は、きわめて単純なレベルでも見つかるものでなければならない。RNA や DNA といった配置の自然発生的な組み立ての背後には一部の分子の行動がある。ここでわれわれは、生命の起源そのものについての問いに直面していることになる。ある程度の自信を持って言えるのは、一部の分子のふるまいは自然発生的な「自己」保存へとつながり、それが現時点では恒常性の第一歩に最も近いものだということだ。

8. 価値の概念を巡る神経科学については Read Montague, *Why Choose This*

Book?: How We Make Decisions (London: Penguin, 2006) を参照。意志決定に関する最近の一冊は、価値の概念に注意を向けている : Paul W. Glimcher et al., eds., *Neuroeconomics: Decision Making and the Brain* (London: Academic Press, 2009), 特に Peter Dayan and Ben Seymour, "Values and Actions in Aversion"; Antonio Damasio, "Neuroscience and the Emergence of Neuroeconomics"; Wolfram Schultz, "Midbrain Dopamine Neurons: A Retina of the Reward System?" ; Bernard W. Balleine, Nathaniel D. Daw, and John P. O'Doherty, "Multiple Forms of Value Learning and the Function of Dopamine"; Brian Knutson, Mauricio R. Delgado, and Paul E. M. Phillips, "Representation of Subjective Value in the Striatum"; Kenji Doya and Minoru Kimura, "The Basal Ganglia and Encoding of Value."

9. 恒常的制御についての明確な図式としては、Alan G. Watts and Casey M. Donovan, "Sweet Talk in the Brain: Glucosensing, Neural Networks, and Hypoglycemic Counterregulation," *Frontiers in Neuroendocrinology* 31 (2010), 32-43 を参照。

10. C. Bargmann, "Olfaction—From the Nose to the Brain," *Nature* 384, no. 6609 (1996), 512-13; C. Bargmann, "Neuroscience: Comraderie and Nostalgia in Nematodes," *Current Biology* 15 (2005), R832-33.「quorum sensing」の概念を教えてくれた Baruch Blumberg に感謝する。

11. 単純な生命体の自動化された、心も意識もない生命調整は、栄養素が豊富で温度の変動や捕食動物などといった条件のリスクが低いところでは十分だ。だがこうした単純な生命体は、自分が適応した環境内にとどまるか、さもなくば絶滅に直面せねばならない。現存するほとんどの生物種は自分の生態ニッチではとてもうまく生き延びており、自動的な生命調整だけで活動している。

生態ニッチの外に出ると、うろつき侵入する生物には様々な可能性が開ける。だが侵入には潜在的なコストがある。希少性の状況では、侵入者が新しい行動の選択肢を可能にする高度な装置を備えていなければ生存は不可能だ。こうした新しい装置は、その侵入者に対して必要なものを見つけるためにどこかよそに行け

という価値ある「助言」を行わねばならないし、それを行う代わりの安全な手段を示唆せねばならない。新しい装置はまた、侵入者に対して捕食者などの接近中のリスクを予測させ、それを回避する手段を提供せねばならない。

3. マップづくりとイメージづくり

1. Rodolfo Llinás, 前出。

2. 脳が白紙ではない理由に関する明快なレビューとしては、Steve Pinker, *The Blank State: The Modern Denial of Human Nature* (New York: Viking, 2002) 邦訳スティーブン・ピンカー『人間の本性を考える――心は「空白の石版」か』（上中下巻、山下篤子訳、ＮＨＫ出版、2004）.

3. R. B. H. Tootell, E. Switkes, M. S. Silverman, et al., "Functional Anatomy of Macaque Striate Cortex. II. Retinotopic Organization," *Journal of Neuroscience* 8 (1983), 1531-68; K. Meyer, J. T. Kaplan, R. Essex, C. Webber, H. Damasio and A. Damasio, "Predicting Visual Stimuli on the Basis of Activity in Auditory Cortices," *Nature Neuroscience* 13 (2010), 667-668; G. Rees and J. D. Haynes, "Decoding Mental States from Brain Activity in Humans," *Nature Reviews Neuroscience* 7 (July 7, 2006), 523-34. またニューラルマップに関する価値ある議論と、マップ選択に価値概念が適用されるという強い主張についてはGerald Edelman, *Neural Darwinism: The Theory of Neuronal Group Selection* (New York: Basic Books, 1987) を参照；また David Hubel and Torsten Wiesel, *Brain and Visual Perception* (New York: Oxford University Press, 2004) も参照。

4. 価値のスタンプ押しを可能にしているのは、情動的マーカー、ソマティック・マーカーかもしれない。これについては別のところで提案した：A. Damasio, "The Somatic Marker Hypothesis and the Possible Functions of the Prefrontal Cortex," *Philosophical Transactions of the Royal Society B: Biological Sciences* 351 (1996), 1413-20.

5. 関連する神経心理学文献のレビューは以下を参照：H. Damasio and A. Damasio, *Lesion Analysis in Neuropsychology* (New York: Oxford University Press,1989); Kenneth M. Heilman and Edward Valenstein, eds., *Clinical Neuropsychology*, 4th ed. (Oxford: Oxford University Press, 2003); H. Damasio and A.R. Damasio, "The Neural Basis for Memory, Language and Behavioral Guidance: Advances with the Lesion Method in Humans," *Seminars in the Neurosciences* 2 (1990), 277-96; A. Damasio, Tranel, and M. Rizzo, "Disorders of Complex Visual Processing," in *Principles of Behavioral and Cognitive Neurology*, ed. M. M. Mesulam (New York: Oxford University 2000).

6. 心と、意識すら脳幹が起源だと論じている論者としては他にBjorn Merkerがいる。"Consciousness Without a Cerebral Cortex," *Behavioral and Brain Sciences* 30(2007), 63-81.

7. Antonio R. Damasio, Paul J. Eslinger, Hanna Damasio, Gary W. Van Hoesen, and Steven Cornell, "Multimodal Amnesic Syndrome Following Bilateral Temporal and Basal Forebrain Damage," *Archives of Neurology* 42, no. 3 (1985),252-59; Justin S. Feinstein, David Rudrauf, Sahib S. Khlasa, Martin D. Cassell, Joel Bruss, Thomas J. Grabowski, and Daniel Tranel, "Bilateral Limbic System Destruction in Man," *Journal of Clinical and Experimental Neuropsychology*, September 17, 2009, 1-19.

8. 島皮質がなければ、他の体性感覚皮質（SⅠ, SⅡ）が感情の源を提供するかもしれないという反論もあり得る。あるいは前帯状皮質もその役を果たすかもしれないという主張も考えられる。というのもこの部位もfMRIを使った情動 - 感情研究で活性化しているからだ。これらの発想はいくつかの点で問題がある。まず、前帯状皮質は運動構造であり、情動的な反応を感じるよりもそれに対する反応を作り出すのが仕事だ。第二に、内臓情報はまず島皮質に回されて、その後でやっとSⅠとSⅡに配信される。島皮質に対する大幅な損傷はこのプロセスを阻害する。第三に、通常の個人における身体感情や情動感情のfMRI研究は、島皮質では系統

的で大量の活性化を検出しているが、ＳⅠ、ＳⅡの活性化はまれだ。これは、ＳⅠとＳⅡが内部知覚（内臓と内部環境のマッピング）よりも外部知覚と固有受容（触感、圧力、骨格運動のマッピング）に特化しているという事実とも一貫性を持つ。それどころか、内臓起源の情報はＳⅠにはあまりうまくマッピングされない。これを示したのはM. C. Bushnell, G. H. Duncan, R. K. Hofbauer, B. Ha, J. -I. -Chen, and B. Carrier, "Pain Perception: Is There a Role for Primary Somatosensory Cortex?" *Proceedings of the National Academy of Sciences* 96 (1999), 7705-09である。

9. J. Parvizi and A. R. Damasio, "Consciousness and the Brainstem," *Cognition* 79 (2001), 135-60.

10. Alan D. Shewmon, Gregory L. Holmes, and Paul A. Byrne, "Consciousness in Congenitally Decorticate Children: Developmental Vegetative State as a Self-fulfilling Prophecy," *Developmental Medicine and Child Neurology* 41 (1999), 364-74.

11. Bernard M. Strehler, "Where Is the Self? A Neuroanatomical Theory of Consciousness," *Synapse* 7 (1991), 44-91; J. Panksepp, *Affective Neuroscience: The Foundation of Human and Animal Emotions* (New York: Oxford University Press, 1998). またMerker, "Consciousness." も参照。

12. 網膜のマッピングされた配置は保存され、左丘の活動は右の視野と関連し、その逆もなりたつ。上丘の表層にあるニューロンは、固定された刺激より動く刺激に反応したがるし、速い刺激よりゆっくり動く刺激に反応したがる。また、特定方向に視野を横切る刺激を好む。上丘が提供する視覚は、移動する目標の検出追跡を重視する。

丘の表層とちがい、深層部は視覚や聴覚、身体感覚、運動と関連する各種の構造と接続している。視覚入力は体側網膜からこうした層に直接到達する。聴覚入力は、下丘から到達する。体性感覚入力は脊髄、三叉神経核、迷走神経核、嘔吐中枢、視床下部から到達する。筋肉系と関連する各種の体性感覚情報である固有受容情報は、脊髄から小脳経由で上丘に到達する。前庭情報は、室頂核を通じた

投射により送信される。

13. 上丘と下丘とのコントラストはきわめて示唆的だ。下丘もまた層状の構造だが、その領域は完全に聴覚のみだ。これは聴覚信号が大脳皮質に向かう途中の重要な中継地点となる。上丘はその表層と関連した視覚部分と、深層と関連した協調部分とを持っている。以下を参照：Paul J. May, "The Mammalian Superior Colliculus: Laminar Structure and Connections," *Progress in Brain Research* 151 (2006), 321-78; Barry E. Stein, "Development of the Superior Colliculus," *Annual Review of Neuroscience* 7 (1984), 95-125; Eliana M. Klier, Hongying Wang, and Douglas J. Crawford, "The Superior Colliculus Encodes Gaze Commands in Retinal Coordinates," *Nature Neuroscience* 4, no. 6 (2001),627-32; Michael F. Huerta and John K. Harting, "Connectional Organization of the Superior Colliculus," *Trends in Neurosciences,* August 1984, 286-89.

14. Bernard M. Strehler, "Where Is the Self? A Neuroanatomical Theory of Consciousness," *Synapse* 7 (1991), 44-91; Merker, "Consciousness."

15. D. Denny Brown, "The Midbrain and Motor Integration," *Proceedings of the Royal Society of Medicine* 55 (1962), 527-38.

16. Michael Brecht, Wolf Singer, and Andreas K. Engel, "Patterns of Synchronization in the Superior Colliculus of Anesthetized Cats," *Journal of Neuroscience* 19, no. 9 (1999), 3567-79; Michael Brecht, Rainer Goebel, Wolf Singer, and Andreas K. Engel, "Synchronization of Visual Responses in the Superior Colliculus of Awake Cats," *NeuroReport* 12, no. 1 (2001), 43-47; Michael Brecht,Wolf Singer, and Andreas K. Engel, "Correlation Analysis of Corticotectal Interactions in the Cat Visual System," *Journal of Neurophysiology* 79 (1998),2394-407.

17. W. Singer, "Formation of Cortical Cell Assemblies," *Symposium on Qualitative Biology* 55 (1990), 939-52; Llinás, *I of the Vortex.*

18. L. Melloni, C. Molina, M. Pena, D. Torres, W. Singer, and E. Rodríguez,

"Synchronization of Neural Activity Across Cortical Areas Correlates with Conscious Perception," *Journal of Neuroscience* 27, no. 11 (2007), 2858-65.

4. 心の中の身体

1. Franz Brentano, *Psychology from an Empirical Standpoint*, trans. Antos C. Rancurello, D. B. Terrel, and Linda L. McAllister (London: Routledge, 1995),88-89.

2. Daniel Dennett, *The Intentional Stance* (Cambridge, Mass.: MIT Press, 1987) 邦訳ダニエル・デネット『「志向姿勢」の哲学――人は人の行動を読めるのか?』は昔から同じ議論をしており、最近ではTecumseh Fitchも"Nano-intentionality: A Defense of Intrinsic Intentionality," *Biology and Philosophy* 23, no. 2 (2007), 157-77で同じ議論をしている。

3. William James, *The Principles of Psychology* (New York: Dover Press, 1890). 心の理解には身体が関係しているというジェームズの扱いは、ごく最近まで神経科学ではほとんど無視されてきた。だが哲学では、身体は中心的な役割を果たし続けた。その有力な例はMaurice Merleau-Ponty, *Phenomenology of Perception* (London: Routledge, 1962) 邦訳モーリス・メルロー＝ポンティ『知覚の現象学』（1、2巻、竹内芳郎、小木貞孝訳、みすず書房、1967）だ。現代哲学者ではMark Johnsonがこの分野のリーダーとして知られている。身体は彼がGeorge Lakoffと共著した有名な著作、*Metaphors We Live By* (Chicago: University of Chicago Press, 1980) 邦訳レイコフ＆ジョンソン『レトリックと人生』（渡部昇一、楠瀬淳三訳、1986）でも扱われているが、後のモノグラフ2本は、この問題に関する決定版の著作だ：Mark Johnson, *The Body in the Mind: The Bodily Basis of Meaning, Imagination, and Reason* (Chicago: University of Chicago Press, 1987) 邦訳マーク・ジョンソン『心のなかの身体――想像力へのパラダイム変換』（菅野盾樹、中村雅之訳、紀伊國屋書店、1991）; およびMark Johnson, *The Meaning of the Body: Aesthetics of Human Understanding* (Chicago: University of Chicago Press, 2007).

4. Julian Jaynes, *The Origin of Consciousness in the Breakdown of the Bicameral Mind* (New York: Houghton Mifflin, 1976) 邦訳ジュリアン・ジェインズ『神々の沈黙——意識の誕生と文明の興亡』（柴田裕之訳、紀伊國屋書店、2005）.

5. この歴史における二人の重要人物は Ernst Heinrich Weber と Charles Scott Sherrington である。 Weber, *Handwörterbuch des Physiologie mit Rücksicht auf physiologische Pathologie*, ed. R. Wagner (Braunschweig, Germany: Biewig und Sohn, 1846) および Sherrington, *Text-book of Physiology*, ed. E. A. Schäfer (Edinburgh: Pentland, 1900) を参照。残念ながら、Sherrington はその有名な教科書を改訂するまでに、一般身体感覚 Gemeingefühl というドイツ的な概念を捨て去り、もはや初期の「物質的な自分」という概念を強調しなくなっていた。C. S. Sherrington, *The Integrative Action of the Nervous System* (Cambridge: Cambridge University Press, 1948) を参照。A. D. Craig はこれについての正確な歴史レビューを以下で提示している： "How Do You Feel? Interoception: The Sense of the Physiological Conditionof the Body," *Nature Reviews Neuroscience* 3 (2002), 655-66.

6. 身体と脳の相互接続の基礎については Clifford Saper, "The Central Autonomic Nervous System: Conscious Visceral Perception and Autonomic Pattern Generation," *Annual Review of Neuroscience* 25 (2002), 433-69 でしっかりレビューされている。また Stephen W. Porges, "The Polyvagal Perspective," *Biological Psychology* 74 (2007), 116-43 も参照。この双方向プロセスを司る脳幹と視床下部核種の構造は、以下の論文から得られる : Caroline Gauriau and Jean-François Bernard, "Pain Pathways and Parabrachial Circuits in the Rat," *Experimental Physiology* 87, no. 2 (2001), 251-58; M. Giola, R. Luigi, Maria Grazia Pretruccioli, and Rossella Bianchi, "The Cytoarchitecture of the Adult Human Parabrachial Nucleus: A Nissl and Golgi Study," *Archives of Histology and Cytology* 63, no.5 (2001), 411-24; Michael M. Behbahani, "Functional Characteristics of the Midbrain Periaqueductal Gray," *Progress in Neurobiology* 46 (1995), 575-605; Thomas M. Hyde and Richard R.

Miselis, "Subnuclear Organization of the Human Caudal Nucleus of the Solitary Tract," *Brain Research Bulletin* 29 (1992), 95-109; Deborah A. McRitchie and Istvan Törk, "The Internal Organization of the Human Solitary Nucleus," *Brain Research Bulletin* 31 (1992), 171-93; Christine H. Block and Melinda L. Estes, "The Cytoarchitectural Organization of the Human Parabrachial Nuclear Complex," *Brain Research Bulletin* 24 (1989), 617-26; L. Bourgeais, L. Monconduit, L. Villanueva, and J. F. Bernard, "Parabrachial Internal Lateral Neurons Convey Nociceptive Messages from the Deep Laminas of the Dorsal Horn to the Intralaminar Thalamus," *Journal of Neuroscience* 21 (2001), 2159-65.

7. A. Damasio, *Descartes' Error* (New York: Putnam, 1994) 邦訳アントニオ・R・ダマシオ『デカルトの誤り――情動、理性、人間の脳』（田中三彦訳、ちくま学芸文庫、2010）.

8. M. E. Goldberg and C. J. Bruce, "Primate Frontal Eye Fields. III. Maintenance of a Spatially Accurate Saccade Signal," *Journal of Neurophysiology* 64 (1990), 489-508; M. E. Goldberg and R. H. Wurtz, "Extraretinal Influences on the Visual Control of Eye Movement," in *Motor Control: Concepts and Issues*, ed. D. R. Humphrey and H.-J. Freund (Chichester, U. K.: Wiley, 1991), 163-79.

9. G. Rizzolatti and L. Craighero, "The Mirror-Neuron System," *Annual Review of Neuroscience* 27 (2004), 169-92; V. Gallese, "The Shared Manifold Hypothesis," *Journal of Consciousness Studies* 8 (2001), 33-50.

10. R. Hari, N. Forss, S. Avikainen, E. Kirveskari, S. Salenius, and G. Rizzolatti, "Activation of Human Primary Motor Cortex During Action Observation: A Neuromagnetic Study," *Proceedings of the National Academy of Science* 95 (1998), 15061-65.

11. Tania Singer, Ben Seymour, John O'Doherty, Holger Kaube, Raymond J. Dolan, and Chris D. Frith, "Empathy for Pain Involves the Affective but Not Sensory

Components for Pain," *Science* 303 (2004), 1157-62.

12. R. Adolphs, H. Damasio, D. Tranel, G. Cooper, and A. Damasio, "A Role for Somatosensory Cortices in the Visual Recognition of Emotion as Revealed by Three-Dimensional Lesion Mapping," *Journal of Neuroscience* 20 (2000),2683-90.

5. 情動と感情

1. Martha C. Nussbaum, *Upheavals of Thought: The Intelligence of Emotions* (Cambridge: Cambridge University Press, 2001).

2. R. M. Sapolsky, *Why Zebras Don't Get Ulcers: An Updated Guide to Stress, Stress-related Diseases, and Coping* (New York: W. H. Freeman, 1998) 邦訳ロバート・M・サポルスキー『なぜシマウマは胃潰瘍にならないか――ストレスと上手につきあう方法』（森平慶司訳、シュプリンガー・フェアラーク東京、1998); David Servan-Schreiber, *The Instinct to Heal: Curing Stress, Anxiety, and Depression Without Drugs and Without Talk Therapy* (Emmaus, Pa.: Rodale, 2004) 邦訳ダヴィド・セルヴァン・シュレベール『フランス式「うつ」「ストレス」完全撃退法』（山本知子訳、アーティストハウスパブリッシャーズ、2003).

3. William James, "What Is an Emotion?" *Mind* 9 (1884), 188-205.

4. W. B. Cannon, "The James-Lange Theory of Emotions: A Critical Examination and an Alternative Theory," *American Journal of Psychology* 39 (1927), 106-24.

5. Antonio Damasio, *Descartes' Error* (New York: Putnam, 1994) 邦訳アントニオ・R・ダマシオ『デカルトの誤り――情動、理性、人間の脳』（田中三彦訳、ちくま学芸文庫、2010).

6. A. Damasio, T. Grabowski, A. Bechara, H. Damasio, Laura L. B. Ponto, J. Parvizi, and Richard D. Hichwa, "Subcortical and Cortical Brain Activity During the Feeling of Self-generated Emotions," *Nature Neuroscience* 3 (2000),1049-56.

7. A. Damasio, "Fundamental Feelings," *Nature* 413 (2001), 781; A. Damasio, *Looking*

for Spinoza (New York: Harcourt Brace, 2003) 邦訳ダマシオ『感じる脳――情動と感情の脳科学 よみがえるスピノザ』（田中三彦訳、ダイヤモンド社、2005).
8. A. D. Craig, "How Do You Feel Now? The Anterior Insula and Human Awareness," *Nature Reviews Neuroscience* 10 (2009), 59-70 を参照。Craig は、島皮質が身体的および情動的な感情状態の基層を提供すると論じ、それからそうした状態に対する認識そのものが島皮質から発すると示唆する。Craig の仮説と真っ向から対立するのは、私が第３章と第４章で提示した証拠で、島皮質が損傷を受けても感情や意識はあっさり継続するということであり、さらに皮質を持たない子供でもどうやら感情は存在するらしいということだ。
9. D. Rudrauf, J. P. Lachaux, A. Damasio, S. Baillet, L. Hugueville, J. Martinerie,H. Damasio, and B. Renault, "Enter Feelings: Somatosensory Responses Following Early Stages of Visual Induction of Emotion," *International Journal of Psychophysiology* 72, no. 1 (2009), 13-23; D. Rudrauf, O. David, J. P. Lachaux, C. Kovach, J. Martinerie, B. Renault, and A. Damasio, "Rapid Interactions Between the Ventral Visual Stream and Emotion-Related Structures Rely on a Two-Pathway Architecture," *Journal of Neuroscience* 28, no. 11 (2008), 2793-803.
10. もとの表現は「Quem vê caras não vê corações」。
11. A. Damasio, "Neuroscience and Ethics: Intersections," *American Journal of Bioethics* 7, no. 1 (2007), 3-7.
12. M. H. Immordino-Yang, A. McColl, H. Damasio, and A. Damasio, "Neural Correlates of Admiration and Compassion," *Proceedings of the National Academy of Sciences* 106, no. 19 (2009), 8021-26.
13. J. Haidt, "The Emotional Dog and Its Rational Tail: A Social Intuitionist Approach to Moral Judgment," *Psychological Review* 108 (2001), 814-34; Christopher Oveis, Adam B. Cohen, June Gruber, Michelle N. Shiota, Jonathan Haidt, and Dacher Keltner, "Resting Respiratory Sinus Arrhythmia Is Associated with Tonic Positive

Emotionality," *Emotion* 9, no. 2 (April 2009), 265-70.

6. 記憶のアーキテクチャ

1. Eric R. Kandel, James H. Schwartz, and Thomas M. Jessel, *Principles of Neural Science*, 4th ed. (New York: McGraw-Hill, 2000); および E. Kandel, *In Search of Memory: The Emergence of a New Science of Mind* (New York: W. W. Norton, 2006).

2. Damasio, H. Damasio, D. Tranel, and J. P. Brandt, "Neural Regionalization of Knowledge Access: Preliminary Evidence," *Symposia on Quantitative Biology* 55 (1990) 1039-47; A. Damasio, D. Tranel, and H. Damasio, "Face Agnosia and the Neural Substrates of Memory," *Annual Review of Neuroscience* 13 (1990), 89-109.

3. Stephen M. Kosslyn, *Image and Mind* (Cambridge, Mass.: Harvard University Press, 1980).

4. A. R. Damasio, "Time-locked Multiregional Retroactivation: A Systems-level Proposal for the Neural Substrates of Recall and Recognition," *Cognition* 33 (1989), 25-62. CDZモデルは認知理論に組み込まれている。たとえばL. W.Barsalou, "Grounded Cognition," *Annual Review of Psychology* 59 (2008), 617-45, および W. K. Simmons and L. W. Barsalou, "The Similarity-in-Topography Principle: Reconciling Theories of Conceptual Deficits," *Cognitive Neuropsychology* 20 (2003), 451-86 を参照。

5. K. S. Rockland and D. N. Pandya, "Laminar Origins and Terminations of Cortical Connections of the Occipital Lobe in the Rhesus Monkey," *Brain Research* 179 (1979), 3-20; G. W. Van Hoesen, "The Parahippocampal Gyrus: New Observations Regarding Its Cortical Connections in the Monkey," *Trends in Neuroscience* 5 (1982), 345-50.

6. Patric Hagmann, Leila Cammoun, Xavier Gigandet, Reto Meuli, Christopher J. Honey, Van J. Wedeen, and Olaf Sporns, "Mapping the Structural Core of Human Cerebral Cortex," *PLoS Biology* 6, no. 7 (2008), e159.doi: 10. 1371/journal.

pbio.0060159.

7. 一部の収斂ゾーンは存在カテゴリーに関連した信号（たとえばある道具の色や形）を束ね、活動により特徴的な表象が定義づけられる皮質のすぐ向こう（下流）にある連合皮質に置かれる。人間では、視覚存在の場合、これは早期皮質マップの下流にある37野と39野にある皮質を含む。解剖学的な階層におけるこれらのレベルは比較的低い。他のCDZはもっと複雑な組み合わせとの対比で信号を組み合わせ、たとえば形、色、音、温度、匂いなどと相対的な信号を組み合わせることである対象のクラスの定義を組み合わせる。こうしたCDZは皮質間の階層構造で高次に置かれている（たとえば37、39、22、20野の前方など）。それは単独の存在や単独の特徴ではなく、存在の組み合わせや各種存在の特徴を代表している。存在をまとめて出来事にするCDZは、階層的な流れの頂点に位置し、側頭葉と前頭葉の最前部にある。

8. Kaspar Meyer and Antonio Damasio, "Convergence and Divergence in a Neural Architecture for Recognition and Memory," *Trends in Neurosciences* 32, no. 7 (2009), 376-82.

9. G. A. Calvert, E. T. Bullmore, M. J. Brammer, R. Campbell, S. C. R. Williams, P. K. McGuire, P. W. R. Woodruff, S. D. Iversen, and A. S. David, "Activation of Auditory Cortex During Silent Lip Reading," *Science* 276 (1997), 593-96.

10. M. Kiefer, E. J. Sim, B. Herrnberger, J. Grothe, and K. Hoenig, "The Sound of Concepts: Four Markers for a Link Between Auditory and Conceptual Brain Systems," *Journal of Neuroscience* 28 (2008), 12224-30; J. González, A. Barros-Loscertales, F. Pulvermüller, V. Meseguer, A. Sanjuán, V. Belloch, and C.Ávila, "Reading Cinnamon Activates Olfactory Brain Regions," *NeuroImage* 32 (2006), 906-12; M. C. Hagen, O. Franzen, F. McGlone, G. Essick, C. Dancer, and J. V. Pardo, "Tactile Motion Activates the Human Middle Temporal/V5(MT/V5) Complex," *European Journal of Neuroscience* 16 (2002), 957-64; K. Sathian, A. Zangaladze, J. M.

Hoffman, and S. T. Grafton, "Feeling with the Mind's Eye," *Neuroreport* 8 (1997), 3877-81; A. Zangaladze, C. M. Epstein, S. T. Grafton, and K. Sathian, "Involvement of Visual Cortex in Tactile Discrimination of Orientation," *Nature* 401 (1999), 587-90; Y.-D. Zhou and J. M.Fuster, "Neuronal Activity of Somatosensory Cortex in a Cross-modal (Visuo-haptic) Memory Task," *Experiments in Brain Research* 116 (1997), 551-55; Y.-D. Zhou and J. M. Fuster, "Visuo-tactile Cross-modal Associations in Cortical Somatosensory Cells," *Proceedings of the National Academy of Sciences* 97(2000), 9777-82.

11. S. M. Kosslyn, G. Ganis, and W. L. Thompson, "Neural Foundations of Imagery," *Nature Reviews Neuroscience* 2 (2001), 635-42; Z. Pylyshyn, "Return of the Mental Image: Are There Really Pictures in the Brain?" *Trends in Cognitive Science* 7 (2003), 113-18.

12. S. M. Kosslyn, W. L. Thompson, I. J. Kim, and N. M. Alpert, "Topographical Representations of Mental Images in Primary Visual Cortex," *Nature* 378(1995), 496-98; S. D. Slotnick, W. L. Thompson, and S. M. Kosslyn, "Visual Mental Imagery Induces Retinotopically Organized Activation of Early Visual Areas," *Cerebral Cortex* 15 (2005), 1570-83; S. M. Kosslyn, A. Pascual-Leone, O. Felician, S. Camposano, J. P. Keenan, W. L. Thompson, G. Ganis, K. E. Sukel, and N. M. Alpert, "The Role of Area 17 in Visual Imagery: Convergent Evidence from PET and rTMS," *Science* 284 (1999), 167-70; M. Lotze, and U. Halsband, "Motor Imagery," *Journal of Physiology* 99 (2006), 386-95; K. M. O'Craven and N. Kanwisher, "Mental Imagery of Faces and Places Activates Corresponding Stimulus-specific Brain Regions," *Journal of Cognitive Neuroscience* 12 (2000),1013-23; M. J. Farah, "Is Visual Imagery Really Visual? Overlooked Evidence from Neuropsychology," *Psychological Review* 95 (1988), 307-17.

13. V. Gallese, L. Fadiga, L. Fogassi, and G. Rizzolatti, "Action Recognition in the

Premotor Cortex," *Brain* 119 (1996), 593-609; G. Rizzolatti and L. Craighero, "The Mirror-Neuron System," *Annual Review of Neuroscience* 27 (2004), 169-92.

14. A. Damasio and K. Meyer, "Behind the Looking-Glass," *Nature* 454 (2008),167-68.

15. 多種多様なミラーニューロン関連文献の数多くのものはCDZモデルと一貫している：E. Kohler, C. Keysers, M. A. Umiltà, L. Fogassi, V. Gallese, and G. Rizzolatti, "Hearing Sounds, Understanding Actions: Action Representation in Mirror Neurons," *Science* 297 (2002), 846-48; C. Keysers, E. Kohler, M. A. Umiltà, L. Nanetti, L. Fogassi, and V. Gallese, "Audiovisual Mirror Neurons and Action Recognition," *Experiments in Brain Research* 153 (2003),628-36; V. Raos, M. N. Evangeliou, and H. E. Savaki, "Mental Simulation of Action in the Service of Action Perception," *Journal of Neuroscience* 27 (2007),12675-83; D. Tkach, J. Reimer, and N. G. Hatsopoulos, "Congruent Activity During Action and Action Observation in Motor Cortex," *Journal of Neuroscience* 27 (2007), 13241-50; S.-J. Blakemore, D. Bristow, G. Bird, C. Frith, and J. Ward, "Somatosensory Activations During the Observation of Touch and a Case of Vision-Touch Synaesthesia," *Brain* 128 (2005), 1571-83; A. Lahav, E. Saltzman, and G. Schlaug, "Action Representation of Sound: Audiomotor Recognition Network While Listening to Newly Acquired Actions," *Journal of Neuroscience* 27 (2007), 308-314; G. Buccino, F. Binkofski, G. R. Fink, L. Fadiga, L. Fogassi, V. Gallese, R. J. Seitz, K. Zilles, G. Rizzolatti, and H.-J. Freund, "Action Observation Activates Premotor and Parietal Areas in a Somatotopic Manner: An fMRI Study," *European Journal of Neuroscience*13 (2001), 400-04; M. Iacoboni, L. M. Koski, M. Brass, H. Bekkering, R. P. Woods, M.-C. Dubeau, J. C. Mazziotta, and G. Rizzolatti, "Reafferent Copies of Imitated Actions in the Right Superior Temporal Cortex," *Proceedings of the National Academy of Sciences* 98 (2001), 13995-99; V. Gazzola, L. Aziz-Zadeh, and C. Keysers, "Empathy and the Somatotopic Auditory Mirror System in Humans," *Current Biology* 16 (2006), 1824-29; C. Catmur, V. Walsh, and C. Heyes, "Sensorimotor

Learning Configures the Human Mirror System," *Current Biology* 17 (2007), 1527-31; C. Catmur, H. Gillmeister, G. Bird, R. Liepelt, M. Brass, and C. Heyes, "Through the Looking Glass: Counter-Mirror Activation Following Incompatible Sensorimotor Learning," *European Journal of Neuroscience* 28 (2008), 1208-15.

16. G. Kreiman, C. Koch, and I. Fried, "Imagery Neurons in the Human Brain," *Nature* 408 (2000), 357-61.

7. 意識を観察する

1. Harold Bloom, *The Western Canon* (New York: Harcourt Brace, 1994); Harold Bloom, *Shakespeare: The Invention of the Human* (New York: Riverhead,1998); James Wood, *How Fiction Works* (New York: Farrar, Straus and Giroux, 2008).

2. 意識の神経科学の基礎に関する最近のレビューとしておすすめしたいのは *The Neurology of Consciousness*, ed. Steven Laureys and Giulio Tononi (London: Elsevier, 2008). 意識の臨床的な側面に関するレビューとしておすすめするのは前出の Jerome B. Posner, Clifford B. Saper, Nicholas D. Schiff, and Fred Plum, *Plum and Posner's Diagnosis of Stupor and Coma*, (2007). また関連した臨床文献の最近のレビューとしては Todd E. Feinberg, *Altered Egos: How the Brain Creates the Self* (New York: Oxford University Press, 2001); および A. R. Damasio, "Consciousness and Its Disorders," in *Diseases of the Nervous System: Clinical Neuroscience and Therapeutic Principles,* ed. Arthur K. Asbury, G. McKhann, I. McDonald, P. J. Goadsby, and J. McArthur, 3rd ed. (New York: Cambridge University Press, 2002), 2, 289-301 も参照。

3. Adrian Owen, "Detecting Awareness in the Vegetative State," *Science* 313(2006), 1402.

4. Adrian Owen and Steven Laureys, "Willful Modulation of Brain Activity in Disorders of Consciousness," *New England Journal of Medicine* 362 (2010), 579-89.

5. Antonio Damasio, *The Feeling of What Happens: Body and Emotion in the Making of*

Consciousness (New York: Harcourt, Brace, 1999) 邦訳アントニオ・R・ダマシオ『無意識の脳 自己意識の脳』（田中三彦訳、講談社、2003).

6. Antonio Damasio, "The Somatic Marker Hypothesis and the Possible Functions the Prefrontal Cortex," *Philosophical Transactions of the Royal Society B: Biological Sciences* 351 (1996), 1413-20.

7. Sigmund Freud, "Some Elementary Lessons in Psychoanalysis," *International Journal of Psycho-Analysis* 21 (1940).

8. Kraft-Ebbing, *Psychopathia Sexualis* (Stuttgart: Ferdinand Enke, 1886) 邦訳クラフト＝エビング『変態性慾ノ心理』（部分訳、柳下毅一郎訳、原書房).

9. 睡眠中と夢見中の心と意識に関する思慮深い考察としておすすめしたいのは Allan Hobson 著 *Dreaming: An Introduction to the Science of Sleep* (New York: Oxford University Press, 2002) 邦訳アラン・ホブソン『夢の科学――そのとき脳は何をしているのか？』（冬樹純子訳、講談社ブルーバックス、2003), および Rodolfo Llinás, *I of the Vortex: From Neurons to Self* (Cambridge, Mass.: MIT Press,2002).

8. 意識ある心を作る

1. Bernard Baars はこのアプローチの好例だし、Changeux and Dehaene がうまく使ってきたアプローチでもある。S. Dehaene, M. Kerszberg, and J.-P. Changeux, "A Neuronal Model of a Global Workspace in Effortful Cognitive Tasks," *Proceedings of the National Academy of Sciences* 95, no. 24 (1998), 14529-34 を参照。Edelman and Tononi もまたこの視点から意識にアプローチしている。Gerald M. Edelman and Giulio Tononi, *A Universe of Consciousness: How Matter Becomes Imagination* (New York: Basic Books, 2000) を参照。同様に、Crick and Koch の研究も、意識の心的な側面に注目し、自己が研究目的に含まれていないことを明示している。F. Crick and C. Koch, "A Framework for Consciousness," *Nature Neuroscience* 6, no. 2 (2003), 119-26 を参照。

2. 私の念頭にあるのは以下のきわめて重要な研究だ: G. Moruzzi and H. W. Magoun, "Brain Stem Reticular Formation and Activation of the EEG," *Electroencephalography and Clinical Neurophysiology* 1 (1949): 455-73 および W. Penfield and H. H. Jasper, *Epilepsy and the Functional Anatomy of human Brain* (New York: Little, Brown, 1954).

3. 第1章の注17でも述べたように、Panksepp はまた早期感情の概念を強調する。これがなくては意識は進めない。詳細な仕組みはちがっているが、発想の本質的な部分は同じだと私は思う。感情の扱いは、それが情動から起こるか、世界との相互作用から起こると想定することがあまりに多い（James の「知っているという感情」や私の「起こることの感情」)。だが原初的な感情はこうした状況に先立つもので、おそらく Panksepp の早期感情にも先立つ。

4. L. W. Swanson, "The Hypothalamus," in *Handbook of Chemical Neuroanatomy*,vol. 5, *Integrated systems of the CNS*, ed. A. Björklund, T. Hökfelt, and L. W. Swanson (Amsterdam: Elsevier, 1987).

5. J. Parvizi and A. Damasio, *Cognition*. 詳細な議論としては Antonio Damasio, *The Feeling of What Happens: Body and Emotion in the Making of Consciousness* (New York: Harcourt, Brace, 1999) 邦訳アントニオ・R・ダマシオ『無意識の脳 自己意識の脳』（田中三彦訳、講談社、2003）を参照。

6. Bernard J. Baars, "Global Workspace Theory of Consciousness: Toward a Cognitive Neuroscience of Human Experience," *Progress in Brain Research* 150(2005), 45-53; D. L. Sheinberg and N. K. Logothetis, "The Role of Temporal Cortical Areas in Perceptual Organization," *Proceedings of the National Academy of Sciences* 94, no. 7 (1997), 3408-13; S. Dehaene, L. Naccache, L.Cohen, et al., "Cerebral Mechanisms of Word Masking and Unconscious Repetition Priming," *Nature Neuroscience* 4, no. 7 (2001), 752-58.

7. 第5章で述べたように、脊髄と系の皮質面に関する A. D. Craig の貢献は特筆に

値する: A. D. Craig, "How Do You Feel? Interoception: The Sense of the Physiological Condition of the Body," *Nature Reviews Neuroscience* 3 (2002),655-66.

8. K. Meyer, "How Does the Brain Localize the Self ?" *Science E-letters* (2008), 以下で入手可能：http://www.sciencemag.org/cgi/eletters/317/5841/1096#10767. また B. Lenggenhager, T. Tadi, T. Metzinger, and O. Blanke, "Video Ergo Sum: Manipulating Bodily Self-Consciousness," *Science* 317(2007), 1096; および H. H. Ehrsson, "The Experimental Induction of Out-of-Body Experiences," *Science* 317 (2007), 1048 も参照。

9. Michael Gazzaniga, *The Mind's Past* (Berkeley: University of California Press, 1998).

10. 上丘についての私の関心は 1980 年代半ばにまでさかのぼる。私よりもっと丘に魅了されたのは Bernard Strehler で、二人でこの問題について何度か議論した。最近では Bjorn Merker がこの構造について、単なる視覚補助以上のものとして説得力ある構図を示している。Bernard M. Strehler, "Where Is the Self? A Neuro-anatomical Theory of Consciousness," *Synapse* 7 (1991), 44-91; Bjorn Merker, "Consciousness Without a Cerebral Cortex," *Behavioral and Brain Sciences* 30 (2007), 63-81. Jaak Panksepp も、中脳水道周囲灰白質の重要性に関する議論の中で、丘に注目している。

11. 感覚的視点の構築は、ペリカンの新しく得たイメージを、生命体＝対象相互作用により感覚ポータル内で生じている活動と組み合わせた結果として生まれる。感覚ポータル活動は、それぞれのイメージ集合に関連した活動を同期させることで、対象のイメージと結びつけられる。決定的なつながりは空間ではなく時間だ。自分が主体であり、自分の心を所有しているという感覚も似たような仕組みで生まれる。新しい対象イメージに関する活動と、内知覚マップや感覚ポータル、骨格筋表象といったレベルでの原自己に対する変化を定義づけるものと、時間の中で結びつけるのだ。こうしたコンポーネントとの一体性がどれだけ得られるかは

タイミング次第となる。

9. 自伝的な自己

1. C. Koch and F. Crick, "What Is the Function of the Claustrum?" *Philosophical Transactions of the Royal Society B: Biological Sciences* 360, no. 1458 (June 29, 2005), 1271-79.

2. R. J. Maddock, "The Retrosplenial Cortex and Emotion: New Insights from Functional Neuroimaging of the Human Brain," *Trends in Neurosciences* 22(1999), 310-16. R. Morris, G. Paxinos, and M. Petrides, "Architectonic Analysis of the Human Retrosplenial Cortex," *Journal of Comparative Neurology* 421(2000), 14-28; レビュー論文としてはA. E. Cavanna and M. R. Trimble, "The Precuneus: A Review of Its Functional Anatomy and Behavioural Correlates," *Brain* 129 (2006), 564-83を参照。

3. J. Parvizi, G. W. Van Hoesen, J. Buckwalter, and A. R. Damasio, "Neural Connections of the Posteromedial Cortex in the Macaque," *Proceedings of the National Academy of Sciences* 103 (2006), 1563-68.

4. Patric Hagmann, Leila Cammoun, Xavier Gigandet, Reto Meuli, Christopher J. Honey, Van J. Wedeen, and Olaf Sporns, "Mapping the Structural Core of Human Cerebral Cortex," *PLoS Biology* 6, e159. doi:10.1371/journal.pbio.0060159.

5. Pierre Fiset, Tomás Paus, Thierry Daloze, Gilles Plourde, Pascal Meuret, Vincent Bohnomme, Nadine Hajj-Ali, Steven B. Backman, and Alan C. Evans, "Brain Mechanisms of Propofol-induced Loss of Consciousness in Humans: A Positron Emission Tomographic Study," *Journal of Neuroscience* 19 (2009), 5506-13; M. T. Alkire and J. Miller, "General Anesthesia and the Neural Correlates of Consciousness," *Progress in Brain Research* 150 (2005), 229-44. プロポフォールが意識のスイッチを切ってしまえるというのは、生命そのものを切ってしまえるのとかなり近い——だからこそこの薬の作用は慎重に扱わねばならないのだ。マイケ

ル・ジャクソンはプロポフォールの過剰摂取で死んだか、あるいはプロポフォールと他の脳活性化薬物との不幸な組み合わせのために死んだのかもしれない。

6. Pierre Maquet, Christian Degueldre, Guy Delfiore, Joël Aerts, Jean-Marie Péters, André Luxen, and Georges Franck, "Functional Neuroanatomy of Human Slow Wave Sleep," *Journal of Neuroscience* 17 (1997), 2807-12; P. Maquet et al., "Human Cognition During REM Sleep and the Activity Profile Within Frontal and Parietal Cortices: A Reappraisal of Functional Neuroimaging Data" *Progress in Brain Research* 150 (2005), 219-27; M. Massimini et al., "Breakdown Effective Connectivity During Sleep," *Science* 309 (2005),2228-32.

7. D. A. Gusnard and M. E. Raichle, "Searching for a Baseline: Functional Imaging and the Resting Human Brain," *Nature Reviews Neuroscience* 2 (2001),685-94.

8. Antonio R. Damasio, Thomas J. Grabowski, Antoine Bechara, Hanna Damasio, Laura L.B. Ponto, Josef Parvizi, and Richard D. Hichwa, "Subcortical and Cortical Brain Activity During the Feeling of Self-generated Emotions," *Neuroscience* 3 (2000), 1049-56.

9. R. L. Buckner and Daniel C. Carroll, "Self-projection and the Brain," *Trends in Cognitive Sciences* 11, no. 2 (2006), 49-57; R. L. Buckner, J. R. Andrews-Hanna, and D. L. Schacter, "The Brain's Default Network: Anatomy, Function, and Relevance to Disease," *Annals of the New York Academy of Sciences* 1124 (2008), 1-38; M. H. Immordino-Yang, McColl, H. Damasio, et al., "Neural Correlates of Admiration and Compassion," *Proceedings of the National Academy of Sciences* 106, no. 19 (2009), 8021-26; R. Buckner et al., "Cortical Hubs Revealed by Intrinsic Functional Connectivity: Mapping, Assessment of Stability, and Relation to Alzheimer's Disease," *Journal of Neuroscience* 29(2009), 1860-73.

10. M. E. Raichle and M. A. Mintun, "Brain Work and Brain Imaging," *Annual Review of Neuroscience* 29 (2006), 449-76; M. D. Fox et al., "The Human Brain Is

Intrinsically Organized into Dynamic, Anticorrelated Functional Networks," *Proceedings of the National Academy of Sciences* 102 (2005), 9673-78.11. B. T. Hyman, G. W. Van Hoesen, and A. R. Damasio, "Cell-specific Pathology Isolates the Hippocampal Formation," *Science* 225 (1984), 1168-70; G. W. Van Hoesen, B. T. Hyman, and A. R. Damasio, "Cellular Disconnection Within the Hippocampal Formation as a Cause of Amnesia in Alzheimer's," *Neurology* 34,no. 3 (1984), 188-89; G. W. Van Hoesen and A. Damasio, "Neural Correlates of Cognitive Impairment in Alzheimer's Disease," in *Handbook of Physiology, Higher Functions of the Brain*, ed. V. Mountcastle and F. Plum (Bethesda, Md.: American Physiological Society, 1987).

12. J. Parvizi, G. W. Van Hoesen, and A. R. Damasio, "Selective Pathological Changes of the Periaqueductal Gray in Alzheimer's Disease," *Annals of Neurology* 48 (2000), 344-53; J. Parvizi, G. W. Van Hoesen, and A. Damasio, "The Selective Vulnerability of Brainstem Nuclei to Alzheimer's Disease," *Annals of Neurology* 49 (2001), 53-66.

13. R. L. Buckner et al., "Molecular, Structural, and Functional Characterization of Alzheimer's Disease: Evidence for a Relationship Between Default Activity, Amyloid, and Memory," *Journal of Neuroscience* 25 (2005), 7709-17; S. Minoshima et al., "Metabolic Reduction in the Posterior Cingulate Cortex in Very Early Alzheimer's Disease," *Annals of Neurology* 42 (1997), 85-94.

14. 不思議なことに、PMC がアルツハイマー病に関連しているという事実は、昔に見つかっていたが見過ごされてきており、最初に指摘されたのは 1976 年だ。A. Brun and L. Gustafson, "Distribution of Cerebral Degeneration in Alzheimer's Disease," *European Archives of Psychiatry and Clinical Neuroscience* 223, no.I (1976). Brun and Gustafson は前部帯状皮質（通常はアルツハイマーでも無事だ）と後部帯状皮質（ここは大量に病理が見られる）との明らかな対比を指摘した。彼らは PMC における神経繊維的もつれが病気の過程で、前部側頭損傷よりも後にやってくることなど知りようがなかった。また、PMC の内部構造やその奇妙な配線図と

いった今のわれわれが知っていることも知らなかった。 A. Brun and E. Englund, "Regional Pattern of Degeneration in Alzheimer's Neuronal Lossand Histopathological Grading," *Histopathology* 5 (1981), 549-64: A. Brun and L. Gustafson, "Limbic Involvement in Presenile Dementia," *Psychiatrie und Nervenkrankheiten* 226 (1978), 79-93.

15. G. W. Van Hoesen, Hyman, and A. R. Damasio, "Entorhinal Cortex Pathology in Alzheimer's Disease," *Hippocampus* 1 (1991), 1-8.

16. Randy Buckner とその同僚たちは、この可能性について「代謝仮説」と表現している。Buckner らはまた、PMC がアルツハイマー病の進行にともなって、グルコース代謝の大幅な低下を見せるという機能性神経画像的な証拠も提示している。

17. J. D. Bauby, *Le Scaphandre et le papillon* (Paris: Éditions Robert Laffont, 1997).

18. S. Laureys et al., "Differences in Brain Metabolism Between Patients in Coma, Vegetative State, Minimally Conscious State and Locked-in Syndrome," *European Journal of Neurology* 10 (suppl 1.) (2003), 224-25; S. Laureys, "The Neural Correlate of (Un)awareness: Lessons from the Vegetative State," *Trends in Cognitive Sciences* 9 (2005), 556-59.

19. S. Laureys, M. Boly, and P. Maquet, "Tracking the Recovery of Consciousness from Coma," *Journal of Clinical Investigation* 116 (2006), 1823-25.

20. A. D. Craig, "How Do You Feel Now? The Anterior Insula and Human Awareness," *Nature Reviews Neuroscience* 10 (2009), 59-70.

10. まとめあげる

1. Jerome B. Posner, Clifford B. Saper, Nicholas D. Schiff, and Fred Plum, *Plum and Posner's Diagnosis of Stupor and Coma* (New York: Oxford University Press, 2007).

2. J. Parvizi and A. R. Damasio, "Neuroanatomical Correlates of Brainstem Coma," *Brain* 126 (2003), 1524-36.

3. G. Moruzzi and H. W. Magoun, "Brain Stem Reticular Formation and Activation of the EEG," *Electroencephalography and Clinical Neurophysiology* 1(1949), 455-73; J. Olszewski, "Cytoarchitecture of the Human Reticular Formation," in *Brain Mechanisms and Consciousness*, ed. J. F. Delafresnaye et al. (Springfield, Ill.: Charles C. Thomas, 1954); A. Brodal, *The Reticular Formation of the Brain Stem: Anatomical Aspects and Functional Correlations* (Edinburgh: William Ramsay Henderson Trust, 1959); A. N. Butler and W. Hodos, "The Reticular Formation," in *Comparative Vertebrate Neuroanatomy: Evolution and Adaptation*, ed. Ann B. Butler and William Hodos (New York: Wiley-Liss, 1996); and W. Blessing, "Inadequate Frameworks for Understanding Bodily Homeostasis," *Trends in Neurosciences* 20 (1997), 235-39.

4. J. Parvizi and A. Damasio, "Consciousness and the Brainstem," *Cognition* 49 (2001), 135-59.

5. E. G. Jones, *The Thalamus*, 2nd ed. (New York: Cambridge University Press, 2007); Rodolfo Llinás, *I of the Vortex: From Neurons to Self* (Cambridge, Mass.: MIT Press, 2002); M. Steriade and M. Deschenes, "The Thalamus as a Neuronal Oscillator," *Brain Research* 320 (1984), 1-63; M. Steriade, "Arousal: Revisiting the Reticular Activating System," *Science* 272 (1992), 225-26.

6. 大脳皮質解剖学と生理学の基礎に関する包括的なレビューが、次の大論文集にある：E. G. Jones, A. Peters, and John H. Morrison, eds., *Cerebral Cortex* (New York: Springer, 1999).

7. 心身問題を扱った現代哲学者数名は何らかの形でクオリアに触れている。以下の著作は私にとって特に有意義だった：John R. Searle, *The Mystery of Consciousness* (New York: New York Review Books, 1990); Patricia Churchland, *Neurophilosophy: Toward a Unified Science of the Mind-Brain* (Cambridge, Mass.: MIT Press, 1989); R. McCauley, ed., *Churchlands and their Critics* (New York: Wiley-Blackwell, 1996); D. Dennet, *Consciousness Explained* (New York: Little, Brown, 1992) 邦訳ダニエル・デ

ネット『解明される意識』（山口泰司訳、青土社、1998); Simon Blackburn, *Think: A Compelling Introduction to Philosophy* (Oxford: Oxford University Press, 1999); Ned Block, ed., *The Nature of Consciousness: Philosophical Debates* (Cambridge, Mass.: MIT Press, 1997); Owen Flanagan, *The Really Hard Problem: Meaning in a Material World* (Cambridge, Mass.: MIT Press, 2007); T. Metzinger, *Being No One: The Self-Model Theory of Subjectivity* (Cambridge, Mass.: MIT Press, 2003); David Chalmers, *The Conscious Mind: In Search of a Fundamental Theory* (Oxford: Oxford University Press, 1996) 邦訳デイヴィッド・チャーマーズ『意識する心――脳と精神の根本理論を求めて』（林一訳、白揚社、2001); Galen Strawson, "The Self," *Journal of Consciousness Studies* 4 (1997), 405-28; Thomas Nagel, "What Is it Like to Be a Bat?" *Philosophical Review* (1974), 435-50 邦訳トマス・ネーゲル『コウモリであるとはどのようなことか』（永井均訳、勁草書房、1989) 13-26.

8. Llinás, *Vortex*.

9. N. D. Cook, "The Neuron-level Phenomena Underlying Cognition and Consciousness: Synaptic Activity and the Action Potential," *Neuroscience* 153 (2008), 556-70.

10. R. Penrose, *The Emperor's New Mind: Concerning Computers, Minds, and the Laws of Physics* (Oxford: Oxford University Press, 1989) 邦訳ロジャー・ペンローズ『皇帝の新しい心――コンピュータ・心・物理法則』（林一訳、みすず書房、1994); S. Hameroff, "Quantum Computation in Brain Microtubules? The Penrose-Hameroff 'Orch OR' Model of Consciousness," *Philosophical Transactions of the Royal Society A: Mathematical, Physical and Engineering Sciences* 356 (1998), 1869-96.

11. D. T. Kemp, "Stimulated Acoustic Emissions from Within the Human Auditory System," *Journal of the Acoustical Society of America* 64, no. 5 (1978), 1386-91.

12. クオリアⅡの謎の１つは、お互いに似通ったニューロンは質的に異なる神経状

態は生み出さないはずだという想定を核としている。だがこの議論はまちがっている。ニューロンの一般的な活動は形式的には似通っているのは確かだが、ちがう感覚系のニューロンは種類も大幅に異なる。それらは進化上でも出現時期がちがうし、活動のプロフィールもそれに応じてちがったものになって当然だ。体性感覚に関連したニューロンは、感情の生成に役割を果たすような特別な性質を持ってしかるべきだ。さらに、その他の部位との相互活動パターンは、同じ感覚皮質複合体の中ですら大幅に異なる。

われわれは末梢感覚装置の微小回路について、やっと理解の端緒についたばかりだし、感覚装置そのもので生成された初期データからマップを作り出す皮質下の部分や皮質領域の微小回路についてはなおさらわかっていない。そうした個別の部分同士の相互接続や、特にその逆方向の脳から末梢に向けて起こる接続性についてはほとんどわからない。たとえば、なぜ一次視覚皮質（ＶⅠまたは17野）は、皮質に送るより多くの投射を外側膝状体背側に送るのだろうか？　これはかなり奇妙なことだ。脳は外界からの情報を集めて自分の構造内に入れるのが仕事だ。こうした「下向き／外向き」の経路は、何か有益なことをやっているのはまちがいない。さもなければ進化の過程でつぶされてしまっただろう。だがいまだに説明がつかない。「後方」投射についての通常な説明は、フィードバックの矯正用だというものだが、なぜそれだけで説明のすべてだということになるのか？大脳皮質自体の中で、後方投射は「遡及活性役」を果たすのではないだろうか。これは収斂分散のフレームワークでも示唆されたことだ。たとえば、目玉とその周辺からくるすべての信号のほかに、網膜は視覚信号以外の信号（たとえば体性感覚情報）を脳に送るだろうか？　赤を見るのがチェロを聴いたりチーズを嗅いだりするのとはちがう理由の相当部分が、こうした追加理解からくるかもしれない。

11. 意識と共に生きる

399

1. こうした発見については大量の文献が物語っている。筆頭はH. H. Kornhuber and L. Deecke, "Hirnpotentialänderungen bei Willk urbewegungen und passive Bewegungen des Menschen: Bereitschaftspotential und reafferente Potentiale," *Pugers Archiv für Gesamte Psychologie* 284 (1965), 1-17; B. Libet, C. A. Gleason, E. W. Wright, and D. K. Pearl, "Time of Conscious Intention to Act in Relation to Onset of Cerebral Activity (Readiness-potential)," *Brain* 106 (1983), 623-42; B. Libet, "Unconscious Cerebral Initiative and the Role of Conscious Will in Voluntary Action," *Behavior and Brain Sciences* 8 (1985),529-66. こうした問題についての文献に貢献した重要な貢献者としては他に以下が挙げられる：D. M. Wegner, *The Illusion of Conscious Will* (Cambridge, Mass.: MIT Press, 2002); P. Haggard and M. Eimer, "On the Relationship Between Brain Potentials and the Awareness of Voluntary Movements," *Experimental Brain Research* 126 (1999), 128-133; C. D. Frith, K. Friston, P. F. Liddle, and R. S. J. Frackowiak, "Willed Action and the Prefrontal Cortex in Man: A Study with PET," *Proceedings of the Royal Society of London, Series B* 244 (1991), 241-46; R. E. Passingham, J. B. Rowe, and K. Sakai, "Prefrontal Cortex and Attention to Action," in *Attention in Action*, ed. G. Humphreys and M. Riddoch (New York: Psychology Press, 2005).

2. この問題についてきわめてしっかりと議論したレビューはC. Suhler and P. Churchland, "Control: Conscious and Otherwise," *Trends in Cognitive Sciences* 13 (2009), 341-47. また以下も参照：J. A. Bargh, M. Chen, and L.Burrows, "Automaticity of Social Behavior: Direct Effects of Trait Construct and Stereotype Activation on Action," *Journal of Personality and Social Psychology* 71 (1996), 230-44; R. F. Baumeister et al., "Self-regulation and the Executive Function: The Self as Controlling Agent," *Social Psychology: Handbook of Basic Principles,* 2nd ed., ed. A. Kruglanski and E. Higgins (New York: Guilford Press, 2007); R. Poldrack et al., "The Neural Correlates of Motor Skill Automaticity," *Journal of Neuroscience* 25 (2005),

5356-64.

3. S. Gallagher, "Where's the Action? Epiphenomenalism and the Problem of Free Will," in *Does Consciousness Cause Behavior?* ed. Susan Pockett, William P. Banks, and Shaun Gallagher (Cambridge, Mass.: MIT Press, 2009).

4. Ap Dijksterhuis, "On Making the Right Choice: The Deliberation-without-Attention Effect," *Science* 311 (2006), 1005.

5. A. Bechara, A. R. Damasio, H. Damasio, and S. W. Anderson, "Insensitivity to Future Consequences Following Damage to Prefrontal Cortex," *Cognition* 50 (1994), 7-15; A. Bechara, H. Damasio, D. Tranel, and A. R. Damasio, "Deciding Advantageously Before Knowing the Advantageous Strategy," *Science* 275 (1997), 1293-94.

6. Alan Cowey 研究室が行った最近のいくつかの実験では競争パラダイムを使い、われわれのギャンブル実験における勝利戦略の選択が意識外で行われていることを確認した。N. Persaud, P. McLeod, and A. Cowey, "Post-decision Wagering Objectively Measures Awareness," *Nature Neuroscience* 10, no. 2 (2007),

7. D. Kahneman, "Maps of Bounded Rationality: Psychology for Behavioral Economists," *American Economic Review* 93 (2003), 1449-75; D. Kahneman and S. Frederick, "Frames and Brains: Elicitation and Control of Response Tendencies," *Trends in Cognitive Science* 11 (2007), 45-46; Jason Zweig, *Your Money and Your Brain: How the New Science of Neuroeconomics Can Help Make You Rich* (New York: Simon and Schuster, 2007); J. Lehrer, *How We Decide* (New York: Houghton Mifflin, 2009).

8. Elizabeth A. Phelps, Christopher J. Cannistraci, and William A. Cunningham, "Intact Performance on an Indirect Measure of Race Bias Following Amygdala Damage," *Neuropsychologia* 41, no. 2 (2003), 203-08; N. N. Oosterhof and A. Todorov, "The Functional Basis of Face Evaluation," *Proceedings of the National Academy of*

Sciences 105 (2008), 11087-92. 無意識的なバイアスに関する証拠については、知的な一般向け著作も多い。

9. Wegner, *Illusion*.

10. T. H. Huxley, "On the Hypothesis That Animals Are Automata, and Its History," *Fortnightly Review* 16 (1874), 555-80; *Methods and Results: Essays by Thomas H. Huxley* (New York: D. Appleton, 1898) に収録。

11. McArthur Foundation は多数の研究所によるコンソーシアムを形成して、神経科学と法に関する野心的なプロジェクトを創始している。Michael Gazzaniga 率いるこのプロジェクトは、こうした問題を現代神経科学に照らして調査、議論、探求することを目指している。

12. われわれのグループによる重要な研究としては以下の通り：S. W. Anderson, A. Bechara, H. Damasio, D. Tranel, and A. R. Damasio, "Impairment of Social and Moral Behavior Related to Early Damage in Human Prefrontal Cortex," *Nature Neuroscience* 2, no. 11 (1999), 1032-37; M. Koenigs, L. Young, R. Adolphs, D.Tranel, M. Hauser, F. Cushman, and A. Damasio, "Damage to the Prefrontal Cortex Increases Utilitarian Moral Judgments," *Nature* 446 (2007), 908-11; A. Damasio, "Neuroscience and Ethics: Intersections," *American Journal of Bioethics* 7 (2007), 1, 3-7; L. Young, A. Bechara, D. Tranel, H. Damasio, M. Hauser, and A. Damasio, "Damage to Ventromedial Prefrontal Cortex Impairs Judgment of Harmful Intent," *Neuron* 65, no. 6 (2010), 845-51.

13. Julian Jaynes, *The Origin of Consciousness in the Breakdown of the Bicameral Mind* (New York: Houghton Mifflin, 1976) 邦訳ジュリアン・ジェインズ『神々の沈黙——意識の誕生と文明の興亡』（柴田裕之訳、紀伊國屋書店、2005）.

14. 最近のまったく異なる２冊が、宗教的思考の起源、歴史的発展、生物学的な基盤について知的な見方を提示している：Richard Wright, *The Evolution of God* (New York: Little, Brown, 2009); および Nicholas Wade, *The Faith Instinct* (New York:

Penguin Press, 2009) 邦訳ニコラス・ウェイド『宗教を生み出す本能——進化論からみたヒトと信仰』（依田卓巳訳、ＮＴＴ出版、2011）.

15. W. H. Durham, *Co-evolution: Genes, Culture and Human Diversity* (Palo Alto, Calif.: Stanford University Press, 1991); C. Holden and R. Mace, "Phylogenetic Analysis of the Evolution of Lactose Digestion in Adults," *Human Biology* 69 (1997), 605-28; Kevin N. Laland, John Odling-Smee, and Sean Myles, "How Culture Shaped the Human Genome: Bringing Genetics and the Human Sciences Together," *Nature Reviews Genetics* 11 (2010), 137-48.

16. こうした特徴の進化的な重要性を初めて指摘したのは生物学者 E. O. Wilson だ。Dennis Dutton はこうした重要な特徴の包括的な一覧を *The Art Instinct: Beauty, Pleasure, and Human Evolution* (New York: Bloomsbury Press, 2009) で挙げている。彼もまた、芸術の起源に生物学的な観点を提示しているが、彼の力点は認知的な側面にあり、私の力点は恒常性にある。

17. T. S. Eliot, *The Four Quartets* (New York: Harcourt Books, 1968) 邦訳Ｔ・Ｓ・エリオット『四つの四重奏』（岩崎宗治訳、岩波文庫、2011）. これらのことばは、「バーント・ノートン」部第１部末尾の３節となる。

自己《じこ》が心《こころ》にやってくる
意識ある脳の構築
2013年11月20日　初版印刷
2013年11月25日　初版発行
*
著　者　アントニオ・R・ダマシオ
訳　者　山形浩生《やまがたひろお》
発行者　早川　浩
*
印刷所　精文堂印刷株式会社
製本所　大口製本印刷株式会社
*
発行所　株式会社　早川書房
東京都千代田区神田多町2−2
電話　03-3252-3111（大代表）
振替　00160-3-47799
http://www.hayakawa-online.co.jp
定価はカバーに表示してあります
ISBN978-4-15-209418-6　C0045
Printed and bound in Japan
乱丁・落丁本は小社制作部宛お送り下さい。
送料小社負担にてお取りかえいたします。